Ilka Scholl

Arbeits- und Lernaufgaben für die psychiatrische Pflege

Psychiatrie Verlag

Herausgebende und Autorin

Die Reihe »better care« wird herausgegeben von
Manuela Grieser, Studienleiterin des Fachbereichs Gesundheit an der Berner Fachhochschule
Prof. Dr. habil. Michael Schulz, Gesundheitswissenschaftler und Krankenpfleger, stellvertretender Pflegedirektor am LWL-Klinikum Gütersloh, Honorarprofessur an der Fachhochschule der Diakonie in Bielefeld
Dr. Gianfranco Zuaboni, Pflegewissenschaftler und Leiter der Abteilung Pflegeentwicklung im Sanatorium Kilchberg, Zürich

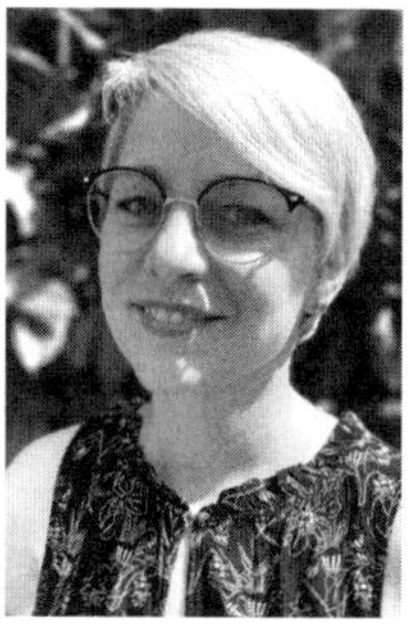

Ilka Scholl, M.Sc. Pflegewissenschaft, leitet die praktische Pflegeausbildung am LWL-Klinikum-Gütersloh. Für das Buch wurde sie von dem dortigen gesamten Praxisanleitungsteam unterstützt, das ihr mit Fachwissen, Kreativität und Engagement zur Seite stand.

Ilka Scholl

Arbeits- und Lernaufgaben für die psychiatrische Pflege

Anleitungen für die praktische Ausbildung

Ilka Scholl
Arbeits- und Lernaufgaben für die psychiatrische Pflege
Anleitungen für die praktische Ausbildung
better care 12
1. Auflage 2024
ISBN-Print: 978-3-96605-262-7
ISBN-PDF: 978-3-96605-267-2

Bibliografische Information der Deutschen Nationalbibliothek
Die Deutsche Nationalbibliothek verzeichnet diese Publikation
in der Deutschen Nationalbibliografie; detaillierte bibliografische Daten
sind im Internet über http://dnb.d-nb.de abrufbar.

Lektorat: Anna Oster, Berlin
Umschlagkonzeption und -gestaltung: Michael Schmitz, Arnbruck, www.grafikschmitz.de,
unter Verwendung eines Bildes von KiraYan_photography / photocase.de
Typografiekonzeption: Iga Bielejec
Typografieanpassung und Satz: Alexander Klar, Gülstorf
Druck und Bindung: Plump Druck & Medien GmbH, Rheinbreitbach

Teil II:
Arbeits- und Lernaufgaben

Downloadmaterialien

- Vorlage zur Erstellung eigener Arbeits- und Lernaufgaben
- Arbeits- und Lernaufgaben
  - 1: Orientierung in der psychiatrischen Pflege
  - 2: Auseinandersetzung mit psychiatrischen Diagnosen
  - 3: Unterbringung gegen den eigenen Willen
  - 4: Eigene Emotionen bei Zwang und Gewalt erkennen und reflektieren
  - 5: Coping-Strategien in der Pflege
  - 6a: Achtsamkeit erleben und verstehen
  - 6b: Achtsamkeitsübungen in einer Gruppe durchführen
  - 7: Nicht-medikamentöse schlaffördernde Maßnahmen
  - 8: Alltagspraktisches Training
  - 9: Beschäftigungsangebot durchführen
  - 10: Suizidprophylaxe
  - 11: Skillstraining planen und durchführen Planungstool für Skillstraining
  - 12: Anamnesegespräche führen
  - 13: Entlastungsgespräche anbieten
  - 14: Psychiatrische Pflegeplanung
  - 15: Bezugspflege gestalten
  - 16: Begleitung einer ärztlichen Visite
  - 17: Professionell pflegerisch handeln im Nachtdienst
  - 18: Gruppendynamiken bei Kindern und Jugendlichen verstehen
  - 19: Spieleangebot für Kinder und Jugendliche planen
  - 20: Pflege von Menschen mit Essstörungen
  - 21: Pflege von Menschen mit Angst
  - 22: Reflexion des Pflichteinsatzes psychiatrische Versorgung
- Beobachtungsprotokoll Orientierung in der psychiatrischen Pflege
- Tagesprotokoll Orientierung in der psychiatrischen Pflege
- Lernkatalog Orientierung in der psychiatrischen Pflege
- Pflegeplanungsbogen
- Reflexionsbogen für die Arbeits- und Lernaufgabe 3, Unterbringung gegen den eigenen Willen
- Beobachtungstool zur Beschreibung von unterschiedlichen Coping-Strategien
- Gesprächsleitfaden zum Schlaf
- Planungsinstrument alltagspraktisches Training
- Beschäftigungsangebot mit Pflegeplanungstabelle vorbereiten

- Planungstool für Skillstraining
- Wimmelbild direkte und indirekte Daten
- Formblatt zur Erhebung der Anamnesedaten
- Coping Scale
- 6-R-Regel
- Bogen zur Präsenzbeobachtung
- Bogen zur Beschreibung von Merkmalen und Verhaltensweisen
- Pflegeplanungsbogen
- Planung eines Spieleangebots
- Beobachtungsbogen Angst
- Beispiel für ein Angsttagebuch
- Reflexionsbogen
- Skala zur Selbsteinschätzung

Die Downloadmaterialien finden Sie auf: https://psychiatrie-verlag.de/product/arbeits-und-lernaufgaben-fuer-die-psychiatrische-pflege/
Der Zugangscode ist auf Seite 67.

Vorwort

Für Hildegard Peplau – oft bezeichnet als die Mutter der psychiatrischen Pflege – stellte die psychiatrische Pflege die Basis und den Ausgangspunkt aller Pflege dar. Damit vertrat sie einen Standpunkt, der mit unserem heutigen Blick auf Gesundheit an Bedeutung gewinnt. Immer besser verstehen wir, dass die psychische Verfassung großen Einfluss auf andere relevante Gesundheitsmerkmale hat und dass positive Beziehungen präventive bzw. heilende Wirkung haben. Erschütternd sind in diesem Zusammenhang Erkenntnisse darüber, dass Einsamkeit nicht selten schwerwiegende und lebensverkürzende somatische Krankheiten zur Folge hat. Vor diesem Hintergrund hat die WHO vor einigen Jahren wegweisend formuliert, dass Gesundheit als solche, ohne psychische Gesundheit nicht zu erreichen ist. Zur Wahrheit gehört aber auch, dass über ein Viertel der erwachsenen Bevölkerung in Deutschland von einer psychischen Krankheit betroffen ist. Bundesweit sind das 17,8 Millionen Menschen, was in etwa der Einwohnerzahl von Nordrhein-Westfalen entspricht.

Pflegefachpersonen stellen die größte Berufsgruppe im Gesundheitswesen dar und ob es uns gelingt, auch im Hinblick auf psychische Krankheit und Gesundheit zukunftsfähige Versorgungsstrukturen sowie Pflege- und Behandlungsangebote etablieren zu können, wird in nicht unerheblichem Maße von der Profession der Pflegenden abhängen. Als Heilberuf wird die psychiatrische Pflege eigenverantwortlich Aufgaben in der Versorgung der Bevölkerung übernehmen. So wird es auch darauf ankommen, dass das Fachgebiet der psychiatrischen Pflege innerhalb der Profession der Pflegenden als attraktiv angesehen wird und der fachliche Diskurs im Rahmen wissenschaftlicher Erkenntnisse auf Augenhöhe mit allen anderen Akteuren in der Versorgung geführt wird. Dazu gehört ebenfalls, die Stimme der Nutzenden im Kanon der Berufsgruppen wertzuschätzen.

Der hier skizzenhaft aufgespannte Rahmen lässt erahnen, welchen Herausforderungen sich die Pflege im Allgemeinen und im Spezifischen die Pflege in psychiatrischen Settings bzw. mit psychosozialen Schwerpunkten stellen müssen. Der Weg wird erfolgreich gestaltet werden können, wenn wir Menschen haben, die Expertise im Feld der psychiatrischen Pflege haben.

Vor diesem Hintergrund ist das vorliegende Buch von Ilka Scholl in seiner Bedeutung von unschätzbarem Wert. Getreu dem Motto, dass wir die Welt

nur verändern können, wenn wir bei den Jüngsten anfangen, entwirft die Autorin eine Wissenslandkarte für die Landschaft der Psychiatrie. Anhand von Arbeits- und Lernaufgaben, die an die Erfahrungen im Arbeitsfeld anknüpfen bzw. daraus entstehen, wird so ein zukunftsfähiger Zugang zum psychiatrischen Setting vermittelt. Das vorliegende Werk gibt der Ausbildungspraxis ein Instrument in die Hand, um bei den Auszubildenden auf der Grundlage der aktuellen Gesetzeslage notwendige Kompetenzen für eine menschliche Psychiatrie zu entwickeln. Auf der Grundlage aktueller wissenschaftlicher Literatur und der eigenen Erfahrung gelingt es der Autorin, den Auszubildenden durch die Lernaufgaben eine konsequent personenorientierte und entstigmatisierende Haltung zu vermitteln. Auszubildende entwickeln hier einen recoveryorientierten Blick, der ihnen auch in anderen Arbeitsfeldern der Medizin helfen wird.
Darüber hinaus ermöglichen es die Lernaufgaben, ethische und rechtliche Dimensionen – zum Beispiel auch im Hinblick auf das Spannungsfeld zwischen Fürsorge und Autonomie – als solche zu erkennen und die notwendige Diskursfähigkeit angehender Pflegepersonen für die zu erwartenden komplexen und herausfordernden Pflegesituationen zu entwickeln. Die Arbeits- und Lernaufgaben helfen dabei, Kompetenzen im Hinblick auf die professionelle Beziehungsgestaltung und die dafür notwendige Reflexionsfähigkeit im Hinblick auf das eigene Handeln zu erlernen. Aufbauend auf diesen Themen wird ein Zugang zu Interventionen vermittelt, der auch den Bereich der Arbeit mit Kindern und Jugendlichen nicht unberücksichtigt lässt.
Das Buch macht deutlich, wie anspruchsvoll – aber auch wie spannend und interessant die Ausbildungszeit in psychiatrischen Settings ist bzw. gestaltet werden kann. Es macht zudem deutlich, dass es in diesem Themenfeld viel zu lernen gibt und dass das psychiatrische Setting auch nach der Ausbildung ein attraktives Arbeitsfeld sein kann. Praxisanleiterinnen und -anleitern hilft es dabei, Lernszenarien zu entwickeln, die für eine gute praktische Ausbildung in der Psychiatrie hilfreich sind. Aber auch für die Arbeit außerhalb der Psychiatrie stärkt es die Auszubildenden, weil es natürlich in allen Feldern, in denen Pflegende tätig sind, Menschen gibt, die psychosozialen Pflegebedarf aufweisen. Anknüpfend an Peplau handelt es sich also hier um einen Kompass für das pflegerische Handeln in psychiatrischen Settings und weit darüber hinaus.
In diesem Sinne ist dem Buch eine weite Verbreitung und eine regelhafte Weiterentwicklung sowie eine wissenschaftliche Begleitung zu wünschen.
Michael Schulz und Michael Löhr
Gütersloh im März 2024

Über dieses Buch

In meiner Tätigkeit als Praxisanleitung in der Fachklinik für Psychiatrie, Psychotherapie und Psychosomatik des LWL-Klinikums Gütersloh erlebe ich immer wieder Situationen, die von Herausforderungen, Überforderungen, aber auch Spaß und Begeisterung für die Arbeit geprägt sind. Die psychiatrische Pflege ist ein besonderes Aufgabengebiet, das von Zuwendung und Beziehung lebt. Die außerordentliche Haltung der psychiatrischen Pflege und damit einhergehend tiefgehende Fürsorge verstehe ich als Grundbaustein in der Ausbildung unserer zukünftigen Kolleginnen und Kollegen.

Insbesondere Vorurteile und Ängste hindern Auszubildende daran, offen mit dem Themenfeld psychiatrischer Erkrankungen umzugehen. Es fällt ihnen vielfach schwer sich auf die betroffenen Personen einzulassen. Auch »Horrorgeschichten«, die sie aus dem klinischen Alltag hören, befeuern ihre Ängste und Sorgen in Bezug auf den ersten Einsatz im psychiatrischen Setting. Durch eine empathische und umsorgende Haltung der psychiatrischen Pflegepersonen können die Ängste der Auszubildenden in aller Regel schnell abgebaut und das Interesse für dieses spannende Themenfeld geweckt werden. Der Kern für einen gelingenden Einsatz sind hier vor allem Gespräche und die Begleitung von Auszubildenden. Durch eine offene Beziehung und fürsorgliche Haltung der Ausbildenden fühlen sich Auszubildende sicher und sie lernen viel über sich selbst, aber auch darüber, eine professionelle Haltung in der psychiatrischen Pflege, wie auch der Pflege allgemein einzunehmen. Um eine Kollegin von mir zu zitieren: »Beziehung können wir!«

Dieses Buch soll als Unterstützung für die Ausbildung im Pflichteinsatz in der psychiatrischen Versorgung dienen. Hauptmerkmal der Lernaufgaben sind Reflexion, professionelle Haltung und der Pflegeprozess. Die Lernaufgaben wurden möglichst breit entwickelt, damit sie in unterschiedlichen Versorgungssettings Anwendung finden können. Insbesondere in der Ausbildung erfahren beispielsweise die ambulante psychiatrische Pflege und auch stationäre Wohneinrichtungen für seelisch erkrankte Menschen bisher viel zu wenig Aufmerksamkeit. Die Arbeits- und Lernaufgaben wurden innerhalb der praktischen Ausbildung entwickelt und kommen somit aus der Logik psychiatrisch Pflegender heraus. So sind die Kompetenzen, die Auszubildende mithilfe dieses Buches erlangen können, immer auf die Fähigkeiten bezogen, die in der psychiatrischen Pflege

notwendig und zentral sind. Die Lernaufgaben wurden in der praktischen Ausbildung erprobt und weiterentwickelt.
Da die psychiatrische Pflege noch deutlich mehr Lernfelder zu bieten hat als in einem Lehrbuch abzubilden sind, beschäftigt sich das Kapitel »Rahmung der Arbeits- und Lernaufgaben« mit dem Erstellen von solchen Aufgaben. Die Praxisanleitenden und Pflegefachpersonen des jeweiligen Einsatzsettings sind die Fachprofis des eigenen Bereichs. An dieser Stelle soll das Buch Mut machen und Hilfestellung bieten, eigene Arbeits- und Lernaufgaben zu entwickeln, zu erproben und anzupassen.

Teil I: Ausbildungsvoraussetzungen und Rahmenbedingungen

Die Ausbildung zur Pflegefachfrau, zum Pflegefachmann

Ziel der generalistischen Ausbildung ist es, Menschen aller Altersstufen in akuten und dauerhaften stationären sowie ambulanten Pflegesituationen selbstständig, umfassend und prozessorientiert pflegen zu können. (Pflegeberufegesetz § 5). Daran orientiert sich die gesamte, also theoretische und praktische Ausbildung. Verankert und eingerahmt wird dies durch die Rahmenpläne der Ausbildung (Fachkommission nach § 53 Pflegeberufegesetz, 2020). Die Rahmenpläne dienen als bundeseinheitliche Orientierungshilfe für die Schulcurricula und die praktischen Ausbildungspläne (ebd.).
Um eine professionelle und umfassende Pflege sicherstellen zu können, bedarf es vieler komplexer Kompetenzen, die innerhalb der Ausbildung vermittelt werden müssen. Diese spiegeln sich in den Kompetenzbereichen wider, die in Pflegesituationen benötigt werden, um professionell zu handeln. Die Pflegesituationen werden mit fortschreitender Ausbildung immer komplexer und befähigen Auszubildende, letztendlich das Ausbildungsziel zu erreichen und Menschen aller Altersstufen professionell in der Gesundheitsversorgung und Lebensgestaltung zu begleiten.
Auszug aus den Rahmenplänen der Fachkommission nach § 53 Pflegeberufegesetz:

Als Lernanlässe gelten in den Rahmenausbildungsplänen Pflegesituationen sowie Berufssituationen, die nicht auf die direkte pflegerische Versorgung ausgerichtet sind. Pflegepraktisches Können und damit die Fähigkeit, in mehr oder weniger komplexen pflegerischen Situationen gemeinsam mit den zu pflegenden Menschen und angepasst an deren individuelle Situation zu pflegerischen Unterstützungsleistungen zu gelangen, werden in der Pflegepraxis dadurch angeeignet, dass die Auszubildenden tun, was sie lernen sollen, nämlich in Pflegesituationen professionell zu handeln.
(Fachkommission nach § 53 Pflegeberufegesetz 2020, S. 18)

Praxisanleiterinnen und Praxisanleitern kommt hier eine besondere Bedeutung zu. Sie sind maßgeblich an der Ausbildungszufriedenheit und am Ausbildungserfolg beteiligt. Sie setzen die praktische Ausbildung um und führen Auszubildende schrittweise an die Tätigkeiten professioneller Pflege heran. Sie lassen Ängste und Unsicherheiten zu und stärken Auszubildende im Umgang damit. Auch sind sie Vorbilder für die Auszubildenden und ermöglichen Lernsituationen im praktischen Handlungsfeld (Klein et al. 2021). Neben der Sicherstellung geplanter Anleitungen gehören auch begleitende Gespräche zu den Aufgaben von Praxisanleitenden. Diese dienen der kontinuierlichen Einschätzung des individuellen Unterstützungsbedarfs der Auszubildenden, der fortlaufenden Lernstandserhebung und der allgemeinen Lernberatung (ebd.). Dieses Buch hilft Praxisanleitenden in der Umsetzung der praktischen Pflegeausbildung und der Gewährleistung der geforderten 10% Praxisanleitung im Pflichteinsatz der psychiatrischen Pflege.

Neuerungen der generalistischen Ausbildung

Mit dem Pflegeberufereformgesetz, das am 01. Januar 2020 in Kraft getreten ist, hat sich einiges in der Ausbildung in den Pflegeberufen geändert. Eine der am heißesten diskutierten Änderungen ist sicherlich die Einführung eines generalistischen Abschlusses in der Pflege, womit eine komplett neue Ausbildung und somit ein neues Arbeitsprofil geschaffen wurden. Durch diese Neuerung werden die Auszubildenden befähigt, Personen aller Altersgruppen zu pflegen, anstatt wie bisher eine auf Kinder, alte Menschen oder auf das Krankenhaussetting bezogene Ausbildung zu durchlaufen. Dies bedeutet jedoch auch, dass Auszubildende einen großen Anteil der Ausbildung in den drei allgemeinen Versorgungssettings der Akutpflege, der stationären Langzeitpflege und der ambulanten Pflege, unabhängig vom Alter der zu Pflegenden, verbringen. Mit der Pädiatrie und der Psychiatrie folgen zwei Pflichteinsätze im zweiten (Pädiatrie) und im dritten Ausbildungsdrittel (Psychiatrie). In der Psychiatrie verbringen die Auszubildenden mindestens 120 Stunden. Der erste Einsatz (Orientierung) und der letzte (Vertiefung) finden beim Träger der praktischen Ausbildung statt, wodurch eine entsprechende Schwerpunktsetzung entsteht (Abbildung 1, S. 18). Insgesamt teilt sich die Ausbildung in 2.100 Stunden theoretischen Unterricht und 2.500 Stunden praktische Einsätze auf.

Eine weitere strukturelle Neuerung ist die verbindliche Praxisanleitungszeit in allen praktischen Einsätzen. Hier muss 10% der Einsatzzeit als geplante Anleitung vom Einsatzort gewährleistet werden. Diese Anleitungszeit muss von pädagogisch weitergebildeten Fachkräften geleistet werden. Hierdurch erfahren Praxisanleiterinnen und -anleiter eine deutliche Aufwertung ihrer Tätigkeit im Rahmen der Ausbildung. Die Praxisanleitung als solche bekommt hierdurch eine zentrale Bedeutung in der praktischen Ausbildung und wird als praktischer Unterricht angesehen. Der Weiterbildungsumfang zur Praxisanleitung wurde von 200 Stunden auf 300 Stunden erhöht, wobei vor 2020 absolvierte Weiterbildungen weiterhin Bestand haben und anerkannt sind. Eine jährliche Auffrischung in Form von 24 Stunden Fortbildung wird nun verbindlich gefordert, um weiterhin als Praxisanleitung tätig sein zu dürfen.

ABBILDUNG 1 **Ausbildungsverlauf**

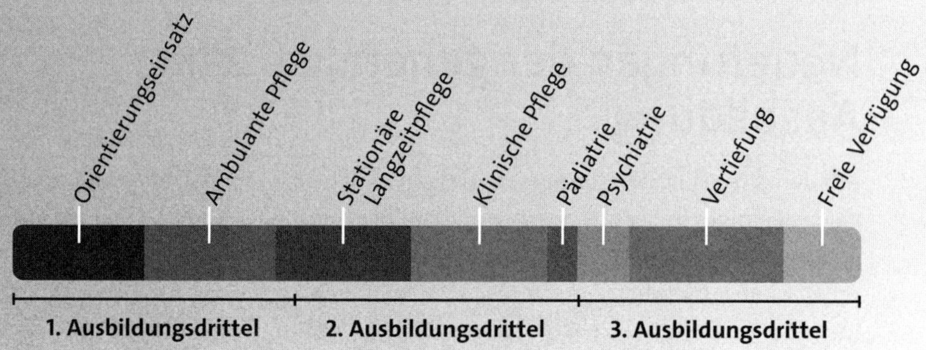

Die wichtigsten Neuerungen im Überblick:

Abschluss: Die Neuausrichtung der Pflegeausbildung zur Pflegefachfrau, zum Pflegefachmann liegt auf der Versorgung von Menschen aller Altersstufen. Dieser Abschluss kann in Vollzeit nach drei Jahren und Teilzeit nach maximal fünf Jahren erreicht werden.

Vereinheitlichung: Die Grundlage für die Ausbildung wurde auf Bundesebene festgelegt. Nicht nur die gesetzlichen Anforderungen gelten somit deutschlandweit, auch das zugrundeliegende Curriculum ist bindend für alle Ausbildungsstätten. Bundesländer und theoretische Ausbildungsstätten können eigene Curricula entwickeln, müssen diese aber an dem übergeordneten Curriculum ausrichten. Die Curricula sind kompetenzorientiert gestaltet.

Bezirksregierung: Die Verantwortung für die Pflegeausbildung obliegt den jeweiligen Bezirksregierungen. Somit müssen Anträge an die Bezirksregierung gestellt werden und auch der Prüfungsvorsitz wird durch die Bezirksregierungen gestellt. Auch die Verantwortung für Weiterbildungen von Praxisanleitungen obliegt der Bezirksregierung, mit Ausnahme der Bundesländer, in denen eine Pflegekammer besteht. Hier sind die Landespflegekammern für die Weiterbildungsordnung verantwortlich.

Zwischenprüfung: Zum Ende des zweiten Ausbildungsdrittels findet verbindlich eine Zwischenprüfung statt. Die Note hieraus und alle Vornoten fließen in die Gesamtnote des Abschlusses ein.

Ausbildungsvergütung: Es bestehen eine neue bundeseinheitliche Regelung einer angemessenen Ausbildungsvergütung für alle Pflegeauszubildenden sowie der Wegfall von Schulgeld.

Ausgleichsfinanzierung: Kostenträger und Einrichtungen zahlen in den Ausgleichsfonds ein. Ausbildende Einrichtungen erhalten hierüber ihre Mehrkosten erstattet, inklusive Kosten der Praxisanleitung und Ausbildungsvergütung der Auszubildenden. Über den Fonds werden auch Praxiseinsätze, die nicht beim Träger stattfinden, refinanziert.

Heilkundliche Aufgaben: Im Rahmen der Ausbildung können nun auch erweiterte Kompetenzen vermittelt werden, die zu einer Übernahme von heilkundlichen Tätigkeiten befähigen. Hierdurch verlängert sich die Ausbildung entsprechend. Dies wird aktuell in Modellprojekten angeboten und ist zudem in der hochschulischen Qualifikation verankert (siehe Pflegestudium). Die Tätigkeiten umfassen u. a. Versorgung von Menschen mit chronischen Wunden, Menschen mit Demenz oder Menschen, die von Schmerzen betroffen sind.

Pflegestudium: Ein Studium mit Abschluss Pflegefachfrau/Pflegefachmann und gleichzeitigem akademischen Grad (z. B. B.Sc.) ist nun primärqualifizierend möglich. Ziel ist es, neben dem Berufsabschluss auch wissenschaftliche Kompetenzen mit in die spätere Pflegetätigkeit zu bringen.

Vorbehaltene Tätigkeit: Die Steuerung des Pflegeprozesses ist nun als kernpflegerische Aufgabe, die der Berufsgruppe vorbehalten ist und ausschließlich von Pflegefachpersonen mit entsprechendem Berufsabschluss ausgeübt werden darf, verankert. Dieser Aspekt ist zentral in der pflegerischen Ausbildung und findet sich in den Kompetenzbereichen wieder.

Praxisanleitung: Die Weiterbildung zur Praxisanleitung umfasst 300 Stunden. Voraussetzung hierfür ist ein Berufsabschluss in der Gesundheits- und (Kinder-)Krankenpflege, in der Altenpflege oder als Pflegefachfrau bzw. -mann. Um die Praxisanleitung in den jeweiligen Einsätzen durchführen zu dürfen, muss eine mindestens einjährige Berufserfahrung im jeweiligen Einsatzbereich vorliegen. Es besteht eine jährliche Fortbildungspflicht von 24 Stunden.

Praxisanleitung im Einsatz: Pro Einsatz müssen 10% Anleitungszeit durch eine weitergebildete Praxisanleitung sichergestellt und nachgewiesen werden. Diese Anleitungszeit soll in geplanten Anleitungen stattfinden und sich an konkreten Lernzielen der Auszubildenden orientieren.

Die generalistische Pflegeausbildung ist als Berufsabschluss EU-weit anerkannt.

Wichtige Internetseiten zur Ausbildung

Bundesministerium für Familie, Senioren, Frauen und Jugend
www.pflegeausbildung.net

Bundesinstitut für Berufsbildung
www.bibb.de/de/82236.php

Bundesministerium der Justiz: Gesetz über die Pflegeberufe
www.gesetze-im-internet.de/pflbg/

Bundesministerium für Gesundheit
www.bundesgesundheitsministerium.de/index.php?id=1682

www.bundesgesundheitsministerium.de/pflegeberufegesetz/fachkommission-nach-dem-pflegeberufegesetz.html

Die jeweiligen Bundesministerien stellen die gemeinsame Grundlage für die Ausbildung zur Verfügung. Dies spiegelt sich vor allem in der Gesetzesgrundlage für Pflegeberufe wider. Auch die Rahmenpläne der Fachkommission nach dem Pflegeberufegesetz (abzurufen unter: www.bibb.de) gelten als bundesweite einheitliche Grundlage. Die letztendliche Bildung in den Pflegeberufen wird durch die jeweiligen Landesministerien gesteuert. Die Überwachung der Gesetze und Voraussetzungen obliegt dann wiederum den Bezirksregierungen. Auf den Internetseiten der Landesministerien findet man weitergehende Informationen zu der Ausbildung. Ebenso findet man auf den Seiten der Bezirksregierungen die Erlasse und somit die Pflichten und die Verantwortung von Praxisanleitenden.

Inhalte des theoretischen Psychiatrieunterrichts

Die in diesem Buch dargestellten Arbeits- und Lernaufgaben orientieren sich maßgeblich am Rahmenlehrplan und an den Rahmenausbildungsplänen (Fachkommission nach § 53 Pflegeberufegesetz 2020). Diese sind die bundesweite Grundlage der Ausbildung. Hieraus können die Bundesländer eigene Lehrpläne entwickeln, die auf Landesebene Gültigkeit haben. Die Bundesländer gehen damit jedoch unterschiedlich um. Während Nordrhein-Westfalen beispielsweise auf einen Landeslehrplan gänzlich verzichtet, da die Rahmenpläne als umfassende Grundlage gelten, hat Bremen einen dezidierten Lehrplan entwickelt. Informationen dazu veröffentlichen die zuständigen Landesministerien der Bundesländer auf ihren Homepages. Die Landeslehrpläne geben konkrete Hinweise auf die theoretischen Inhalte der Ausbildung. Zuletzt entwickelt dann die Schule ein schulinternes Curriculum, das dann konkret mit Inhalt gefüllt wird. Hierüber können die Schulen ihr Profil schärfen und inhaltliche Schwerpunkte setzen. Welche konkreten Inhalte im Rahmen des Psychiatrieunterrichts in den einzelnen Schulen vermittelt werden, kann an dieser Stelle folglich nicht gesagt werden.

Der theoretische Unterricht zu psychischen Problemlagen ist in der Curricularen Einheit (CE) 11 – Menschen mit psychischen Gesundheitsproblemen und kognitiven Beeinträchtigungen personenzentriert und lebensweltbezogen unterstützen – verortet. Hierfür sind insgesamt 160 Stunden vorgesehen. 80 Stunden teilen sich auf das erste und zweite Ausbildungsdrittel auf, die weiteren 80 Stunden sind im dritten Ausbildungsdrittel verankert. Die Unterrichtsstunden verteilen sich auf den gesamten Ausbildungsverlauf. Sie sind spiralförmig angelegt, sodass die Inhalte immer komplexer werden (Jürgensen & Dauer 2021). Die curricularen Einheiten sind nicht immer klar voneinander abzugrenzen. Die theoretischen Inhalte orientieren sich an Pflegesituationen und bringen vielschichtige Lernsituationen mit. So können psychiatrische Inhalte auch in anderen Einheiten Berücksichtigung finden. Ein Beispiel könnte der Unterricht zu lebenslimitierenden Erkrankungen sein. In diesem Zusammenhang werden sicherlich auch Emotionen wie Trauer, depressive Episoden und Kommunikationstechniken unterrichtet.

Unterricht im ersten und zweiten Ausbildungsdrittel

Im Fokus des theoretischen Unterrichts der ersten beiden Ausbildungsdrittel steht die Perspektivübernahme und das Hineinversetzen in Personen mit kognitiven und psychischen Problemlagen. Auszubildende sollen hierüber befähigt werden, bei Personen mit anderer Lebensrealität als der eigenen eine Beziehung unter den Prinzipien des Lebensweltbezugs und Personenzentrierung aufzubauen. Hierüber sollen sie Menschen mit psychischen und kognitiven Einschränkungen helfen, in soziale Interaktion zu gehen und soziale Kontakte aufrechtzuerhalten. Zudem sollen Auszubildende die betroffenen Personen bei der Lebensgestaltung unterstützen.

Letztendlich sollen die Auszubildenden lernen, das eigene Erleben wahrzunehmen und zu hinterfragen. Unsere Realität entspricht nicht immer der Realität der anderen Person. Eigene Gefühle sollen reflektiert werden und in Bezug zu der Beziehung gesetzt werden. Hier kann es auch sich widersprechende Emotionen geben. Bei einem Menschen, der beispielsweise in der Pflege nicht mitarbeitet, können bei den Auszubildenden Wut, Hilflosigkeit, Unverständnis, aber gleichzeitig auch Mitgefühl, Fürsorge und Zuversicht aufkommen. Diese Gefühle wahrzunehmen, die Widersprüchlichkeit zu akzeptieren und damit professionell umzugehen, bedarf einiger Leistung und ist ein lebenslanges Lernfeld, das in den ersten beiden Ausbildungsdritteln angebahnt werden soll.

Des Weiteren sollen Auszubildende auch bewusst die Rollen der Akteure wahrnehmen. So nimmt jede Person in einer Interaktion eine andere Rolle ein, die unter Umständen nicht passend ist. In diesen Rollenkonstellationen gibt es auch Konflikte, derer sich die Auszubildenden bewusst werden sollen. Jedoch tragen Menschen immer unterschiedliche Rollen, so kann ein Patient gleichzeitig auch Vater, Freund, Ehemann und Mitpatient sein. Auch Auszubildende tragen unterschiedliche Rollen als Mitarbeitende, Lernende, Kolleginnen, Freundinnen und Sohn oder Tochter. Rollenprofile und Rollenbilder sind individuell und gehen deutlich über die Einzelsituation hinaus. Dies zu reflektieren und sich die Person als ganzheitlichen Menschen bewusst zu machen ist ebenso ein lebenslanger Entwicklungsprozess, der zu Beginn der Ausbildung initiiert werden soll.

Diese Aspekte des Lernens finden auf der Mikroebene statt. Auszubildende sollen sich selbst gewahr werden, ihr eigenes Verhalten und die eigenen Emotionen reflektieren und das Gegenüber als ganzheitliche Person wahrnehmen.

Ein weiterer Aspekt der in den ersten beiden Ausbildungsdritteln unterrichtet werden soll, ist das Verständnis dafür, dass Diagnosen in der Psychiatrie das

Ergebnis sozialer Konstruktionen sind. So sollen sich Auszubildende den exkludierenden und inkludierenden Faktoren gesellschaftlicher Systeme bewusst werden und diese mit eigenen Stigmatisierungsempfindungen abgleichen. Hierüber sollen sie ein grundlegendes Verständnis von psychischer Gesundheit entwickeln und letztendlich der Konstruktion von »Normalität« und »abweichendem Verhalten« kritisch gegenübertreten.

Zentrale Ziele im ersten und zweiten Ausbildungsdrittel

Die Auszubildenden reflektieren im ersten Ausbildungsabschnitt das eigene innere Erleben in der Interaktion mit Menschen mit psychischen Erkrankungen und/oder kognitiven Beeinträchtigungen einschließlich widerstreitender Gefühle, sie werden ihrer Ängste und möglicher Abwehrmechanismen gewahr. Des Weiteren reflektieren sie den Widerspruch zwischen zu pflegenden Menschen sowie professionell Pflegenden als Träger von Rollen auf der einen und als ganze »Personen«, die sich nicht auf Rollen reduzieren lassen, auf der anderen Seite. Sie erkennen, dass klinische Diagnosen das Ergebnis von sozialen Konstruktionsprozessen sind (Fachkommission nach § 53 Pflegeberufegesetz 2020, S. 181).

Der Hauptfokus der theoretischen Ausbildung im Rahmen der CE 11 liegt auf dem Kompetenzbereich I und somit auf dem Pflegeprozess. Die Auszubildenden sollen lernen, »die Pflege von Menschen aller Altersstufen verantwortlich [zu] planen, organisieren, gestalten, durch[zu]führen, steuern und evaluieren« und daran teilhaben (s. Abbildung 2, S. 24).
Insgesamt zeigen die Kompetenzbereiche, wie anspruchsvoll die Pflege als solche ist. In der Fallarbeit vermischen sich regelhaft unterschiedliche für den Pflegeprozess relevante Aspekte. Als Konkretisierung wurden Handlungsanlässe anhand von Pflegediagnosen formuliert, die innerhalb der CE 11 Berücksichtigung finden sollen: u. a. situationsbedingtes/chronisch geringes Selbstwertgefühl, Machtlosigkeit, Angst/Furcht, tiefe Niedergeschlagenheit, soziale Isolation und Schlafstörungen/nächtliche Unruhe. Mögliche Ansatzpunkte, den theoretischen Unterricht in die Praxis umzusetzen, sind pflegerische Konzepte wie Biografiearbeit, Validation, Beschäftigungsangebote, Anamneseerhebung, tagesstrukturierende Maßnahmen, motivierende Gesprächsführung, nicht-medikamentöse schlaffördernde Maßnahmen, Milieugestaltung …
Als exemplarische Diagnosen werden in den Rahmenplänen Demenz, unipolare Depressionen und Angststörungen genannt.

ABBILDUNG 2 Kompetenzschwerpunkte der fünf Kompetenzbereiche im ersten und zweiten Ausbildungsdrittel
(Fachkommission nach § 53 Pflegeberufegesetz 2020, S. 181 f.)

I: Die Pflege von Menschen aller Altersgruppen verantwortlich planen, organisieren, gestalten und evaluieren

Erheben pflegebezogener Daten von Menschen aller Altersstufen mit gesundheitlichen Problemlagen sowie zugehörige Ressourcen und Widerstandsfaktoren (I.2.a).

Interpretieren und Erklären der vorliegenden Daten bei Menschen mit überschaubaren Pflegebedarfen und gesundheitsbedingten Einschränkungen anhand von grundlegenden pflege- und bezugswissenschaftlichen Erkenntnissen (I.2.b).

Wahrnehmen von Hinweiszeichen auf mögliche Gewaltausübung und Weitergeben entsprechender Beobachtungen (I.2.e).

Erwerb eines grundlegenden Verständnisses zu physischen, psychischen und psychosomatischen Zusammenhängen, die pflegerisches Handeln begründen (I.2.f).

Pflege, Begleitung und Unterstützung von Menschen aller Altersstufen in Phasen fortschreitender Demenz oder schwerer chronischer Krankheitsverläufe (I.3.a).

Erwerb grundlegenden Wissens zu Bewältigungsformen und Unterstützungsangeboten für Familien in entwicklungs- oder gesundheitsbedingten Lebenskrisen (I.3.b).

Wahren des Selbstbestimmungsrechts des zu pflegenden Menschen, insbesondere auch, wenn dieser in seiner Selbstbestimmungsfähigkeit eingeschränkt ist (I.6.a).

II: Kommunikation und Beratung personen- und situationsorientiert gestalten

Erkennen eigener Emotionen sowie Deutungs- und Handlungsmuster in der Interaktion (II.1.a).

Aufbauen kurz- und langfristiger Beziehungen mit Menschen unterschiedlicher Altersphasen und ihren Bezugspersonen unter Beachtung der Grundprinzipien von Empathie, Wertschätzung, Achtsamkeit und Kongruenz (II.1.b).

Nutzen von verbalen und auch nonverbalen, paralinguistischen und leiblichen Interaktionsformen und Berücksichtigen der Relation von Nähe und Distanz in der Beziehungsgestaltung (II.1.c).

Anwenden von Grundsätzen der verständigungs- und beteiligungsorientierten Gesprächsführung (II.1.d).

Erkennen grundlegender, insbesondere gesundheits-, alters- oder kulturbedingter Kommunikationsbarrieren und Einsetzen unterstützender Maßnahmen, um diese zu überbrücken (II.1.e).

Erkennen sich abzeichnender oder bestehender Konflikte mit zu pflegenden Menschen, Anwenden grundlegender Prinzipien der Konfliktlösung und Nutzung kollegialer Beratung (II.1.f).

Erkennen von Asymmetrie und institutionellen Einschränkungen in der pflegerischen Kommunikation (II.1.g).

Informieren von Menschen aller Altersstufen zu gesundheits- und pflegebezogenen Fragestellungen, Anleiten der Selbstpflege und insbesondere Anleiten von Bezugspersonen und freiwillig Engagierten bei der Fremdpflege (II.2.a).

III: Intra- und interprofessionelles Handeln in unterschiedlichen systemischen Kontexten verantwortlich gestalten und mitgestalten

Beobachten und Interpretieren der mit einem medizinischen Eingriff verbundenen Pflegephänomene und Komplikationen in stabilen Situationen (III.2.c).

Mitwirken entsprechend ihrem Kenntnisstand an der Unterstützung und Begleitung von Maßnahmen der Diagnostik und Therapie und Übernahme der Durchführung in stabilen Situationen (III.2.d).

Wahrnehmen interprofessioneller Konflikte und Gewaltphänomene in der Pflegeeinrichtung und Erwerb grundlegenden Wissens zu Ursachen, Deutungen und Handhabung (III.3.c).

IV: Das eigene Handeln auf der Grundlage von Gesetzen, Verordnungen und ethischen Leitlinien reflektieren und begründen

Erwerb grundlegenden Wissens zur Gesetzgebung im Gesundheits- und Sozialbereich (IV.2.c).

V: Das eigene Handeln auf der Grundlage von wissenschaftlichen Erkenntnissen und berufsethischen Werthaltungen und Einstellungen reflektieren und begründen

Frühzeitige Wahrnehmung von Über- und Unterforderungen, Erkennen notwendiger Veränderungen am Arbeitsplatz und/oder des eigenen Kompetenzprofils und Ableitung entsprechender Handlungsinitiativen (V.2.b).

Selbstfürsorglich mit sich umgehen und zur eigenen Gesunderhaltung beitragen, Wahrnehmen und aktives Einfordern von Unterstützungsangeboten am jeweiligen Lernort ein (V.2.c).

Sicherlich werden in vielen Schulen insbesondere Menschen mit Demenz in den ersten zwei Dritteln der Ausbildung einen großen Raum einnehmen. Auf diese Personengruppe treffen Auszubildende bereits zu Beginn der Ausbildung in den unterschiedlichsten Settings und müssen den personenzentrierten Umgang entsprechend früh lernen. Auch die Handlungsanlässe, die in den ersten beiden Ausbildungsdritteln behandelt werden sollen, deuten darauf hin. Exemplarisch zu nennen sind hier: beeinträchtigte soziale Interaktion, beeinträchtigte Denkprozesse, akute oder chronische Verwirrtheit und Wahrnehmungsstörung (Fachkommission nach § 53 Pflegeberufegesetz 2020).

Unterricht im dritten Ausbildungsdrittel

Im dritten Ausbildungsdrittel nimmt die Komplexität deutlich zu. Hier werden die Inhalte aus den ersten beiden Ausbildungsdritteln vertieft und ausgebaut. Auszubildende sollen befähigt werden, mit schwer psychisch kranken Menschen zu arbeiten, in komplexen Situationen, Krisensituationen oder in instabilen Situationen zu handeln. Im dritten Ausbildungsdrittel steht die reflektierte Beziehungsgestaltung zwischen Betroffenen und Auszubildenden in der CE 11 im Zentrum. Eigene Erfahrungen fließen hier mit ein und gesellschaftliche Kontextfaktoren, die mit einer psychischen Erkrankung einhergehen, wie Diskriminierung, Stigmatisierung und Ausgrenzung, werden in die Wahrung einer reflektierten Beziehungsgestaltung einbezogen. Diese Aspekte müssen regelmäßig mit Auszubildenden reflektiert und besprochen werden, damit sie sich diese Themen vergegenwärtigen können und die Gefühle, die Ausgrenzung und Stigmatisierung bei Betroffenen auslösen, verstehen können.

Als besonders anspruchsvoll gelten in diesem Abschnitt der Ausbildung die Balance zwischen Nähe und Distanz und die Balance zwischen Autonomie und Abhängigkeit in der Beziehungsgestaltung. Ein gutes Verhältnis von Nähe und Distanz kann letztendlich aber nicht im theoretischen Unterricht gelehrt werden. Hier ist es sinnvoll, Inhalte aus der Schule aufzunehmen, zu reflektieren und in der praktischen Tätigkeit umzusetzen. Auszubildende können dieses Phänomen nur durch Kontakt mit Betroffenen erleben, am Vorbild lernen und durch eine anschließende Reflexion verinnerlichen. Hier ist es besonders relevant, dass Fachkräfte den Auszubildenden die eigenen Gedanken und Maßnahmen offenlegen und begründen.

Fragen wie:
- Warum habe ich dem Bedürfnis des Betroffenen nicht nachgegeben?
- Warum und wie habe ich in der Situation eine Grenze aufgezeigt?
- Warum habe ich ein besonders ausführliches Gespräch in der Situation geführt?

helfen den Auszubildenden, die Haltung von Pflegenden, die zu einer professionellen Beziehung führt, zu erkennen und zu verstehen.

Auszubildende im dritten Ausbildungsdrittel bringen bereits viele Vorerfahrungen aus ihrer bisherigen Ausbildung, aber auch aus ihrem persönlichen Leben mit. Aus diesen Erfahrungen entstehen Vorannahmen und Ideen, die in die Arbeit und den Lernprozess der Auszubildenden einfließen. Der Pflegeprozess, mit den konkreten Überlegungen zu Pflegeproblemen, Pflegezielen und Maßnahmen ist ein gutes Mittel, die eigenen Vorannahmen zu prüfen und gegebenenfalls davon abzuweichen. Dies geschieht auch über die Perspektivübernahme, da der Pflegeprozess immer an den Bedarfen der Betroffenen orientiert sein muss und auch die Perspektive der erkrankten Menschen beinhalten soll. Um dies zu gewährleisten, müssen sich die Auszubildenden in einem (Anamnese-)Gespräch intensiv mit den ihnen anvertrauten Menschen auseinandersetzen. In diesem Zuge müssen sie sich auf das Gegenüber einlassen und sie beginnen zu verstehen, was psychische Krankheit beinhaltet. Aus dem Gespräch und den erkannten Problemen sollen dann Pflegediagnosen entwickelt werden. Diese Pflegediagnosen weichen deutlich von den Pflegediagnosen ab, die die Auszubildenden bereits in den ersten beiden Ausbildungsdritteln in der somatischen Versorgung kennengelernt haben. So wird beispielsweise aus der Pflegediagnose chronischer Schmerz dann die Pflegediagnose unwirksames Coping. Dementsprechend verändern sich ebenso die zu treffenden Maßnahmen. Somit setzen sich Auszubildende intensiv mit den Inhalten psychiatrischer Pflege auseinander.

Die Auseinandersetzung mit der Pflegeplanung und dem Pflegeprozess entspricht den grundlegenden pflegerischen Kompetenzen. Als Bildungsziel des dritten Ausbildungsdrittels gilt u. a., Pflegeprozesse von schwer psychisch erkrankten Menschen trialogisch zu steuern, zudem die professionelle Beziehung personenzentriert und lebensweltorientiert zu gestalten. Und nicht zuletzt Personen zu beraten und zu schulen, in Bezug auf Medikamentenmanagement, Lebensgestaltung, Bewältigungsstrategien und soziale Teilhabe. Die Komplexität der Situationen, mit der psychiatrisch Pflegende konfrontiert werden, wird an dieser Stelle besonders deutlich.

Zentrale Bildungsziele drittes Ausbildungsdrittel

Im zweiten Ausbildungsabschnitt reflektieren die Auszubildenden die Asymmetrie der Beziehung zwischen psychisch kranken Menschen und professionell Pflegenden und die damit verbundenen Machtpotenziale. Sie untersuchen die Grenzen zwischen Selbstschutz der zu pflegenden Menschen in psychischen Problemlagen und/oder mit kognitiven Beeinträchtigungen und/oder Schutz anderer Menschen (auch der Pflegenden selbst) auf der einen Seite und der Ausübung von Gewalt bzw. Missachtung, Misshandlung und Misswürdigung auf der anderen Seite. Des Weiteren loten sie Möglichkeiten der Beziehungsgestaltung zwischen dem Aufbau einer Vertrauensbasis und aktiver und quasi-vormundschaftlicher Fürsorge bzw. Kontrolle aus. Vor dem Hintergrund der Ungewissheit in der Deutung des Verhaltens von zu pflegenden Menschen mit psychischen Erkrankungen und/oder kognitiven Beeinträchtigungen können Auszubildende in dieser curricularen Einheit die Einsicht gewinnen, dass sie ihre vorläufigen Deutungen im situativen Handeln immer wieder überprüfen müssen (Fachkommission nach § 53 Pflegeberufegesetz 2020, S. 181).

So zeigt sich die deutliche Steigerung der Komplexität, die Auszubildende im dritten Ausbildungsdrittel bewältigen sollen, auch in den Anforderungen, die in den Kompetenzbereichen formuliert werden (s. Abbildung 3).
Exemplarisch werden in den Rahmenplänen die Diagnosen (fortschreitende) Demenz, psychische Störungen und Verhaltensstörungen durch psychotrope Substanzen, Essstörungen und Affektstörungen genannt. Auszubildende des dritten Ausbildungsdrittels sollen im Kontext des psychiatrischen Unterrichts die Handlungsanlässe der ersten beiden Ausbildungsdrittel vertiefen und zur Bearbeitung von Pflegediagnosen, wie u. a.: Körperbildstörung, unwirksame Leugnung, beeinträchtigte/unterbrochene Familienprozesse, posttraumatische Reaktion, Suizidgefahr oder auch herausforderndem Verhalten befähigt werden.
Die hier dargestellten Lernfelder entsprechen einer Erstausbildung und können in der Tiefe während der Ausbildung nicht vermittelt werden. Fort- und Weiterbildungen oder ein Studium im Bereich der psychiatrischen Pflege sind durchaus für Pflegefachpersonen angebracht, um mit den komplexen Situationen der psychiatrischen Pflege umgehen zu können und die Versorgungssicherheit gewährleisten zu können.

ABBILDUNG 3 Kompetenzschwerpunkte der fünf Kompetenzbereiche im dritten Ausbildungsdrittel
(Fachkommission nach § 53 Pflegeberufegesetz 2020, S. 182 f.)

I: Die Pflege von Menschen aller Altersgruppen verantwortlich planen, organisieren, gestalten und evaluieren

Erheben, Erklären und Interpretieren pflegebezogener Daten von Menschen aller Altersstufen auch in komplexen gesundheitlichen Problemlagen anhand von pflege- und bezugswissenschaftlichen Erkenntnissen (I.2.a).

Unterstützen von Menschen aller Altersstufen durch Mitwirkung an der Entwicklung von fachlich begründeten Pflegeinterventionen der Gesundheitsförderung, Prävention und Kuration (I.2.b).

Pflegen, begleiten und unterstützen von Menschen aller Altersstufen sowie von deren Bezugspersonen in Phasen fortschreitender Demenz oder schwerer chronischer Krankheitsverläufe sowie am Lebensende (I.3.a).

Wahren des Selbstbestimmungsrechts der zu pflegenden Menschen aller Altersstufen, insbesondere auch, wenn sie in ihrer Selbstbestimmungsfähigkeit eingeschränkt sind (I.6.a).

Fördern und Gestalten der Koordination und Zusammenarbeit zwischen familialen Systemen, den sozialen Netzwerken und den professionellen Pflegesystemen in der pflegerischen Versorgung von Menschen aller Altersstufen (I.6.d).

II: Kommunikation und Beratung personen- und situationsorientiert gestalten

Bewusstwerdung eigener Deutungs- und Handlungsmuster in der pflegerischen Interaktion mit Menschen aller Altersstufen und ihren Bezugspersonen und Reflexion der unterschiedlichen, insbesondere kulturellen und sozialen Hintergründe (II.1.a).

Gestalten kurz- und langfristiger Beziehungen mit Menschen aller Altersstufen und ihren Bezugspersonen, die auch bei divergierenden Sichtweisen oder Zielsetzungen und schwer nachvollziehbaren Verhaltensweisen von Empathie, Wertschätzung, Achtsamkeit und Kongruenz gekennzeichnet sind (II.1.b).

Gestalten der Kommunikation mit Menschen aller Altersstufen und ihren Bezugspersonen in unterschiedlichen Pflegesituationen unter Einsatz verschiedener Interaktionsformen und Ausgleich des Spannungsfelds von Nähe und Distanz (II.1.c).

Verständigungsorientierte Gestaltung pflegeberuflicher Kommunikationssituationen mit zu pflegenden Menschen aller Altersstufen und deren Bezugspersonen auch bei divergierenden Zielsetzungen oder Sichtweisen und Fördern einer beteiligungsorientierten Entscheidungsfindung (II.1.d).

Erkennen von Kommunikationsbarrieren bei zu pflegenden Menschen aller Altersstufen, insbesondere bei spezifischen Gesundheitsstörungen oder Formen von Behinderungen, und Einsatz unterstützender und kompensierender Maßnahmen, um diese zu überbrücken (II.1.e).

Reflektieren sich abzeichnender oder bestehender Konflikte in pflegerischen Versorgungssituationen mit Menschen aller Altersstufen und Entwickeln von Ansätzen der Konfliktschlichtung und -lösung, auch unter Hinzuziehung von Angeboten zur Reflexion professioneller Kommunikation (II.1.f).

Reflektieren der Phänomene von Macht und Machtmissbrauch in pflegerischen Handlungsfeldern der Versorgung von zu pflegenden Menschen aller Altersstufen (II.1.g).

Informieren von Menschen aller Altersstufen zu komplexen gesundheits- und pflegebezogenen Fragestellungen und weitergehenden Fragen der pflegerischen Versorgung (II.2.a).

Umsetzen von Schulungen mit Einzelpersonen und kleineren Gruppen zu pflegender Menschen aller Altersstufen (II.2.b).

In ethischen Dilemmasituationen mit Menschen aller Altersstufen oder ihren Bezugspersonen im interprofessionellen Gespräch zur gemeinsamen Entscheidungsfindung beitragen (II.3.c).

III: Intra- und interprofessionelles Handeln in unterschiedlichen systemischen Kontexten verantwortlich gestalten und mitgestalten

Vertretung der im Rahmen des Pflegeprozesses gewonnenen Einschätzungen zu Pflegediagnosen und erforderlichen Behandlungskonsequenzen bei Menschen aller Altersstufen in der interprofessionellenn Zusammenarbeit (III.2.f).

Einbringen der pflegefachlichen Sichtweise in die interprofessionelle Kommunikation (III.3.b).

Bearbeiten interprofessioneller Konflikte in einem gemeinsamen Aushandlungsprozess auf Augenhöhe und Beteiligung an der Entwicklung und Umsetzung einrichtungsbezogener Konzepte zum Schutz vor Gewalt (III.3.c).

Koordination der Pflege von Menschen aller Altersstufen in verschiedenen Versorgungskontexten und Organisation von Terminen sowie berufsgruppenübergreifenden Leistungen (III.3.d).

IV: Das eigene Handeln auf der Grundlage von Gesetzen, Verordnungen und ethischen Leitlinien reflektieren und begründen

Bewertung des Beitrags der eigenen Berufsgruppe zur Qualitätsentwicklung und -sicherung und Erfüllen der anfallenden Dokumentationsverpflichtungen auch im Kontext von interner und externer Kontrolle und Aufsicht (IV.1.c).

Erfassen des Einflusses gesamtgesellschaftlicher Veränderungen, ökonomischer Anforderungen, technologischer sowie epidemiologischer und demografischer Entwicklungen auf die Versorgungsverträge und Versorgungsstrukturen im Gesundheits- und Sozialsystem (IV.2.b).

V: Das eigene Handeln auf der Grundlage von wissenschaftlichen Erkenntnissen und berufsethischen Werthaltungen und Einstellungen reflektieren und begründen

Aus beruflichen Erfahrungen in der pflegerischen Versorgung und Unterstützung von Menschen aller Altersstufen und ihren Angehörigen mögliche Fragen an Pflegewissenschaft und -forschung ableiten (V.1.d).

Gezielter Einsatz von Strategien zur Kompensation und Bewältigung unvermeidbarer beruflicher Belastungen sowie frühzeitige Wahrnehmung und aktive Einforderung von Unterstützungsangeboten (V.2.c).

Reflexion der persönlichen Entwicklung als professionell Pflegende und Entwicklung eines eigenen Pflegeverständnisses sowie eines berufliches Selbstverständnisses unter Berücksichtigung berufsethischer und eigener ethischer Überzeugungen (V.2.d).

Durch die Umstrukturierung der Rahmenpläne sind die »Unterrichtsfächer« nur schwer voneinander abzugrenzen. Grundlagen, wie Kommunikation, werden immer wieder aufgegriffen und über die einzelnen CEs hinaus unterrichtet. Ebenso wird das Thema der seelischen Verletzlichkeit immer wieder in unterschiedlichen Kontexten aufgenommen und als pflegerisches Phänomen in den Unterricht eingebaut.

Weitere Informationen zur CE 11, »Menschen mit psychischen Gesundheitsproblemen und kognitiven Beeinträchtigungen personenzentriert und lebensweltbezogen unterstützen«, finden sich in den Rahmenlehrplänen der Fachkommission nach § 53 Pflegeberufegesetz ab S. 180. Die beiden darauffolgenden Kapitel befassen sich mit Kindern und alten Menschen, dem Wahlrecht zum Abschluss der Gesundheits- und Kinderkrankenpflege und der Altenpflege entsprechend. Dieses Wahlrecht wird 2025 evaluiert.

Aufgrund der kurzen Einsatzdauer von 120 Pflichtstunden wird in den Rahmenausbildungsplänen empfohlen ein für das Versorgungssetting spezifisches Lernziel zu setzen (Fachkommission nach § 53 Pflegeberufegesetz, 2020). Über dieses konkrete Lernziel können sich die Auszubildenden intensiv mit einem für die Psychiatrie typischen Themenfeld auseinandersetzen und einen ersten Einblick in psychiatrische Handlungsfelder erlangen.

> ***Beispiel:*** *Eine klassische Aufgabe für ein solches Lernziel könnte »Menschen mit einer seelischen Behinderung bei der Tagesstrukturierung unterstützen« sein. Hier könnten die Auszubildenden in einem Gespräch mit dem Menschen die Relevanz einer Tagesstruktur erläutern, einen Tagesplan gemeinsam gestalten und anschließend diesen Menschen bei der Einhaltung unterstützen. Eine Tagesstruktur einzuüben ist eine langwierige Aufgabe, die immer wieder unterstützt werden muss. Hier treten die Auszubildenden immer wieder in Kontakt mit den betroffenen Personen und setzen sich fortlaufend mit ihnen auseinander. Sie lernen hier, innerhalb der Handlung psychiatrisch zu agieren und können ihr Gelerntes in die eigene Haltung überführen.*

Auch der Einblick in unterschiedliche Konzepte der Pflege kann den Auszubildenden helfen die psychiatrische Pflege als professionelles Handlungsfeld für sich zu entdecken. Beispielhaft kann hier Safewards, Dialektisch-Behaviorale Therapie (DBT) oder auch die Umsetzung des Gezeitenmodells in der Praxis genannt werden. Diese Modelle transportieren die Haltung und Zielsetzung der psychiatrischen Pflege und können den Auszubildenden die Bedeutung der psychiatrischen Pflege verdeutlichen.

Überarbeitung der Rahmenausbildungspläne

Die Fachkommission nach § 53 PflgBG hat aufgrund unterschiedlicher Studien die Rahmenausbildungspläne überarbeitet. In den Studien wurde festgestellt, dass insbesondere die Rahmenpläne für die praktische Pflegeausbildung in ihrer Struktur zu komplex gestaltet waren, die Satzkonstruktionen zu lang und schwer verständlich waren, der Umfang der Pläne zu groß für die einzelnen Einsätze war und die Aufgabenstellung zu abstrakt war (Fachkommission nach § 53 PflBG, 2023). Im November 2023 wurde dementsprechend eine überarbeitete Fassung der praktischen Ausbildungspläne veröffentlicht, die konkrete Vorschläge für Aufgabenstellungen für das jeweilige Versorgungssetting bieten. Die Aufträge, die durch die Praxisanleitenden und Fachpersonen an die Auszubildenden gestellt werden, sollen verschiedene Entwicklungen fördern und sind so an Prinzipien orientiert, die sinnstiftend für die Auszubildenden sind (Abbildung 4). Die Aufgabenstellungen wurden auf einen konkreten Kompe-

EXKURS Umgang mit freiheitsentziehenden Maßnahmen

In den Rahmenplänen für den theoretischen und praktischen Unterricht wird im Zusammenhang des dritten Ausbildungsdrittels immer wieder auf eskalierende und gewaltvolle Situationen eingegangen. Ohne Frage müssen Auszubildende vor solchen Situationen geschützt werden und daher Anzeichen von aggressivem Verhalten erkennen lernen und auch deeskalierende Techniken erlernen und einüben. Allerdings sollte es in keinem Fall im Zentrum des theoretischen oder praktischen Unterrichts stehen. Diese Themen verfestigen Vorbehalte und Ängste der Psychiatrie und dementsprechend Menschen mit seelischen Erkrankungen gegenüber. Über ein übermäßiges Bearbeiten von Gewalt als Handlungsanlass entsteht der Eindruck, dass gewaltvolle Situationen die Regel in der psychiatrischen Arbeit sind, was nicht der Realität entspricht. Zwar kommt es im psychiatrischen Behandlungssetting immer wieder zu Gewaltsituationen, gegen andere oder sich selbst, aber in den meisten Kontexten bildet dies doch eher die Ausnahme. Ebenso sind Gewaltausübungen im Behandlungskontext hochangespannte Situationen, in denen ungeübte Mitwirkende ein enormes Risiko für alle Beteiligten darstellen. Auszubildende können im Rahmen der Ausbildung weder die notwendige hochprofessionelle Haltung, das entsprechende Auftreten, noch Deeskalationstechniken so verinnerlichen, dass sie in diesen hochangespannten Momenten wirkungsvoll auftreten können. Dementsprechend sollen sich Auszubildende aus diesen Situationen zurückziehen. Als Ausbildungsziel gilt es, mögliches aggressives Verhalten zu erkennen, Gewaltsituationen auf der Grundlage eigener Emotionen und des Perspektivwechsels zu reflektieren, Freiheitsentziehende Maßnahmen und (fehlerhaften) Umgang damit zu erkennen und Situationsdynamiken wahrzunehmen.

Ein weiterer wichtiger Baustein im Kontext zu freiheitsentziehenden Maßnahmen ist die Eins-zu-Eins-Intensivbetreuung, insbesondere bei Fixierungen, auf die in den Rahmenplänen allerdings nicht eingegangen wird. Situationen, in denen Menschen fixiert werden müssen, sind nicht nur hochsensibel zu behandelnde Situationen, sondern bedürfen auch entsprechender Erfahrung und Fachlichkeit. In einer solchen Situation mit Menschen in Kontakt zu treten und den Kontakt zu halten, ist eine hoch anspruchsvolle Aufgabe. Diese Aufgabe können Auszubildende nicht entsprechend erfüllen. Daher macht es wenig Sinn, sie in der psychiatrischen Intensivbetreuung einzusetzen. Die notwendigen Maßnahmen und Kompetenzen können sie in solchen Situationen nicht in Fülle wahrnehmen und dementsprechend auch nicht durchführen. Gleichwohl sollen sie diese Form der Betreuung kennenlernen. Hier gilt es dann, Pflegefachpersonen zu beobachten, gemeinsam die notwendigen Assessments mitauszufüllen und die Situation zu reflektieren. Pflegefachpersonen sollen zum besseren Verständnis den Auszubildenden auch die eigenen Gedanken und Entscheidungen offenlegen und erläutern. Diese Form der Anleitung und Begleitung verbessert letztendlich das Verständnis der Auszubildenden hin zu professionellen Fachpersonen und legt die Haltung der psychiatrischen Pflege offen.

tenzbereich bezogen, auch wenn sie in ihrer Logik weitere Kompetenzbereiche berühren. Viele der vorgeschlagenen Aufgaben finden sich in den Arbeits- und Lernaufgaben dieses Buches wieder.
Das zentrale Lernziel innerhalb des Psychiatrieeinsatzes ist die professionelle Beziehungsgestaltung. Hierzu gehört ebenso die Reflexion eigener Emotionen im Umgang mit psychisch erkrankten Menschen, wie die Gestaltung einer personenzentrierten Beziehung. Auch das Erkennen von speziellen Pflegebedarfen von psychisch erkrankten Personen gehört zu den zentralen Lernzielen des Psychiatrieeinsatzes (ebd.).

ABBILDUNG 4 Konstruktionsprinzipien der Aufgaben im Rahmenausbildungsplan (Fachkommission nach § 53 PflBG, 2023, S. 8)

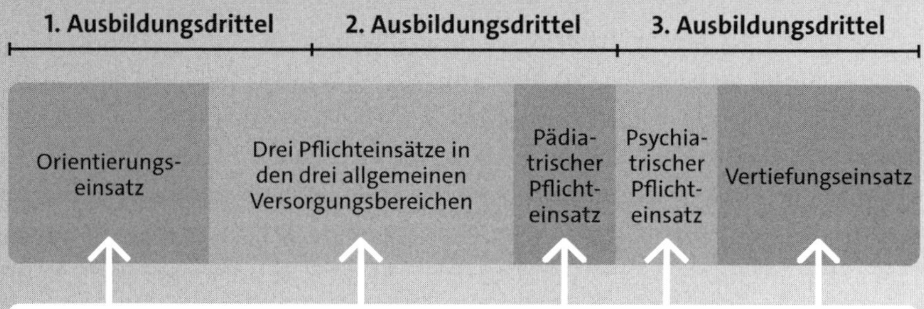

Konstruktionsprinzipien der Aufgabenstellungen

- **Situationsorientierung:** Die Aufgaben beschreiben Pflege- und Berufssituationen.
- **Wissenschaftsorientierung:** Die Aufgaben fordern Auszubildende zur Begründung ihres Handelns anhand von pflege- und bezugswissenschaftlichem Wissen auf.
- **Persönlichkeitsorientierung:** Einige Aufgaben fordern die Auszubildenden zur kritischen Reflexion von gesellschaftlichen und institutionellen Bedingungen und Widersprüchen auf.
- **Kompetenzorientierung:** Die Aufgaben weisen die damit zu fördernden Kompetenzen aus.
- **Pflegeprozessverantwortung:** Die Aufgaben erfordern vielfach die bewusste Bearbeitung der verschiedenen Pflegeprozessphasen.
- **Entwicklungslogik:** Die Aufgaben beinhalten im Ausbildungsprozess ansteigende situative Anforderungen und einen zunehmenden Grad der selbstständigen Bearbeitung.
- **Verknüpfung der Rahmenlehr- und Rahmenausbildungspläne:** Einige Aufgabenstellungen beziehen sich gezielt auf Inhalte des theoretischen und praktischen Unterrichts am Lernort Pflegeschule und / oder können dort aufgegriffen werden.

Besondere Berücksichtigung und Würdigung in der Überarbeitung wird der praktischen Ausbildung zuteil. Hier wird explizit das Arbeitsgebundene Lernen betont, das sich dadurch auszeichnet, dass es in realen Pflegesituationen stattfindet (ebd.). Nach diesem Prinzip sind auch die Arbeits- und Lernaufgaben gestaltet. Welche der Aufgaben passend für den Lernstand der Auszubildenden, die zu versorgenden Personen und den Versorgungsbereich des Einsatzgebietes ist, muss sorgfältig abgewogen werden. Sollte keine der vorhandenen Arbeits- und Lernaufgaben passend sein, lohnt sich ein Blick in den aktualisierten Rahmenausbildungsplan, denn er bietet einige Anregungen zu möglichen Aufgabenstellungen.

Die Rahmenausbildungspläne für den theoretischen Unterricht wurden bis dato nicht grundlegend überarbeitet.

Praktische Ausbildungsinhalte in der Psychiatrie

Die Kompetenzentwicklung von Auszubildenden wird schrittweise in den Rahmenplänen der Fachkommission nach § 53 Pflegeberufegesetz (2020) dargelegt. Die zu erreichenden Kompetenzniveaus betreffen die theoretische und praktische Ausbildung gleichermaßen und gelten als übergeordnetes Ziel. Die beschriebenen Einzelkompetenzen nehmen mit fortschreitender Ausbildung an Komplexität zu. Auszubildende treffen von Beginn ihrer Ausbildung an auf Menschen mit psychischen Problemlagen. In den ersten beiden Ausbildungsdritteln stehen alte und hochaltrige Menschen, die an einer Demenz oder einem Delir leiden, im Zentrum der Ausbildungsinhalte. Aber auch in den anderen Versorgungskontexten treffen sie immer wieder auf Menschen mit psychischen Krisen, denn »there is no health, without mental health« (WHO, o.J.).

Erstes Ausbildungsdrittel

Das erste Ausbildungsdrittel ist vor allem dadurch geprägt, dass Auszubildende das Handlungsfeld Pflegender erkennen und wahrnehmen. In dieser Zeit sollen sie beginnen, ihre Rolle als Auszubildende in der Pflege zu entwickeln und schrittweise auszubauen. Die Komplexität, in der Pflegende agieren, können sie noch nicht erfassen. In dieser Phase der Ausbildung sind Auszubildende handlungsgeleitet und erfassen Pflegesituationen bruchstückhaft in einzelnen Tätigkeiten. Eine Aufgabenübertragung muss zu diesem Zeitpunkt schrittweise erfolgen und pflegerische Entscheidungen sollen in Rücksprache mit Pflegefachpersonen geschehen. Zu Beginn gilt es, dass Auszubildende Fachkräfte begleiten und beobachten. Sie können an komplexen Situationen teilnehmen, aber nur begrenzt Teilaspekte übernehmen. So bauen sie schrittweise Handlungsmöglichkeiten auf, die sie im späteren Ausbildungsverlauf auf andere Situationen übertragen können und in den Gesamtkontext einordnen können. Zu diesem Zeitpunkt besteht der Umgang mit psychischen Problemlagen im Erkennen solcher und der Unterstützung der Fachkräfte im Umgang damit. Eine eigenständige Übernahme von Beziehungsgestaltung oder Kommuni-

kation mit Menschen mit komplexen psychischen Problemen übersteigt zu diesem Zeitpunkt der Ausbildung die Kompetenzen der Auszubildenden.
Ein besonders wichtiger Teilbereich der Ausbildung ist die Reflexion. Mit dem Ausbau dieser Kompetenz wird ab dem ersten Einsatz begonnen. Hierüber lernen die Auszubildenden ihre eigenen Fertigkeiten und Fähigkeiten einzuschätzen und sich darüber in ihrer Rolle als Pflegende zurechtzufinden. Mithilfe der Einschätzung der eigenen Fähigkeiten können Auszubildende letztendlich zunehmend sicherer werden und weitere Tätigkeiten übernehmen. Nicht zuletzt erkennen sie auch Überforderungen und können diese versprachlichen. Dies ist unabdingbar für die persönliche Sicherheit der Auszubildenden, aber auch für die Versorgungssicherheit der zu pflegenden Menschen. Ebenso dient die Fähigkeit zur Reflexion und Evaluation dem Ausbau des kritischen Denkens, was letztendlich für die berufliche Weiterentwicklung sehr relevant ist. Zudem ist die Evaluation auch ein Teil des Pflegeprozesses als Vorbehaltsaufgabe der professionellen Pflege. Daher ist der Teilbereich Reflexion in jeder Arbeits- und Lernaufgabe und Lernsituation zu finden.

Definition der zu bewältigenden Pflegesituationen im ersten Ausbildungsdrittel nach § 53

- »geringer Grad an Pflegebedürftigkeit, also max. erhebliche Beeinträchtigungen in der Selbstständigkeit
- nur seltenes Auftreten von Verhaltensweisen und psychischen Problemlagen, die eine personelle Unterstützung erforderlich machen
- gesundheitliche Problemlagen bei gesundheitlicher Stabilität, d. h. geringe Gefahr von Komplikationen (geringe Risikogeneigtheit)
- die einzelnen zu pflegenden Menschen stehen im Mittelpunkt, ggf. auch einzelne Bezugspersonen
- hoher Grad an Ressourcen«

(Fachkommission nach § 53 Pflegeberufegesetz 2020, S. 19)

Zweites Ausbildungsdrittel

Im zweiten Ausbildungsdrittel vertiefen die Auszubildenden ihr Verständnis von professioneller Pflege. Sie beginnen Zusammenhänge zu verstehen und pflegerische Tätigkeiten als Ganzes zu sehen. Zu diesem Ausbildungsstand können sie zunehmend soziale Aspekte wie Unterstützung durch Angehörige oder Haustiere als Motivator in ihre Pflege einfließen lassen. Sie bauen ein fachliches Verständnis auf und können Rückschlüsse von gesundheitlichen Problemlagen auf die Versorgung der ihnen anvertrauten Menschen ziehen. Sie beginnen eigenständig pflegerische Entscheidungen zu treffen, sollten jedoch weiterhin Rücksprache mit Pflegefachpersonen halten. Sie beginnen die im ersten Ausbildungsdrittel erlangten Kompetenzen zu festigen und zu vertiefen. Psychische Problemlagen nehmen nun zunehmend Raum in der Versorgung ein. Auszubildende sollen sich in die Situation von pflegebedürftigen Menschen hineinversetzen können, auch wenn die Realität der zu pflegenden Personen von der eigenen Realität abweicht, und daraus Rückschlüsse auf ihr Handeln ziehen können. Sie sollen zunehmend personenzentriert kommunizieren und eine stärkende professionelle Beziehung aufbauen können. Insgesamt steigt die Komplexität der Anforderungen an die Versorgung der zu pflegenden Menschen.

Definition der zu bewältigenden Pflegesituationen im zweiten Ausbildungsdrittel nach § 53

- mittelmäßiger Grad an Pflegebedürftigkeit, also max. schwere Beeinträchtigungen der Selbstständigkeit
- max. häufiges Auftreten von Verhaltensweisen und psychischen Problemlagen, die eine personelle Unterstützung erforderlich machen
- mittlere gesundheitliche Instabilität (mittlere Risikogeneigtheit)
- zu pflegende Menschen im Kontext von Gruppen, z. B. Familien, Perspektiven aber weitgehend konvergent

(Fachkommission nach § 53 Pflegeberufegesetz 2020, S. 19)

Drittes Ausbildungsdrittel

Im letzten Ausbildungsdrittel steigt die Komplexität weiter an. Zu den Aufgaben von Auszubildenden gehört es nun, komplexe Pflegesituationen umfassend zu erkennen und professionell darauf zu reagieren. Sie beziehen das soziale Umfeld in ihre Pflege ein und können auf Rahmenbedingungen reagieren. Sie planen die Pflege selbstständig und informieren Pflegefachpersonen zu ihren pflegefachlichen Entscheidungen. Dies dient nun weniger der Beratung, sondern mehr der Absicherung, wichtige Aspekte mitbedacht zu haben. Auszubildende sind nun

befähigt, Gruppen von pflegebedürftigen Menschen fachgerecht zu versorgen. Der Beziehungsaufbau, auch in schwierigen Situationen, kann professionell gestaltet werden. Sie haben über den Verlauf der Ausbildung eine professionelle Haltung als Pflegende annehmen und verinnerlichen können.
Im dritten Ausbildungsdrittel ist der Pflichteinsatz in der psychiatrischen Versorgung vorgesehen. Auszubildende haben bis zu diesem Zeitpunkt bereits Erfahrungen mit Emotionen wie Trauer, seelischem Schmerz oder Angst gesammelt. Darüber hinaus haben sie aller Wahrscheinlichkeit nach ebenso Kontakt zu psychiatrischen Erkrankungen wie Depressionen oder Demenz gehabt. Daher können sie auf Erfahrungen zurückgreifen. Diese sollen nun im psychiatrischen Pflichteinsatz vertieft werden. Sie sollen Therapiestrategien für psychische Erkrankungen kennenlernen und die Arbeit in einem multiprofessionellen Team miterleben. Versorgung im psychiatrischen Setting ist für Auszubildende neu, daher dient dieser Einsatz dem Kennenlernen des Versorgungssettings und der Haltung psychiatrisch Pflegender.

Definition der zu bewältigenden Pflegesituationen im dritten Ausbildungsdrittel nach § 53

- hoher Grad an Pflegebedürftigkeit, also schwerste Beeinträchtigungen der Selbstständigkeit
- tägliches Auftreten von Verhaltensweisen und psychischen Problemlagen, die eine personelle Unterstützung erforderlich machen
- geringer Grad an Ressourcen, hoher Grad an Vulnerabilität
- gesundheitliche Instabilität mit Gefahr von Komplikationen (hohe Risikogeneigtheit)
- zu pflegende Menschen im Kontext von Gruppen, z. B. Familien, oder sozialen Netzwerken mit z. T. divergierenden Perspektiven

(Fachkommission nach § 53 Pflegeberufegesetz 2020, S. 19)

Mit dem Erreichen des Ausbildungsziels ist der Zugewinn der Kompetenzen noch nicht abgeschlossen. Pflegepersonen entwickeln sich immer weiter und lernen in Situationen weiter dazu. Insbesondere geschieht dies in der psychiatrischen Pflege. Der Anteil theoretischer und praktischer Inhalte der psychiatrischen Pflege ist in der Ausbildung eher gering und bezieht sich auf Basisinhalte. Daher sind auch mit Beginn der Tätigkeit als Pflegefachperson weitere Bildungsmaßnahmen in der psychiatrischen Pflege unabdingbar.

Vertiefung: Erläuterungen zu den Anforderungen der praktischen Ausbildung: Fachkommission nach § 53 Pflegeberufegesetz (2020) Rahmenpläne der Fachkommission nach § 53 PflBG: https://www.bibb.de/dienst/veroeffentlichungen/de/publication/show/16560 ab S. 199 ff und Fachkommission nach § 53 Pflegeberufegesetz (2023): Rahmenpläne der Fachkommission nach § 53 PflBG-Rahmenausbildungspläne für die praktische Ausbildung 1. Aktualisierung: https://www.bibb.de/dokumente/pdf/AB26_Rahmenausbildungsplaene_aktualisiert_11-2023.pdf ab S. 6 ff

Spezielle Kompetenzen der psychiatrischen Pflege

Auszubildende, die das erste Mal eine psychiatrische Station betreten, sind zu Beginn oft stark irritiert. Sie stellen fest, dass sich der Tagesablauf psychiatrischer Arbeit stark von dem Ablauf der somatisch-akutklinischen und stationären Langzeitversorgung abweicht. Aktionistische Tätigkeiten, wie morgendliche Grundpflege und Versorgung der Patientinnen und Patienten, Vorbereitung und Fahrten zu Operationen oder diagnostischen Verfahren, Essen verteilen und abarbeiten von Klingelrufen treten in den Hintergrund. Stattdessen wird enormer Wert auf Kontakt und Selbstständigkeit der zu pflegenden Personen gelegt. Dinge wie Gespräche, Beschäftigung und Einüben von Verantwortungsübernahme der Betroffenen stehen im Zentrum psychiatrischer Pflege. Insbesondere die Gespräche, die die Auszubildenden bisher als »Nebenheraufgabe« kennengelernt haben, nehmen plötzlich einen besonderen Stellenwert der professionellen Tätigkeit ein. Auch Beziehungsaufbau und Beziehungsgestaltung, die bis dato eher im Hintergrund standen, werden zu einem grundlegenden Arbeitsinhalt. Diese Aufgaben als Haupttätigkeitsfelder zu erkennen, fällt den Auszubildenden in der Regel schwer und sie brauchen Zeit, um sich an diese für sie neue Definition professioneller Pflege zu gewöhnen.

Ziel der psychiatrischen Arbeit ist, Betroffene im Umgang mit ihrer Erkrankung zu befähigen, ein erfülltes Leben zu führen. Beziehung und darüber dann Empowerment stehen hier im Mittelpunkt. So sollen die Menschen mit seelischen Erkrankungen Verantwortung für sich selbst und ihr Leben übernehmen (Richter et al. 2014). Das bedeutet auch aktive Mitbestimmung im Behandlungs- und Therapieprozess. Ein weiteres Ziel ist die persönliche Entwicklung der Betroffenen. Entwicklung bedeutet in diesem Zusammenhang, die Vorstellung der Betroffenen, wie sie ihr Leben in allen Bereichen führen wollen, anzunehmen und sie dahingehend zu unterstützen. Diese Vorstellung ist stark personenzentriert und kann über die Vorstellung zur Arbeit, Freizeitgestaltung, Familie, persönliches Engagement, religiöse Einbindung und darüber hinaus gehen (ebd.). Auch die soziale Einbindung und Inklusion sind ein bedeutsames Ziel von Betroffenen (ebd.). Um diese Ziele zu erreichen steht immer die professionelle Beziehung zwischen Pflegenden und Betroffenen im Zentrum. Aufgaben von Pflegenden sind in diesem Zusammenhang u. a. situatives Reagieren und Bearbeiten von Bedarfen und Bedürfnissen, Krisen- und Risikomanagement, Symptommanagement der Erkrankung sowie von Medikamenten, Verhaltens- und Nebenwirkungsbeobachtung, allgemeines Fördern des Wohlbefindens, Beratung, Training und Edukation, Pflegeplanungen und Pflegeassessments (Scheydt et al. 2019; Richter et al. 2014; Anderl-Doliwa 2018). Die Ziele psychiatrischer Tätigkeit sind für Auszubildende nicht immer direkt ersichtlich. Die Arbeits- und Lernaufgaben in diesem Buch sollen Auszubildende in der Wahrnehmung dieser Ziele unterstützen und ihnen einen Einblick in mögliche Tätigkeitsfelder psychiatrischer Pflege bieten.

Praxisanleitung in der psychiatrischen Pflege

Arbeits- und Lernaufgaben sollen die praktische Ausbildung unterstützen. Je nach Zielsetzung im jeweiligen Handlungsfeld können Arbeits- und Lernaufgaben unterschiedlich gestaltet sein.

So können sie dazu dienen:

- Vorerfahrungen sichtbar zu machen,
- neue Lernsituationen gezielt durchzuführen oder
- erlebte Situationen zu reflektieren.

Insgesamt können Arbeits- und Lernaufgaben dementsprechend Lernfelder, Lernprozesse und die Entwicklung der Auszubildenden sichtbar machen. An dieser Stelle muss aber betont werden, dass Arbeits- und Lernaufgaben in der Ausbildung zur Pflegefachperson nur unterstützend eingesetzt werden sollen. Sie können zum Nachdenken anregen, aber das Erleben psychiatrischer Arbeit und den Umgang mit psychiatrisch erkrankten Menschen im Alltag nicht ersetzen.

Auszubildende lernen auf unterschiedlichen Ebenen. Zum einen lernen sie durch Vorbilder (Lernen am Modell), durch Beratung bei Lernprozessen von professionell Pflegenden (Coaching) und durch Reflexion der Handlung durch professionell Pflegende (Supervision) (Müller 2009, S. 75). Insgesamt dienen Arbeits- und Lernaufgaben insbesondere in der psychiatrischen Pflege dazu, Handlungen zu erkennen und einzuüben. Sie helfen somit den Auszubildenden, ein besseres Verständnis für ihre eigene Entwicklung hin zu professionell Pflegenden zu entwickeln.

Die praktische Ausbildung setzt sich aus der geleiteten, planbaren und didaktisch überlegten Anleitungssituation zusammen, die mit 10% der Gesamtzeit gesetzlich verankert ist (Pflegeberufegesetz § 18 Abs. 3). Innerhalb dieser planbaren Anleitung können Arbeits- und Lernaufgaben eingesetzt werden. So können sie als Ergänzung zu der eigentlichen Anleitung gesehen werden. Die restliche Zeit, die die Auszubildenden in der praktischen Tätigkeit verbringen, gestaltet sich für die Auszubildenden als ungeplante und situativ flexible Ausbildungszeit. Hier ist es Aufgabe der jeweiligen Fachpersonen, ihre eigenen Handlungen im Berufsfeld zu erläutern und Tätigkeiten schrittweise an die Auszubildenden zu übergeben.

Doch worin unterscheiden sich spontane Anleitungen von geplanten Anleitungen?

Spontane Anleitungen zeichnen sich dadurch aus, dass sie in direktem Kontakt mit zu pflegenden Menschen und in der alltäglichen Versorgung stattfinden. Diese Anleitungen sind didaktisch weder planbar, noch vorbereitet. Sie entstehen aus der Situation des täglichen Handelns heraus. Auch sind diese Situationen nicht orientiert an den Kompetenzen der Auszubildenden. Beispielsweise wird die Auszubildende in Anwesenheit der Praxisanleitung von einer zu pflegenden Person angesprochen und es entsteht ein Entlastungsgespräch. Die Auszubildende muss in dieser Situation in den Kontakt mit der betroffenen Person treten und sowohl die Rahmenbedingungen als auch die Vertrautheit für ein therapeutisches Gespräch ad hoc herstellen. Somit steht die Versorgung der Betroffenen im Zentrum der Situation. Durch die Anwesenheit der Praxisanleitung kann das Gespräch im geschützten Rahmen stattfinden, jedoch fehlt an dieser Stelle die Vorbereitung und dadurch womöglich die Fachlichkeit und Verknüpfung mit theoretischem Wissen. Was in jedem Fall anschließend an die Situation stattfinden soll, ist die Reflexion der Situation. Hier sollen Überforderungen aufgedeckt und weitere Lernchancen entwickelt werden. Es bedarf einer nicht zu unterschätzenden hohen Fachkompetenz der Praxisanleitenden, um solchen komplexen Situationen gerecht zu werden.

Geplante Anleitungen zeichnen sich dadurch aus, dass sie in ein didaktisches Gesamtkonzept eingebettet sind. Die Lernsituationen werden vorab geplant und setzen das Lernen als solches ins Zentrum des Handelns. Neben der Vorabeinschätzung des Lernstandes reflektiert die Praxisanleitende im Anschluss an die geplante Anleitung die Lernsituation und gibt den Auszubildenden Hinweise auf weitere Lernsituationen und Entwicklungsmöglichkeiten im jeweiligen Praxisfeld (Klein et al. 2021).

Geplante Anleitungen finden ebenso im direkten Kontakt mit zu pflegenden Menschen statt, wie situative Anleitungen. Die Praxisanleitung beurteilt vorab die Situation und gleicht sie mit dem Rahmenausbildungsplan ab. Sie schätzt ab, welche Möglichkeiten zur Erweiterung der Kompetenzbereiche die Situation bietet. Zudem beurteilt die Praxisanleitung den Ausbildungsstand der Auszubildenden, baut somit auf vorhandene Kompetenzen auf und fördert damit gezielt die Auszubildenden. Dies kann beispielsweise ein Aufnahmegespräch zu Beginn der stationären Behandlung sein. Zur Vorbereitung wählt die Praxisanleitung eine zu pflegende Person aus, die auszubildende Person erstellt sich dazu einen Gesprächsleitfaden und beide gehen dann gemeinsam in das Gespräch. An die Situation anschließend filtern Auszubildende die relevanten

Informationen und trägt diese in die Dokumentation ein. Abschließend wird reflektiert, was die auszubildende Person gut gemacht hat und an welchen Stellen es noch Verbesserungsbedarf gibt. Durch die intensive Vorbereitung lernen Auszubildende relevante Aspekte psychiatrischer Pflege kennen und können ein Verständnis von der Arbeit mit psychisch erkrankten Menschen entwickeln. Die stetige Begleitung durch Praxisanleitende vermittelt den Auszubildenden Sicherheit. Greift die Praxisanleitung ins Gespräch ein, kann die auszubildende Person am Vorbild lernen. Durch den intensiven Kontakt mit psychisch erkrankten Menschen können Vorbehalte im Kontakt abgebaut werden. Nicht zuletzt lernen die Auszubildenden, über die Reflexion sich selbst und ihre Arbeit einzuschätzen. Eine ehrliche Selbstreflexion hilft den Auszubildenden für ihren späteren Arbeitsalltag Situationen und ihr eigenes Handeln zu betrachten, Entwicklungsmöglichkeiten aufzudecken und sich somit stetig weiterzuentwickeln.

Merkmale geplanter Praxisanleitung (nach Klein et al. 2021)

- Geplante und strukturierte Anleitung im praktischen Handlungsfeld
- Vor- und Nachbereitung der Anleitungen mit Fokus auf der Reflexion
- Verankerung in einem didaktischen Gesamtkonzept
- Orientierung an den Rahmenplänen der Fachkommission nach § 53 Pflegeberufegesetz
- Sicherstellen der Erreichung des Ausbildungsziels
- Ermöglichen einer schrittweisen eigenständigen Umsetzung professioneller pflegerischer Aufgaben
- Hilft bei der Umsetzung theoretischer Ausbildungsinhalte zu den Aufgaben professionell Pflegender
- Nutzung von Fehlern und Umwegen als Lernchance
- Initiierung weiterer Lernprozesse und persönliche Entwicklungsaufgaben
- Unterstützung der Auszubildenden in ihrer Entwicklung
- Vermittlung von Methoden und Kompetenzen des Selbstlernens
- Ermöglichen der Entwicklung einer selbstständigen Arbeitsweise

Sowohl geplante als auch situative Anleitungen bieten viele Lernchancen für Auszubildende. Die spontane Anleitung kann schnell überfordernd wirken und falsche Inhalte vermitteln, während die geplante Anleitung nur bedingt auf die Arbeitsrealität vorbereiten kann. Daher ist es unabdingbar, dass Auszubildende beide Lernformen erfahren. Sie zielen auf unterschiedliche Kompetenzen ab

und ermöglichen den Lernenden so, sich im komplexen Handlungsfeld der Pflege zurechtzufinden.
Zu Beginn dieses Buches werden unterschiedliche Aspekte der Ausbildung mit dem speziellen Versorgungsbereich der Psychiatrie verknüpft.

Von den Kompetenzstufen zu den Kompetenzbereichen

Die Logik der neuen Pflegeausbildung bewegt sich weg von den bisherigen Kompetenzeinstufungen (Fach-, Methoden-, Sozial- und Personalkompetenz) hin zu Kompetenzbereichen. Die Kompetenzbereiche spiegeln die Komplexität der Pflege wider. Im beruflichen Alltag können innerhalb eines Pflegeprozesses Einzelkompetenzen nicht voneinander getrennt gesehen werden, denn es fließen komplexe Haltungen und Reaktionen ineinander. Die Kompetenzbereiche sind an der zu pflegenden Person orientiert und vereinen die bisherigen Kompetenzstufen.

Kompetenzstufen

Fachkompetenz bezeichnet das fachliche Wissen und Können der Person. Hierzu gehören Fähigkeiten, das Wissen anwenden zu können, Wissen zu verknüpfen und kritisch zu überprüfen. Auch Wissen zu übertragen und fachübergreifendes Wissen anzuwenden ist Teil der Fachkompetenz. Erfahrungswissen spielt in diesem Feld ebenso eine zentrale Rolle, wie die Fähigkeit, die Arbeit und das Handlungsfeld strukturieren zu können.

Methodenkompetenz ist die Fähigkeit, zielgerichtet zu Handeln. Hierfür benötigen Personen nicht nur die Handlungskompetenz, mit (ungeplanten) Situationen umzugehen, sondern auch den Willen, dies zu tun. Darüber hinaus müssen die Personen auch die Fähigkeit haben, die Herangehensweisen zu reflektieren und vorab zu abstrahieren, welche Methode für die Situation die passendste sein könnte. Auch die Aneignung neuer Möglichkeiten zur Handlung fällt in diese Kompetenzstufe. Organisation, Zeit- und Selbstmanagement gehören ebenso zu den Schlüsselkompetenzen dieses Bereiches, wie auch das konzeptionelle und analytische Denken. Letztendlich dreht sich die Methodenkompetenz darum, wie die Arbeit bestmöglich durchgeführt werden kann.

Sozialkompetenz gilt als Soft Skill und beinhaltet letztendlich den Umgang mit sich selbst und anderen, die Zusammenarbeit mit Anderen und Fähigkeiten der Menschenführung. Ist eine Person sozial kompetent, wirkt sie sympathisch. In diesen Bereich fallen viele unterschiedliche Aspekte, wie Motivation, Disziplin, Eigeninitiative, Kompromissbereitschaft, Menschenkenntnis, Begeisterung, Kritikfähigkeit, Toleranz, Verantwortungsgefühl, Integrationsbereitschaft ins Team und viele weitere. Diese Kompetenz ist Voraussetzung, um im Team zusammenzuarbeiten, zu lernen und auch mit Betroffenen umgehen zu können. Somit ist diese Kompetenz insbesondere in der Pflege eine Schlüsselkompetenz.

Personalkompetenz ist gekennzeichnet durch die Werte und Einstellungen, die die Person mitbringt. Sie kann diese erkennen, verstehen, hinterfragen und vertreten. Zudem spielt auch hier Selbstreflexion eine tragende Rolle, denn nur, wenn man fähig ist, sich selbst zu reflektieren, kann man die eigenen Werte und Einstellungen erkennen. Auch hier spielen die unterschiedlichsten Fähigkeiten eine große Rolle, wie Leistungsbereitschaft, Stressresistenz, Eigeninitiative, Selbstdisziplin, Motivation, Durchsetzungsvermögen, Kreativität und Verantwortungsbewusstsein und viele weitere.

ABBILDUNG 5 **Von der Kompetenz zur Handlung**

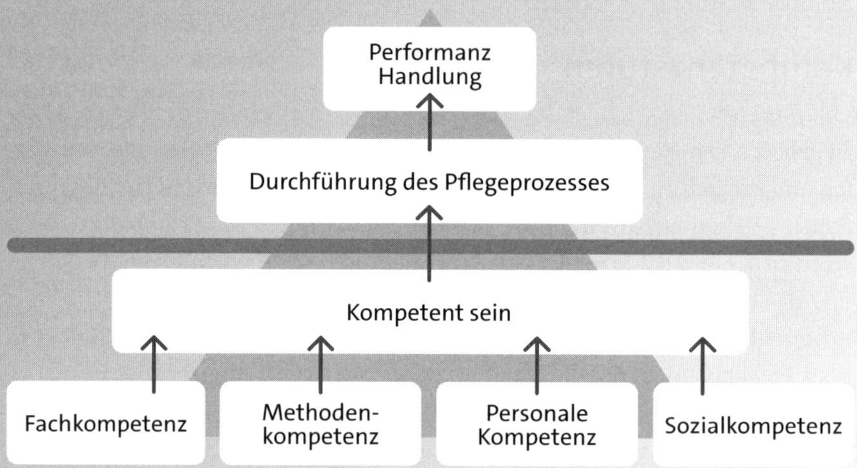

Letztendlich ist die Entwicklung von Kompetenzen ein tiefgreifender Prozess. Hier werden Haltungen, Wahrnehmungen, Reflexionen, Wissen und Erfahrungen verarbeitet und internalisiert. Was einen Auszubildenden kompetent macht, ist daher für alle Beteiligten nur schwer greifbar. Diese Vorgänge sind in der Regel unsichtbar und daher äußerst schwer beurteilbar, jedoch unerlässlich für die professionelle Pflege. Kompetenz ist die Fähigkeit, in Pflegesituationen handeln zu können und zeigt sich daher im direkten Kontakt mit pflegebedürf-

tigen Menschen (Abbildung 5, S. 46). Kompetenz als solche ist daher nicht beurteilbar, aber über das Handeln lassen sich Rückschlüsse auf Kompetenzen und deren Entwicklung schließen.
Die zuvor dargestellten Kompetenzstufen sind nur schwer voneinander abgrenzbar. Die Übergänge sind fließend. Die neu definierten Kompetenzbereiche versuchen nicht, die Einzelkompetenzen voneinander abzugrenzen, sondern orientieren sich am Berufsfeld Pflege, in das dann die unterschiedlichsten Kompetenzstufen in einen Bereich einfließen, der für das berufliche Handeln relevant ist. So brauchen Auszubildende alle Kompetenzstufen, um Pflegesituationen bewältigen zu können.

Beispiel: *Ein Familienvater ist aufgrund einer Depression in tagesklinischer Behandlung. Durch die Arbeit, die ihn stark beansprucht, verbringt er nur wenig Freizeit mit seinen Kindern. Eins seiner Ziele in der Behandlung ist es, die Freizeit besser strukturieren zu können und mit mehr Lebensfreude füllen zu können.*
Die Auszubildende soll nun mit ihm Möglichkeiten erarbeiten, wie er dieses Ziel umsetzen kann. Im Rahmen des Pflegeprozesses plant die Auszubildende nun ein Reflexionsgespräch über den Alltag. In diesem Gespräch sollen die Arbeit, die Verpflichtungen, Möglichkeiten zur Gestaltung und potenzielle Konflikte erarbeitet werden. In einem zweiten Schritt werden Wochenziele besprochen, die der Familienvater mit seinen Kindern erreichen soll.
Angewendete Fachkompetenz: *Die Auszubildende kann die Wünsche und Bedarfe des Familienvaters in den Pflegeprozess übertragen und daraus beispielsweise die Pflegediagnose »beeinträchtigte Familienverhältnisse« entwickeln. Mithilfe der Wochenzielvereinbarung wendet die Auszubildende eine Methode zur Strukturierung der Freizeitgestaltung an und kann mithilfe kommunikativer Methoden den Familienvater dabei unterstützen.*
Angewendete Methodenkompetenz: *Die Auszubildende erkennt im ersten Gespräch analytisch die Hauptbedarfe des Familienvaters. Hier kann sie differenzieren, woran sie arbeiten möchten. Sie kann die Probleme konzeptionell in die Behandlung einbauen und die gemeinsamen Ziele so zeitlich und in einer Komplexität planen, dass sie erreichbar sind. Sie erkennt Stärken und Schwächen des Familienvaters und kann mit unterschiedlichen Maßnahmen darauf reagieren.*
Angewendete Sozialkompetenz: *Die Auszubildende ist dem Familienvater gegenüber empathisch und baut so eine vertrauensvolle Beziehung auf, in der er sich öffnen kann, und sie kann ihn zur Zusammenarbeit motivieren. Des*

Weiteren muss sie auch das interdisziplinäre Team ins Boot holen und ihre Planung entsprechend offenlegen. Hier sind insbesondere kommunikative Fähigkeiten, über die Methoden der Gesprächsführung hinaus, von großer Bedeutung. Sie erkennt die Gefühle des Familienvaters und kann auf diese eingehen und die Maßnahmen kurzfristig darauf anpassen. Auch die Fähigkeit zur (Selbst-)Reflexion ist maßgeblich, um sich selbst und ihre Pflegeplanung regelmäßig evaluieren und anpassen zu können.
Angewendete Personalkompetenz: *Die Auszubildende kann sich an den Familienvater anpassen und auch auf veränderte Anforderungen reagieren. Sie kann kreativ auf die Anforderungen eingehen und ist dabei authentisch. Auch ihre Belastbarkeit und ihr Durchhaltevermögen kann sie in der Situation unter Beweis stellen.*

An diesem Beispiel zeigt sich, dass alle Kompetenzstufen in der professionellen Pflege benötigt werden. Sie gehen ineinander über und lassen sich kaum voneinander abgrenzen. Alle Kompetenzstufen sind unabdingbar, um den Pflegeprozess und somit das Miteinander zu gestalten. Dementsprechend ist es folgerichtig, dass die einzelnen Kompetenzstufen innerhalb der neu gestalteten Kompetenzbereiche vereint werden. In Abbildung 6 findet sich eine Zuordnung der ehemaligen Kompetenzstufen zu den Kompetenzbereichen. Hier wird die Komplexität der Anforderungen sichtbar. Auszubildende benötigen für die Bewältigung einzelner Pflegesituationen eine Vielzahl an unterschiedlichen Fähigkeiten. Wie ausgeprägt und aufeinander abgestimmt die einzelnen Handlungen sein müssen, hängt maßgeblich von den Bedarfen der Betroffenen und der Komplexität der Pflegesituation ab.

Die eigene Kompetenz einzuschätzen, fällt vielen Personen sehr schwer. Auszubildende, also Personen mit wenig Erfahrung und noch wenig Kompetenz, können die Gesamtsituation noch nicht überblicken und in ihrer Gänze erfassen. Daher neigen sie dazu, die eigene Kompetenz zu überschätzen und es kommt innerhalb von Pflegesituationen zu Fehleinschätzungen (Grebe, Schürmann & Latteck 2021). Hier muss es Aufgabe der Praxisanleitungen und erfahrenen Pflegepersonen sein, die Anforderungen von Situationen zu erfassen, einzuschätzen und so die Auszubildenden zu unterstützen.

ABBILDUNG 6 Zuordnung der Kompetenzstufen zu den Kompetenzbereichen

	Kompetenzstufe Sozialkompetenz	Kompetenzstufe Personalkompetenz	Kompetenzstufe Fachkompetenz	Kompetenzstufe Methodenkompetenz
Kompetenzbereich I: Pflegeprozess	Überzeugungsfähigkeit, Durchsetzungsvermögen, Empathie, Eigeninitiative, Anpassungsfähigkeit, Konfliktfähigkeit, interkulturelle Kompetenz, Kompromissbereitschaft	Belastbarkeit, Stressresistenz, Eigenmotivation, Leistungsbereitschaft, Kreativität, Ausdauer, Verantwortungsbewusstsein, Sorgfalt	Wissen zu: Pflegeplanung, Pflegemaßnahmen, pflegerischen Phänomenen, Problemen, Ressourcen etc.	Konzeptionelles Denken, Informationen (schnell) beschaffen, Organisationsfähigkeit, Zeit- und Selbstmanagement, Reflexionsfähigkeit
Kompetenzbereich II: Kommunikation	Kommunikationsfähigkeit, Empathie, Begeisterungsfähigkeit, Eigeninitiative, Charisma, Anpassungsfähigkeit, interkulturelle Kompetenz, Kompromissbereitschaft, Toleranz, emotionale Intelligenz	Sensibilität im Kontakt, Authentizität, Kreativität, Ausdauer	Wissen zu: Kommunikationstechniken, Gestaltung von Kommunikationssituationen, Kommunikationsformen, Fachbegriffe etc.	Organisationsfähigkeit, Zeit- und Selbstmanagement, Reflexionsfähigkeit,
Kompetenzbereich III: Intra- und Interprofessionelle Zusammenarbeit	Teamfähigkeit, Überzeugungsfähigkeit, Durchsetzungsvermögen, Charisma, Begeisterungsfähigkeit, Anpassungsfähigkeit, Konfliktfähigkeit, interkulturelle Kompetenz, Kompromissbereitschaft, Toleranz, Integrationsbereitschaft	Durchsetzungsvermögen, Ausdauer, Sorgfalt	Wissen zu: anderen Berufsgruppen, gesetzlichen Anforderungen, Verantwortungsübernahme etc.	Organisationsfähigkeit, Zeit- und Selbstmanagement, Präsentationsfähigkeit, Medienkompetenz, Reflexionsfähigkeit

	Kompetenzstufe Sozialkompetenz	Kompetenzstufe Personalkompetenz	Kompetenzstufe Fachkompetenz	Kompetenzstufe Methodenkompetenz
Kompetenzbereich IV: Handeln auf Grundlage von Gesetzen, Verordnungen und Leitlinien begründen	Überzeugungsfähigkeit	Verantwortungsbewusstsein, Selbstdisziplin, Sorgfalt	Wissen zu: Gesetzen (Pflegeberufegesetz, PsychKG), Verordnungen (Lebensmittelhygiene), ethischen Leitlinien (ICN-Ethikkodex)	Informationen (schnell) beschaffen, Medienkompetenz, Organisationsfähigkeit, Selbstmanagement, Reflexionsfähigkeit
Kompetenzbereich V: Handeln auf Grundlage von wissenschaftlichen Erkenntnissen, Werten und Einstellungen begründen, lebenslanges Lernen	Selbstreflexion, Eigeninitiative, Kritikfähigkeit, Selbstdisziplin, Eigenverantwortung	Selbstreflexion, Selbstdisziplin, Ausdauer, Verantwortungsbewusstsein, Sorgfalt	Wissen zu: hausinternen Standards, Expertenstandards, Assessmentinstrumenten, Reflexionstools	Reflexionsfähigkeit, Informationen (schnell) beschaffen, Organisationsfähigkeit, Reflexionsfähigkeit

Kompetenzbereiche

Die Pflege von Menschen aller Altersgruppen verantwortlich planen, organisieren, gestalten und evaluieren

Dieser Kompetenzbereich setzt auf der Mikroebene an und beinhaltet alles, was die direkte Versorgung von Menschen mit Pflegebedarfen betrifft. Ausgerichtet ist dieser Bereich an dem Pflegeprozess als Vorbehaltsaufgabe von professionellen Pflegepersonen. Letztendlich betrifft dieser Bereich alle Aspekte von Beobachtung, Planung, Einschätzung, Deutung, Durchführung und Evaluation von Pflegesituationen. Ziel dieses Kompetenzbereiches ist es, dass Auszubildende zunehmend den Pflegeprozess eigenständig und verantwortlich planen, umsetzen, evaluieren und anpassen. Über den Verlauf der Ausbildung wird dieser Prozess schrittweise ausgebaut und eingeübt. Im Pflichteinsatz psychiatrische Versorgung sind die Auszubildenden im letzten Ausbildungsdrittel, wodurch sie bereits gelernt haben, komplexere Pflegesituationen zu bewältigen. Für den Psychiatrieeinsatz fallen unter diesen Kompetenzbereich beispielsweise:

- Selbstständiges Ausfüllen von Assessmentinstrumenten
- Beobachten von Verhalten und Kompetenzen der Betroffenen
- Dokumentation der Beobachtungen und der durchgeführten Pflegehandlung
- Vitalzeichenüberwachung bei Intoxikationen
- Begleitung und Training von Alltagskompetenzen
- Durchführen von Beschäftigungsangeboten
- Planen und Durchführen von Gruppenangeboten
- und vieles mehr

Dieser Kompetenzbereich ist zentral für die professionelle Pflege und findet sich somit in fast allen Bereichen der pflegerischen Tätigkeit wieder.

Kommunikation und Beratung personen- und situationsorientiert gestalten

Auch der Kompetenzbereich der Kommunikation setzt auf der Mikroebene an. Hier geht es um den konkreten Kontakt zu pflegebedürftigen Menschen. Die Kommunikation in der Pflege ist ein besonders wichtiger Baustein, um dem zu pflegenden Menschen zu begegnen. In der Psychiatrie ist diese Kompetenz noch zentraler als in vergleichbaren somatischen Bereichen. Dementsprechend findet sich die Kommunikation als Kernelement in jedem Kontakt mit betroffenen Personen wieder. Die Kommunikation ist in der Psychiatrie das zentrale Handwerkszeug.

Die Kommunikation bezieht sich in diesem Kompetenzbereich auf Interaktion, Beratung und Schulung von zu pflegenden Personen und deren Angehörigen. Neben dem Erlernen von Gesprächstypen und -techniken sollen die Auszubildenden die Kommunikation als Bestandteil des Pflegeprozesses und des In-Beziehung-Tretens und In-Beziehung-Seins erkennen. Was ebenso diesem Kompetenzbereich inhärent ist, ist die Beobachtung von Betroffenen. An dieser Stelle sollen die Auszubildenden den Unterschied von Beobachtung und Bewertung erkennen und im besten Fall einüben. Ebenso ist die persönliche Haltung an dieser Stelle abgebildet. Hier sollen Auszubildende die Bedeutung von Nähe und Distanz, und somit einer zugewandten professionellen Haltung erlernen und weiter den Perspektivwechsel einüben (Vogel 2022). An den vielen unterschiedlichen Lern- und Entwicklungsbereichen dieses Kompetenzbereiches wird deutlich, welchen zentralen Stellenwert die Kommunikation in der psychiatrischen Pflege innehat und mit welcher Komplexität dieser Kompetenzbereich eingeübt werden muss.

Intra- und interprofessionelles Handeln in unterschiedlichen systemischen Kontexten verantwortlich gestalten und mitgestalten

Dieser Kompetenzbereich setzt auf der Mesoebene an und betrifft die psychisch erkrankten Menschen eher mittelbar. Im Fokus dieses Kompetenzbereiches steht die Zusammenarbeit im qualifikationsheterogenen Pflegeteam oder mit anderen Berufsgruppen. Letztendlich geht es um die Positionierung der Pflege im Versorgungskontext der Gesundheitsfürsorge.

Sichtbar wird dieser Kompetenzbereich beispielsweise vielfach in der Ausarbeitung von ärztlichen Anordnungen. Relevant ist für diesen Bereich nicht nur das Wissen, wie die jeweilige Anordnung ausgeführt wird, sondern auch das Wissen um rechtliche Rahmenbedingungen (Darf diese Anordnung delegiert werden, welche Qualifikation ist notwendig, um die Anordnung ausführen zu können?), sowie die die Selbstreflexion (Kann ich diese Anordnung schon qualitativ hochwertig ausführen?). Ein weiterer wichtiger Aspekt dieses Kompetenzbereiches ist die Frage: Erkennen Auszubildende, welche Aufgaben an wen delegierbar sind? Dabei geht es einerseits um die Übernahme von Tätigkeiten und andererseits auch um das Abgeben von Tätigkeiten.

Auszubildende sollen auch aktiv an Visiten, Übergaben oder Fallbesprechungen teilnehmen. Hier können sie ihre Erfahrungen und Einschätzungen zu den zu Pflegenden miteinbringen und lernen, darüber Kompromisse in der Behandlung einzugehen und ihre Einschätzung fachlich zu vertreten. Insgesamt übernehmen Auszubildende Verantwortung für die Behandlung psychisch kranker Menschen und stellen an Schnittstellen innerhalb des Versorgungsbereiches, aber auch darüber hinaus (z. B. bei Verlegungen) die Behandlung sicher.

Das eigene Handeln auf der Grundlage von Gesetzen, Verordnungen und ethischen Leitlinien reflektieren und begründen

Dieser Kompetenzbereich findet auf der Makroebene Berücksichtigung. In diesem Kompetenzbereich geht es um die Sicherung der Qualität der Pflege und der Versorgung im jeweiligen Bereich. Hierfür müssen Auszubildende die rechtlichen Rahmenbedingungen und versorgungsbezogene Grundlagen kennen und diese in ihr Handeln überführen. Darunter fallen u. a. Gesetzesgrundlagen wie das PsychKG, die dann mit dem Ethikkodex des ICN übereingebracht werden müssen. Dies gilt es zu reflektieren. Auch die Wahrung ökologischer und ökonomischer Prinzipien fällt in diesen Kompetenzbereich. Die Teilhabe an der Implementierung von Standards, die Begleitung von Audits oder Ähnliches, fallen ebenso in diesen Kompetenzbereich. Hier können Auszubildende allerdings nur bedingt einwirken, indem sie beispielsweise auf hygienische Mängel hinweisen.

Das eigene Handeln auf der Grundlage von wissenschaftlichen Erkenntnissen und berufsethischen Wertehaltungen und Einstellungen reflektieren und begründen

Auch dieser Kompetenzbereich betrifft die Makroebene. In diesem Bereich geht es um (pflege-)wissenschaftliches Arbeiten und die Verantwortungsübernahme zum lebenslangen Lernen. Auszubildende sollen ihr Handeln aufgrund von pflegewissenschaftlichen und bezugswissenschaftlichen Erkenntnissen ausrichten und regelmäßig prüfen. So kann dieser Bereich beispielsweise enthalten zu erkennen, nach welchem Pflegemodell gearbeitet wird. Auch die Anwendung der NGASR in Verbindung mit dem Wissen um Symptome einer Depression kann in diesen Bereich fallen. Hier knüpft auch die Verantwortung für den eigenen Entwicklungsprozess der Auszubildenden an. Sie übernehmen Verantwortung, um sich Wissen eigeninitiativ anzueignen und entwickeln ein berufliches Selbstverständnis. Ebenso erkennen sie berufspolitische, berufsethische und gesamtgesellschaftliche Herausforderungen für die professionelle Pflege.

Dieser Kompetenzbereich wird insbesondere sichtbar über die Verantwortungsübernahme im Pflegeprozess. Können Auszubildende sich Wissen aneignen, erkennen sie ihre persönlichen Grenzen, können sie ethische Konflikte erkennen und diese für sich einordnen.

Die ausführlichen Kompetenzbereiche mit den Teilbereichen finden sich in der Anlage 2 der Pflegeausbildungs- und Prüfungsverordnung.

Welche Kompetenzbereiche Auszubildende erreichen können und in welcher Intensität, hängt maßgeblich von einigen Faktoren ab. Zum einen spielt die Länge des Einsatzes eine wichtige Rolle. In 120 Stunden – Pflichteinsatz psychiatrische Versorgung – können die Auszubildenden ein grundlegendes Verständnis für die Arbeit der psychiatrischen Pflege aufbauen. Ein aktives Mitgestalten der Arbeit mit psychisch kranken Menschen können sie in der Zeit aber kaum erreichen. Für diese kurzen Einsätze sollte dementsprechend der Fokus auf Verständnis und Kennenlernen gelegt werden. Auch persönliche Faktoren spielen eine enorme Rolle im Lernprozess. Zurückhaltung und Vorbehalte psychisch erkrankten Menschen gegenüber können die Lernchancen schmälern. Ebenso können Vorerfahrungen mit psychischen Krankheiten den Einsatzverlauf beeinflussen, positiv sowie negativ. Der Einsatzbereich hat zudem einen großen Einfluss auf die Entwicklung der Auszubildenden. Hier sollte das jeweilige Setting zu der Persönlichkeit der Auszubildenden passen. So sollte beispielsweise eine besonders ängstliche Auszubildende nicht in einem Akutbereich, sondern eher in einer Tagesklinik eingesetzt werden.

Eine besonders wichtige Rolle aber spielt das Team. Nur wenn Auszubildende sich gut aufgenommen und wohl fühlen, können sie Ängste und Unsicherheiten äußern. Hier kann eine Überforderung dann aktiv mit den Fachpersonen bearbeitet werden. Weiter ist es von hoher Bedeutung, dass den Auszubildenden viel erklärt und gezeigt wird. Nur wenn sie Handlungen nachvollziehen und verstehen können, können sie diese in ihr eigenes Handeln überführen. Sie lernen am Vorbild. In der Regel identifizieren sich Auszubildende stark mit Pflegefachpersonen und richten sich nach deren Haltung und ahmen Handlungen und Verhalten nach.

Letztendlich spielen viele Faktoren für den Ausbildungserfolg eine Rolle. Neben der Erfahrung, die die Auszubildenden mitbringen und auch erlangen müssen, brauchen sie Zeit, um anzukommen und sich in ihrer neuen Rolle zurechtzufinden. Ein grundlegendes Verständnis für psychisch erkrankte Menschen und das Vermögen, sich in diese hineinzuversetzen, ist für die Entwicklung ebenso hilfreich, wie positive Vorbilder, an denen sich Auszubildende orientieren können (Abbildung 7).

ABBILDUNG 7 **Faktoren, die die Qualität einer Pflegeausbildung beeinflussen**

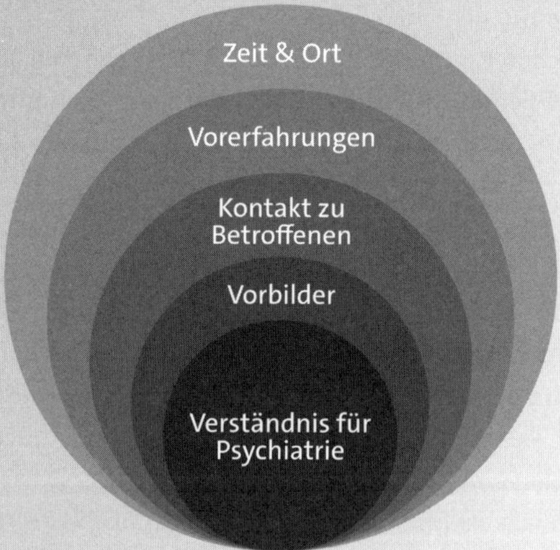
Zeit & Ort
Vorerfahrungen
Kontakt zu Betroffenen
Vorbilder
Verständnis für Psychiatrie

Auszubildenden sollte aber in jedem Fall zugetraut werden, durch Erfahrung zu lernen. Nach entsprechender Anleitung können sie besonders im direkten Kontakt mit Menschen mit psychischen Erkrankungen viel lernen. Oft überraschen Auszubildende mit innovativen Konzepten und alternativen Ideen, insbesondere bei Betroffenen, die immer wiederkehren, da sie im besten Fall unvoreingenommen auf diese Menschen zugehen.

Konzept und Aufbau der Arbeits- und Lernaufgaben

Lern- und Arbeitsaufgaben sind Aufgaben, die in den theoretischen Unterricht eingebunden sind. Diese werden von den Lehrenden der Pflegeschulen entwickelt und werden als Ergänzung zum Unterricht genutzt. Die Logik dieser Aufgaben kommt aus der Theorie und hilft der Weiterentwicklung theoretischen Wissens. Sie dienen dem Theorie-Praxis-Transfer und verdeutlichen Lernfelder in der Praxis oder lenken die Aufmerksamkeit auf Reflexions- und Lernprozesse (Burba 2021). Optimalerweise werden die Aufgaben gemeinsam zwischen Lehrenden der Pflegeschule und den Praxisanleitenden des jeweiligen Einsatzortes entwickelt (Jürgensen & Dauer 2021, S. 79).

Arbeits- und Lernaufgaben[1] hingegen entstehen aus dem Praxisfeld selbst heraus. Diese Arbeits- und Lernaufgaben werden in der Regel von Praxisanleitenden entwickelt und dienen dem Verständnis des praktischen Arbeitsfeldes. Aus den Arbeits- und Lernaufgaben heraus wird den Lernenden deutlich, welche Aspekte des Lernens das praktische Handlungsfeld bietet. Zudem wird der stetige Prozess des Lernens für die praktische Tätigkeit deutlich. Arbeits- und Lernaufgaben verändern die Merkmale des Handlungsfeldes nicht, sondern führen Lernende schrittweise an die Besonderheiten des Tätigkeitsfeldes heran. Somit machen sie reale Arbeitsfelder zu einer Lernsituation (Müller 2009). Ziel der Arbeits- und Lernaufgaben ist es, die Auszubildenden zu einer ganzheitlichen Versorgung von Menschen mit Hilfebedarf zu befähigen. Auch sie tragen zu einem besseren Theorie-Praxis-Transfer bei.

Ziele der Arbeits- und Lernaufgaben

Arbeits- und Lernaufgaben sind immer am übergeordneten Ausbildungsziel orientiert. Somit befähigen sie Auszubildende dazu, Menschen aller Altersgruppen selbstständig, umfassend und prozessorientiert pflegen zu können (Pflegeberufegesetz § 5). Im Verlauf der Ausbildung werden die Aufgaben

---

[1] Wird im Buch von Lernaufgaben gesprochen, sind immer Arbeits- und Lernaufgaben gemeint, die aus der praktischen Tätigkeit heraus entstanden sind.

zunehmend schwieriger, sind aber von Beginn an an der prozessorientierten Pflege, also dem Pflegeprozess, ausgerichtet (Jürgensen & Dauer 2021). Somit sollen Arbeits- und Lernaufgaben den Auszubildenden ermöglichen, eine Pflegehandlung zu planen, Fachwissen zu aktivieren, die Pflegehandlung vorzubereiten und mit den Betroffenen durchzuführen (Müller 2009). Innerhalb des Pflichteinsatzes Psychiatrie, der im letzten Ausbildungsdrittel stattfindet, sind die Aufgaben entsprechend komplex und befähigen Auszubildende, im Umgang mit vielschichtigen Pflegesituationen handlungsfähig zu werden.
Übergeordnete Ziele der Arbeits- und Lernaufgaben dieses Buches:

- Persönliches Wachstum der Auszubildenden
- Selbstgesteuerte und lebenslange Lernprozesse einüben
- Einüben von Selbstreflexion
- Kennenlernen der psychiatrischen Arbeit
- Erkennen professioneller Haltung
- Verknüpfung von Theorie und Praxis
- Kompetenzentwicklung
- Entwickeln von Handlungsstrategien und Problemlösungsprozessen

Die Arbeits- und Lernaufgaben in diesem Buch eignen sich sowohl für geplante Anleitungssituationen als auch für situative Anleitungssituationen. Angemerkt werden muss an dieser Stelle, dass die Arbeits- und Lernaufgaben keinen Anspruch auf Vollständigkeit erheben, sondern als Anregung und Unterstützung im Ausbildungsverlauf dienen. Sie sollen als Vorlage verstanden werden, die in der vorliegenden oder in angepasster Form in unterschiedlichen psychiatrischen Settings in der Pflege von Menschen mit unterschiedlichen seelischen Beeinträchtigungen genutzt werden können.

Aufbau der Arbeits- und Lernaufgaben

Die Arbeitsaufgaben folgen einer Systematik, die helfen soll, theoretisches Wissen mit dem Praxisfeld zu verknüpfen[2] (Müller & Koeppe 2003). Hierüber wird der Wissensgewinn in die tägliche Arbeit überführt.

---

[2] Die Systematik der Lernaufgaben orientiert sich an den Ergebnissen des Modellversuchs »Aktualisierung der Dienstleistungskompetenz in der Pflege durch die Erschließung und Gestaltung neuer Lernfelder in der Erstausbildung«, unter der wissenschaftlichen Leitung des Instituts für Pflegewissenschaft an der Universität Bielefeld und des Instituts für Gerontologie an der Universität Dortmund von 2002 – 2006.

1. **Orientierung an relevanten praktischen Situationen:** Die Arbeits- und Lernaufgaben müssen am praktischen Einsatzfeld orientiert sein. Hieraus entstehen dann praxisnahe Lernsituationen, die mithilfe der Aufgabe strukturiert bearbeitet werden. Über die Bearbeitung realer Situationen in der praktischen Tätigkeit gewinnt das über die Arbeits- und Lernaufgaben gewonnene Wissen an Relevanz für die Auszubildenden und es kann sich über die Verknüpfung mit praktischen Handlungen nachhaltig festigen.
2. **Klare Aufgabenstellung und Zielsetzung:** Damit die Auszubildenden die Aufgabenstellung verstehen, muss ihnen klar sein, was das Ziel der Aufgabe ist. Hieran können sie sich dementsprechend in der Bearbeitung orientieren und darauf hinarbeiten. Ebenso muss die Aufgabenstellung klar formuliert sein. Da sich die Aufgaben immer an der praktischen Tätigkeit orientieren, ist dies nicht allzu einfach. Jede Situation bringt unterschiedliche Anforderungen mit sich. Das Anpassen auf unterschiedliche Versorgungssituationen ist der Pflege und insbesondere der psychiatrischen Pflege inhärent.
3. **Vorhandenes Wissen sichtbar machen, praktische Konzepte darstellen und neues Wissen erarbeiten:** Über das Replizieren des vorhandenen Wissens der Arbeits- und Lernaufgaben vergegenwärtigen sich die Auszubildenden nochmals, was sie zu dem Thema bereits gelernt haben. Zudem können sie über Rechercheaufträge zusätzliches Wissen gewinnen. Dieser Teil der Aufgabe kann theoretisches Wissen aus Lehrbüchern, aber auch Erfahrungswissen beinhalten. An dieser Stelle können zudem wichtige Konzepte der Praxis erarbeitet werden. Dies kann Arbeitsabläufe, Gesetzesgrundlagen, aber auch hauseigene Standards beinhalten. Dieser Aspekt der Arbeits- und Lernaufgaben ist besonders relevant für die Theorie-Praxisverknüpfung.
4. **Reflektierte Arbeitsplanung bezogen auf das Vorwissen und den Fall:** Im Zusammenhang mit der Arbeitsplanung wird nun das vorhandene Fachwissen auf den Fall angewendet. In dieser Phase überdenken Auszubildende ihre Vorannahmen und können sie entsprechend auf die spezifische Situation anpassen. Hier gehen sie nun auch in die konkrete Planung der Durchführung. Dafür sind einige Vorabüberlegungen nötig: u. a. Welches Ziel hat meine Intervention? Wann kann ich sie durchführen? Welche Arbeitsschritte muss ich einhalten? Was brauche ich für die Intervention? Wie viel Zeit muss ich für die Intervention einplanen?
5. **Durchführung:** Je nach Aufgabentypus wird die Art und Weise der Ausführung der Aufgabe explizit erwähnt, die Durchführung kann aber auch im Anschluss an die eigentliche Aufgabe stattfinden. Ebenso kann die

Durchführung im Falle einer Beobachtung gemeinsam mit einer Fachkraft oder eigenständig stattfinden Die Durchführung beinhaltet immer eine komplette Pflegehandlung, kann aber bei sehr komplexen Situationen in Teilaufgaben aufgeteilt werden (Müller 2009).

6. **Bewertung der Durchführung:** Diese findet durch die Auszubildenden selbst bereits währenddessen statt. Über die Reflexion muss der Auszubildende diese Bewertung aber in Worte fassen. Dadurch wird sie greifbarer. Gleichzeitig gibt auch die Praxisanleitung eine Bewertung der Situation ab. Hier können beide Sichtweisen schließlich abgeglichen und für die Schlussfolgerung aufgearbeitet werden.
7. **Schlussfolgerung für die eigene Entwicklung:** An dieser Stelle findet nun die Entwicklung des Lernfortschrittes statt. Die Auszubildenden ziehen aus der Lernsituation Schlussfolgerungen für sich selbst und der Weiterentwicklung ihres Handelns. Die gewonnenen Erkenntnisse können nicht immer versprachlicht werden. Auch ist es möglich, dass Auszubildende für sich selber andere Schlussfolgerungen ziehen, als es die Praxisanleitung in diesem Prozess sieht.
8. **Übertragung auf ähnliche Situationen, Einüben und Festigen des Erlernten:** Im Rahmen der Durchführung kann die Praxisanleitung den aktuellen Lernstand der Auszubildenden gut beurteilen. Hier zeigen sich die Haltung, Wissensbestände und Skills der Auszubildenden sehr deutlich. Aber Unsicherheiten und Annahmen werden sichtbar. Daran orientieren sich weitere Lernaufträge, die sich aufbauend auf die Arbeits- und Lernaufgabe ergeben. Nun geht es um das Festigen und Einüben der erlangten Kompetenzen, mit Unterstützung oder auch selbstständig.

Die Durchführung dieser Struktur der Arbeits- und Lernaufgaben hilft über das Explizieren des schulisch erlernten Wissens und das Anwenden auf den Fall, die Wissensbestände für das praktische Handeln nutzbar zu machen. Ohne diese Verknüpfung greifen Auszubildende eher auf ihr Erfahrungswissen zurück, sie können ihr erlerntes schulisches Wissen nicht abrufen und übertragen. Die durch die Aufgaben angeregte Übertragungsleistung hilft dann, letztendlich das theoretische Wissen nachhaltig zu verankern und die Praxisrelevanz wirkt sinnstiftend für den weiteren theoretischen Unterricht (Müller & Koeppe 2003).

Die in diesem Buch dargestellten Arbeits- und Lernaufgaben orientieren sich an der vorgestellten Struktur. Sie sind alle in der gleichen Weise aufgebaut (siehe Abbildung 8). Über den tabellarischen Aufbau kann man auf den ersten Blick die Anforderungen durch die Aufgabe erkennen. Mit der umfassenden

Formulierung in der Erläuterung können direkt Impulse zum Reflektieren gesetzt werden, indem Auszubildende auf einen speziellen Aspekt hingewiesen werden (Müller 2009).
Insgesamt müssen Arbeits- und Lernaufgaben so strukturiert sein, dass sie die Fähigkeiten von Auszubildenden nicht übersteigen. Ist eine Aufgabe zu komplex, zu arbeitsintensiv oder setzt Fachwissen voraus, das die Auszubildenden noch nicht haben, ist die Wahrscheinlichkeit an der Aufgabe zu scheitern recht hoch. Dadurch erleben die Auszubildenden einen Fehlschlag, der zu Demotivation führen kann. Daher empfiehlt es sich, die Aufgaben bei besonders komplexen Situationen in einzelne Lernabschnitte zu untergliedern, sodass ein Lernerfolg erreicht werden kann. Hierfür ist ebenso das Bereitstellen von Ressourcen nötig. Auszubildende benötigen Zugang zu Materialien (Fachbücher, Standards, benötigte Utensilien), personelle Unterstützung (Praxisanleitung, die bei Unsicherheiten befragt werden kann) und zeitliche Freiräume, um die Aufgabe adäquat bearbeiten zu können.

Formen von Arbeits- und Lernaufgaben

Die Arbeits- und Lernaufgaben haben unterschiedliche Zielsetzungen und Schweregrade. Hierdurch können sie individuell auf die Auszubildenden und Studierenden der Pflege angepasst werden (Müller 2017; Mahler 2006; Burba 2021; Jürgensen & Dauer 2021). Sie sind eingeteilt in unterschiedliche Lernsituationen:

Erkundungsaufgabe: Diese Form der Aufgaben dient dazu, sich im jeweiligen Praxisfeld zurechtzufinden. Hierüber wird letztendlich der Blick auf ein Lernfeld gesteuert. Erkundungsaufgaben enthalten vorbereitende und klärende Aufgabenstruktur. Auszubildende sollen sich mit einem Themenfeld auseinandersetzen und neben Fachwissen auch beeinflussende Faktoren in die Aufgabe miteinfließen lassen.

Beispiel: *Eine Auszubildende soll sich mit Medikamenten auseinandersetzen. Sie bekommt den Auftrag, sich mit einem typischen Neuroleptikum, das an Schizophrenie erkrankte Menschen bekommen, zu beschäftigen. Sie soll sich über Wirkung und Nebenwirkung des Medikamentes in Fachbüchern informieren und den Beipackzettel lesen. Die wichtigsten Informationen und Fragen werden mit der Praxisanleitung nachbesprochen und um Fachinformationen ergänzt.*

ABBILDUNG 8 **Struktur der Arbeits- und Lernaufgaben**

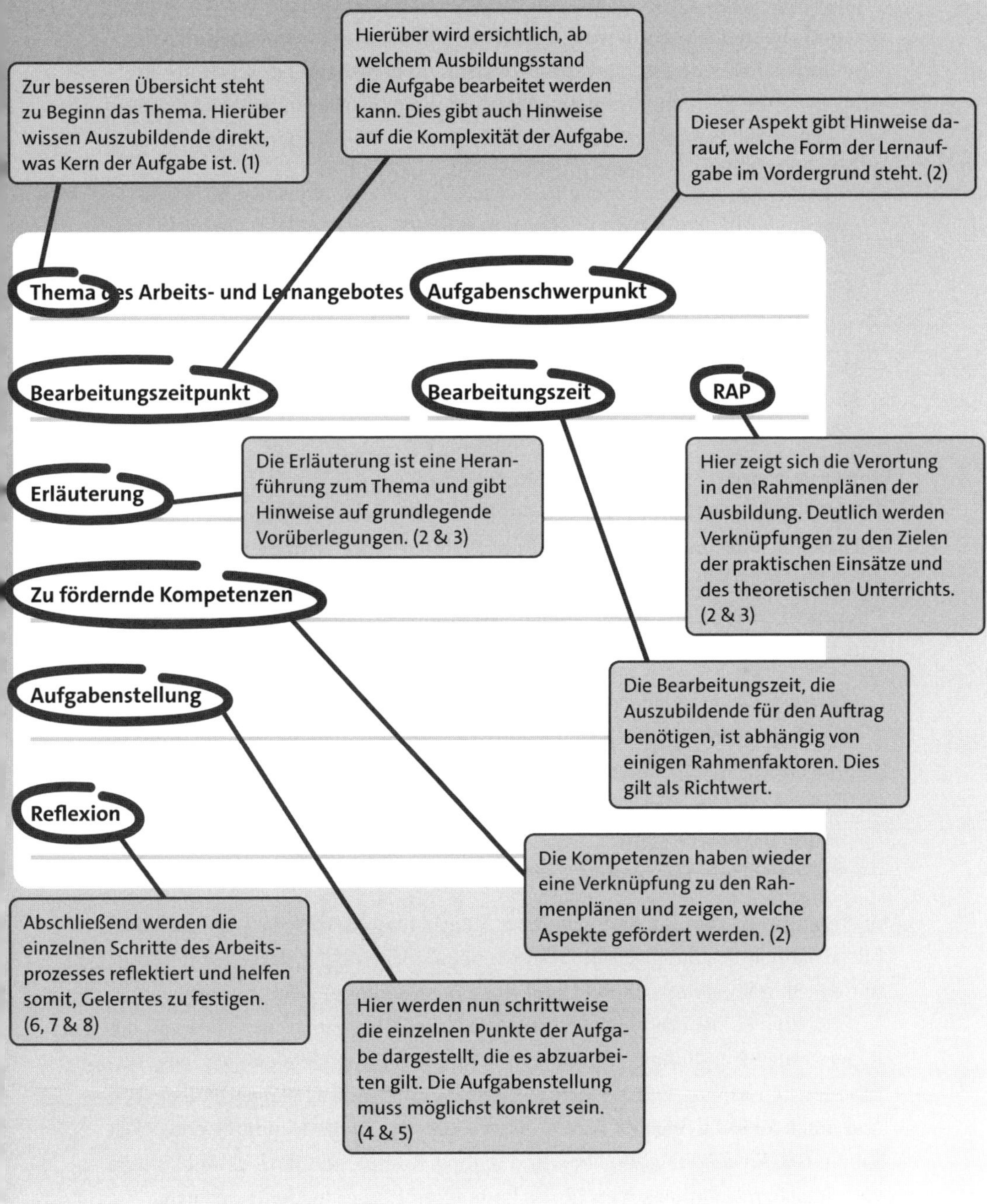

Beobachtungsaufgabe: Die Auszubildenden sollen gewisse Situationen beobachten und diese Situationen für sich einordnen. Diese Aufgaben dienen dazu, Phänomene in der Pflege zu erkennen und diese mit dem theoretischen Vorwissen und eigenen Annahmen abzugleichen. Um aus einer beobachtenden Position heraus Erkenntnisse gewinnen zu können, benötigen Lernende konkrete Fragen, die im Zentrum der Beobachtung stehen. Hierdurch konzentrieren sie sich auf einzelne Aspekte, ohne die die Situation überfordernd wirken kann und letztendlich nur oberflächlich betrachtet wird.

> ***Beispiel:*** *Mit dem Wissen aus der Erkundungsaufgabe soll die Auszubildende nun eine zu pflegende Person beobachten, die beispielsweise unter Mundtrockenheit leidet. Hier beobachten die Auszubildenden das Verhalten in Bezug auf Ernährung und Trinken und in Bezug auf die Mundhygiene. Auszubildende sollen Beobachtungen notieren, wobei sie möglicherweise Schmatzen und stetige Einnahme von Zwischenmahlzeiten beobachten. Dies wird mit der Praxisanleitung nachbesprochen und um weitere Informationen ergänzt.*

Planungsaufgabe: Mithilfe dieser Aufgabenform geht es nun in die Planung der Pflege. Im Rahmen dieses Aufgabentyps werden konkrete Pflegehandlungen vorbereitet. Hierunter kann neben der Planung eines Gruppenangebots, vor allem die Pflegeplanung genannt werden. Als Vorbehaltsaufgabe nimmt der Pflegeprozess mitsamt der Pflegeplanung einen besonderen Stellenwert in der Ausbildung und auch der beruflichen Tätigkeit von Pflegenden ein.

> ***Beispiel:*** *Die Auszubildende hat nun indirekte Informationen zu den Wirkungen und Nebenwirkungen von Neuroleptika gesammelt. In dieser Aufgabe kann sie nun mit der zu pflegenden Person sprechen und sie zu ihren Problemen befragen. Diese werden in einem zweiten Schritt dann im Rahmen einer Pflegeplanung verarbeitet und es werden Pflegemaßnahmen geplant. Hier könnte die Mundtrockenheit, als Nebenwirkung dann das zu bearbeitende Pflegeproblem sein.*

Anwendungsaufgabe: Im Rahmen dieses Aufgabentyps werden dann die geplanten Pflegemaßnahmen durchgeführt. Hier ist es besonders wichtig, dass Auszubildende mit der Handlung vertraut sind und diese bereits kennengelernt haben. Dieser Aufgabentyp ist die klassische Übernahme (von Teilaufgaben) der Pflege. In der Regel werden Handlungen übertragen, wenn die Auszubildenden die (Teil-)Aufgabe gesehen haben, erklärt bekommen haben, unter Aufsicht angewendet haben und unter Aufsicht eingeübt haben, bis sie Sicherheit in der Handlung entwickelt haben. Die Anwendungsaufgaben sind in ihrer Komplexität flexibel und können von einfachen Handlungen bis hin zu komplexen Pflegesituationen reichen.

***Beispiel:** Die Auszubildende hat unterschiedliche Maßnahmen für die zu pflegende Person im Umgang mit Mundtrockenheit geplant. Mit ihrer Planung geht sie nun in ein Gespräch mit der zu pflegenden Person und erläutert diese. Anschließend werden gemeinsame Strategien gegen Mundtrockenheit gemeinsam mit der zu pflegenden Person umgesetzt, wie Tee kochen, Kaugummis und Bonbons kaufen, abends Wasser auf dem Nachttisch bereitstellen und Beratung zur Bedeutung der regelmäßigen Mundpflege.*

Reflexionsaufgabe: Die Reflexion findet sich in allen Aufgaben wieder. Sie ist unablässig, um Lernprozesse zu initiieren, weiterzuführen und zu überprüfen. Reflexionsaufgaben können sich auf verschiedene Aspekte beziehen und somit auch unterschiedliche Kompetenzbereiche ausbauen. Sie sind besonders gut geeignet, um eine professionelle Haltung anzubahnen und ethische Aspekte aufzudecken und zu bearbeiten. Je nach Fragestellung ergänzen sie die Aufgaben, geben Hinweise auf vertiefende Lernfelder oder können als eigenständige Aufgaben stehen. Die Reflexionen offenbaren das Verständnis, das die Auszubildenden vom jeweiligen Handlungsfeld entwickelt haben und geben Hinweise auf ihren jeweiligen Lernstand und die Haltung, die sie in der professionellen Pflege einnehmen.

***Beispiel Reflexion 1:** Die Auszubildende soll ihre Handlung im Rahmen der durchgeführten Pflege reflektieren. Was hat sie gut gemacht? An welchen Aspekten gibt es noch Verbesserungsbedarf? Welche ihrer Pflegemaßnahmen hat gut gewirkt, was ist bei der betroffenen Person nicht gut angekommen?*

***Beispiel Reflexion 2:** Die Auszubildende kann sich kritisch mit Medikamenten in der Psychiatrie auseinandersetzen. Steigern die Medikamente die Lebensqualität? Wie empfinden Betroffene die Medikamenteneinnahme? Bietet unser Gesundheitssystem ausreichende Alternativen zur Medikamenteneinnahme?*

Wie man an dem Beispiel sehen kann, können die Zielsetzungen von Arbeits- und Lernaufgaben auch kombiniert werden. Alle zuvor genannten Teilaufgaben können nach Anpassung als einzelne Aufgaben gesehen werden oder in Kombination ausgegeben werden. Hierdurch steigt die Komplexität der Aufgaben enorm an. Die Arbeits- und Lernaufgaben dieses Buches kombinieren häufig verschiedene Aufgabenaspekte, auch wenn einem Aufgabenfeld der Fokus liegt. Durch die Kombination können Lernfelder aufeinander aufbauen und Auszubildenden ein vertieftes Verständnis für die Arbeit mit psychisch erkrankten Menschen vermitteln. Hierdurch werden komplexe Sachverhalte sichtbar und Auszubildende entwickeln ein Grundverständnis für professionell psychiatrische Pflege.

Erstellung eigener Arbeits- und Lernaufgaben

Die Erstellung von Arbeits- und Lernaufgaben für das jeweilige Arbeitsfeld gehört zu den Aufgaben von Praxisanleiterinnen und -leitern. Alle Bereiche der psychiatrischen Arbeit bringen unterschiedliche Voraussetzungen mit sich. So unterscheidet sich beispielsweise die Zielsetzung und der Therapieauftrag von Akutstationen wesentlich von der Arbeit im ambulanten Setting. Um eine Arbeits- und Lernaufgabe für den eigenen Bereich zu konzeptionieren, müssen vorab einige Fragen geklärt werden (siehe Abbildung 9).

ABBILDUNG 9 **Einflussfaktoren zur Erstellung eigener Lernaufgaben** (orientiert am Projekt Neksa 2021)

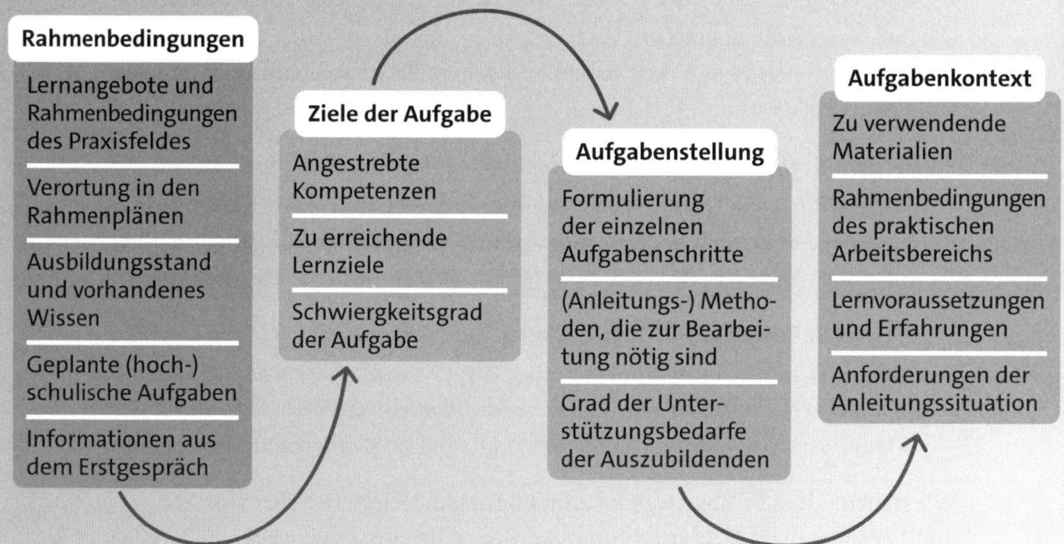
Rahmenbedingungen
Lernangebote und Rahmenbedingungen des Praxisfeldes
Verortung in den Rahmenplänen
Ausbildungsstand und vorhandenes Wissen
Geplante (hoch-)schulische Aufgaben
Informationen aus dem Erstgespräch
Ziele der Aufgabe
Angestrebte Kompetenzen
Zu erreichende Lernziele
Schwierigkeitsgrad der Aufgabe
Aufgabenstellung
Formulierung der einzelnen Aufgabenschritte
(Anleitungs-) Methoden, die zur Bearbeitung nötig sind
Grad der Unterstützungsbedarfe der Auszubildenden
Aufgabenkontext
Zu verwendende Materialien
Rahmenbedingungen des praktischen Arbeitsbereichs
Lernvoraussetzungen und Erfahrungen
Anforderungen der Anleitungssituation

Die Erstellung eigener Arbeits- und Lernaufgaben orientiert sich an konkreten Situationen, die im praktischen Handlungsfeld erlernt werden sollen. Hierüber kann auch sichergestellt werden, dass die Auszubildenden relevante Aspekte der Arbeit erlernen. Aus der Komplexität der Aufgabe ergibt sich anschließend auch die Bearbeitungszeit, die für die Aufgabe nötig ist. Diese ist abhängig von den Möglichkeiten der Auszubildenden, die Aufgabe zu bewältigen. Nach erfolgreicher Erstellung einer Aufgabe ist abschließend noch zu klären, wer die Verantwortung für die Aufgabe übernimmt. Für die erfolgreiche Implementierung von

Arbeits- und Lernaufgaben in der Praxis benötigen Auszubildende Ansprechpersonen, die für Fragen zur Verfügung stehen und die Auszubildenden in der Bearbeitung unterstützen. Auch eine begleitende Durchführung der Aufgabe kann ein mögliches Tätigkeitsfeld der Ansprechperson sein. Unabdingbar ist jedoch die Reflexion, die im Anschluss an die Aufgabe stattfinden muss, um den Lernerfolg zu festigen. Bei der Auswahl der zu pflegenden Personen, mit denen die Aufgabe durchgeführt werden kann, muss beachtet werden, dass die Personen von der Aufgabe profitieren. Hier sollte durch beteiligte Fachpersonen unbedingt abgeschätzt werden, dass weder die Auszubildenden überfordert sind, noch dass eine Gefährdung des Genesungsprozesses besteht. Eine Überforderung der Auszubildenden kann zu Demotivation führen und somit das Erreichen des Ausbildungsziels gefährden.
Auch die hier im Buch vorgestellten Arbeits- und Lernaufgaben bedürfen der Begleitung durch eine Pflegefachperson oder einer Praxisanleitung, die die Auszubildenden in der Bearbeitung unterstützen.

Die vier Schritte der Praxisanleitung

1. **Vorbereitung**
   - Passt die Arbeits- und Lernaufgabe in den Arbeitsbereich?
   - Können die notwendigen Ressourcen (Materialien, Zeit etc.) bereitgestellt werden?
   - Mit welchen pflegebedürftigen Menschen kann die Aufgabe ausgeführt werden?
   - Passt die Aufgabe zu der auszubildenden Person?
   - Sind alle beteiligten Personen über die Bearbeitung durch die auszubildende Person informiert?
2. **Besprechen der Aufgabe**
   - Klären von Fragen
   - Bearbeitungszeitpunkt besprechen
   - Besprechen der verantwortlichen Person für Rückfragen
3. **Unterstützung bei der Durchführung**
   - Regelmäßige Rückmeldungen zum aktuellen Bearbeitungsstand
4. **Abschluss**
   - Reflexion der Durchführung durch die Auszubildenden
   - Rückmeldung der Praxisanleitung
   - Einordnung in den Kompetenzzuwachs
   - Verabreden von weiteren Lernzielen

Reflexion der Arbeits- und Lernaufgaben

In der Ausbildung reflektieren sich die Auszubildenden fortlaufend. Dies ist ein Kernelement des lebenslangen Lernens. Die Reflexion bildet immer den Abschluss der Arbeits- und Lernaufgaben. Je nach Fragestellung reflektieren die Auszubildenden ihr Handeln, ihre Emotionen oder auch die Situation generell. Alle Formen der Reflexion haben unterschiedliche Zielsetzungen. Über die stetige Übung zur Reflexion und die verschiedenen Formen entwickeln Auszubildende die Fähigkeit, ihr Handeln und ihre Haltung zu hinterfragen, was zu einer professionellen Handlung führt. Die Entwicklung dieser Kernkompetenz kann jedoch für die Auszubildenden auch schmerzhaft sein. Sich selbst zu kritisieren und zu erkennen, welche Lücken man noch in der eigenen Entwicklung hat, bedarf hoher emotionaler Widerstandskraft.
Die Widerstandskraft zu fördern und den Auszubildenden wertschätzend gegenüberzutreten ist eine Schlüsselaufgabe von Praxisanleitenden. Daher sollte in einem Reflexionsgespräch der Fokus auf Aspekte geworfen werden, die die Auszubildenden gut gemacht haben. Zudem soll herausgearbeitet werden, wie komplex Aufgaben und die Behandlung von psychisch kranken Menschen sind. Hier können Auszubildende durch die offene und zugewandte Haltung dann Lernfelder für sich erschließen und mit Zuversicht beginnen, diese zu bearbeiten und an Aufgaben wachsen.

Kernelemente von Reflexionen

- Empathie entwickeln (Zugewandtheit den zu pflegenden Personen und deren Angehörigen gegenüber)
- Sich der eigenen Rolle gewahr werden (als Auszubildende mit zunehmenden Kompetenzen)
- Sich der eigenen Bedeutung im Versorgungssetting bewusst werden (als Ansprechperson für Betroffene, deren Angehörigen und als Kollegin oder Kollege)
- Die eigenen, auch widersprüchlichen, Gefühle im Versorgungssetting erkennen (Lücke zwischen Anspruch und Möglichkeiten)
- Verbesserungspotenziale der eigenen Handlungen erkennen
- Aus eigenen Unsicherheiten, Wissenslücken und Fehlern Lernchancen entwickeln

- Die eigenen Handlungen fachlich und professionell betrachten und dies nicht auf sich als Person beziehen
- Die Selbsteinschätzung fördern und sich damit Unterstützung einzufordern, in Situationen professionell handeln zu können

Beruflich Pflegende sollten nie vergessen, in welchem Anforderungsspannungsfeld zwischen schulischen Erwartungen, Mitarbeit im Einsatzort und eigenen Erwartungen die Auszubildenden stehen. Sie erleben in der Regel einen sehr hohen Leistungsdruck und stehen immer in einem Abhängigkeitsverhältnis zu den professionell Pflegenden.

Forschungsprojekte, die sich mit Praxisanleitung auseinandersetzen

- NEKSA: https://www.b-tu.de/fg-bildungswissenschaften-gesundheit/forschung/neu-kreieren-statt-addieren
- CurAP: https://www.eh-berlin.de/forschung/curriculare-arbeit-der-pflegeschulen-in-berlin-curap/curap-materialien
- BiBB: https://www.bibb.de/de/82236.php

Downloadmaterial

- Vorlage zur Erstellung eigener Arbeits- und Lernaufgaben

Diese und alle weiteren Downloadmaterialien finden Sie auf: https://psychiatrie-verlag.de/product/arbeits-und-lernaufgaben-fuer-die-psychiatrische-pflege/
Der Zugangscode lautet: PP_vermitteln

Teil II: Arbeits- und Lernaufgaben

1 | Orientierung in der psychiatrischen Pflege finden

Die psychiatrische Arbeit unterscheidet sich in allen Settings enorm von pflegerischen Tätigkeiten im somatischen Kontext. Die Unterschiede betreffen vor allem die Personen, die Hilfe benötigen.
Auszubildende, die bereits einen oder mehrere Einsätze in somatischen Versorgungsstrukturen erlebt haben, sind häufig irritiert durch die Arbeit psychiatrisch Pflegender. Hier fehlt ein grundlegendes Verständnis der Tätigkeitsfelder. Erst durch intensiveres Auseinandersetzen mit den Aufgabenfeldern psychiatrischer Arbeit erkennen Auszubildende die therapeutischen und beziehungsgestalteten Maßnahmen als solche und können sie für sich als professionelle Care-Arbeit annehmen.
Die bisherige Ausbildung ist in der Regel von vielen Einzeltätigkeiten geprägt, wobei Kommunikation und Beziehung als Nebenaspekt der Pflege wahrgenommen werden. Dies kehrt sich in der Arbeit mit psychisch erkrankten Menschen um. Hier stehen die Kommunikation und die Beziehung im Zentrum. Es geht darum, Betroffene in der Bewältigung ihres Lebens zu unterstützen, was bedeutet, dass Auszubildende viel aktivieren, strukturieren und motivieren müssen und Tätigkeiten nur mit Bedacht übernehmen dürfen. Dies zu erkennen, fällt einigen Auszubildenden schwer und sie brauchen Anleitungen und Begründungen, um dieses veränderte Arbeitsprofil verstehen und annehmen zu können.

Lernziele

- Die Auszubildenden erkennen die Besonderheiten der psychiatrisch-pflegerischen Tätigkeit.
- Die Auszubildenden erleben Kommunikation und Beziehung als Kern psychiatrischer Pflege.
- Die Auszubildenden erkennen besondere Bedarfe des psychiatrischen Settings.

- Die Auszubildenden können über das grundlegende Verständnis der psychiatrischen Pflege hinaus Maßnahmen für die Behandlung und Begleitung psychisch erkrankter Menschen ableiten.

Begründet die Pflegefachperson ihr Handeln in Nachbesprechungen zu Pflegesituationen genau, können die Auszubildenden die grundlegende Haltung und Arbeit der Pflege nachvollziehen. In Beziehungen passieren viele Aspekte intuitiv und aus der Erfahrung heraus. Auch dies kann eine Begründung für unterschiedliche Verhaltensweisen und Pflegemaßnahmen sein. Hier lernen Auszubildende, dass zwischenmenschliche Beziehungen individuell sind und auch unkonventionelle Verhaltensweisen für die Zusammenarbeit mit den Betroffenen wichtig sein können.

Auszubildende erkennen vielfach psychiatrische Pflegemaßnahmen nicht als solche. Hier ist es hilfreich, wenn Auszubildende durch Hinweise oder auch in der Nachbesprechung auf Maßnahmen und ihre Wirkung hingewiesen werden. Z. B.: Eine Person mit Sozialphobie macht die Tür nach dem ersten Klingeln auf und wird durch die Pflegeperson freudig begrüßt. Die dahinterstehende Maßnahme ist Geduld, Wiederholung, positive Verstärkung und eine vertrauensvolle Beziehung.

Bedingungen der Lernaufgabe

Zeitpunkt	Ab dem ersten Ausbildungsdrittel
	Erster Einsatz in einem psychiatrischen Setting
Einsatzsetting	Alle Settings möglich
Anforderungsniveau	Niedrig
Aufgabenschwerpunkt	Beobachtung
Voraussetzung	Begleitung einer Fachperson über einen Dienst
Unterstützungsbedarfe	Keine
Rahmenbedingungen	Begleitung einer Pflegeperson
	Zeit für Reflexion und Besprechung mit der begleiteten Person

Einordnung der Kompetenzen in den Rahmenausbildungsplan

I Die Pflege von Menschen aller Altersgruppen verantwortlich planen, organisieren, gestalten und evaluieren

I.1 Die Pflege von Menschen aller Altersstufen verantwortlich planen, organisieren, gestalten, durchführen, steuern und evaluieren

Durch die Beobachtung der Fachperson über einen gesamten Dienst lernen die Auszubildenden am Vorbild. Sie sehen, welche unterschiedlichen Pflegemaßnahmen für die Betroffenen gewählt werden und wie diese durchgeführt werden. In dieser Aufgabe lernen sie noch nicht, die Maßnahmen selbstständig anhand des Pflegeprozesses zu planen, jedoch bekommen sie einen ersten Einblick.

Im Anschluss an die Beobachtung analysieren die Auszubildenden, welche Pflegeprobleme von den professionell Pflegenden bearbeitet wurden und erkennen damit den speziellen Auftrag, den Pflegende in psychiatrischen Settings haben.

I.5 Menschen aller Altersstufen bei der Lebensgestaltung unterstützen, begleiten und beraten

Auszubildende können mit dieser Lernaufgabe ihren Fokus auf die Arbeit mit psychisch erkrankten Personen lenken. Hauptaufgabe Pflegender ist es, die Personen durch Krisen zu leiten und in ihrer Lebensgestaltung zu unterstützen. Ergebnismaß ist hier die Lebensqualität der betroffenen Personen. Somit ist die psychiatrische Pflege stark individuell ausgerichtet. Diesen Aspekt können Auszubildende besonders gut in der ambulanten und stationären Wiedereingliederungshilfe Wohnen kennenlernen.

I.6 Entwicklung und Autonomie in der Lebensspanne fördern

Auch diesen Aspekt können Auszubildende bei den Fachpersonen beobachten. Hier geht es insbesondere darum, wie Betroffene unterstützt werden können. Besonders im ambulanten und stationären Wohnsetting befinden sich Menschen mit psychischen Erkrankungen oft in einem Spannungsfeld zwischen den Vorstellungen, wie sie ihr Leben führen möchten, und den Rahmenbedingungen, die sie begrenzen (z. B. finanzielle Ressourcen, Teilhabe auf dem Arbeitsmarkt, Aufrechterhalten von Beziehungen). Über den Umgang mit den Wünschen der Betroffenen lernen die Auszubildenden kreativ zu handeln, Alternativen aufzuzeigen und mit Enttäuschungen umzugehen.

II Kommunikation und Beratung personen- und situationsorientiert gestalten

II.1 Kommunikation und Interaktion mit Menschen aller Altersstufen und ihren Bezugspersonen personen- und situationsbezogen gestalten und eine angemessene Information sicherstellen

Kommunikation und Beziehungsgestaltung sind Kernaufgaben der psychiatrischen Pflege. Sie stehen in der Arbeit mit psychisch Erkrankten stets im Zentrum des professionellen Handelns.

II.2 Information, Schulung und Beratung bei Menschen aller Altersstufen verantwortlich organisieren, gestalten, steuern und evaluieren

Auch Beratung gehört zum Alltag professioneller psychiatrischer Pflege. Die Beratung kann in ihrer Komplexität unterschiedlich ausfallen. Bei diesem Kompetenzbereich ist es möglich, dass er in einem ganzen Dienst nicht stattfindet. Hier muss die Pflegeperson stark abwägen, ob die betroffenen Menschen bereit sind für Beratungsgespräche. An dieser Stelle können die aktuelle Tagesform, die Stimmung und die Konzentrationsfähigkeit ausschlaggebend dafür sein, ob eine Beratung stattfinden kann oder nicht. Über die Reflexion, warum keine Beratung stattfand, lernen die Auszubildenden Beratungen situationsabhängig zu gestalten. Findet eine Beratung statt, lernen Auszubildende am Vorbild, wie Beratungen gestaltet werden können.

III Intra- und interprofessionelles Handeln in unterschiedlichen systemischen Kontexten verantwortlich gestalten und mitgestalten

III.3 In interdisziplinären Teams an der Versorgung und Behandlung von Menschen aller Altersstufen mitwirken und Kontinuität an Schnittstellen sichern

Es gibt kaum einen Bereich im Gesundheitswesen, in dem so viele Berufsgruppen so eng zusammenarbeiten wie in psychiatrischen Settings. Das Spektrum der Ausbildungen reicht von der Genesungsbegleitung über die Soziale Arbeit bis hin zur Medizin, Psychologie und Ergotherapie. Jede dieser Berufsgruppen nimmt eine spezialisierte Stellung im Team ein, wobei alle Handlungsfelder gemeinsam mit den Betroffenen ausgehandelt werden. Hier lernen Auszubildende durch die Beobachtung, wie interdisziplinäre Zusammenarbeit ausgestaltet werden kann und welche Rolle psychiatrische Pflege in diesem Kontext einnimmt.

V Das eigene Handeln auf der Grundlage von wissenschaftlichen Erkenntnissen und berufsethischen Werthaltungen und Einstellungen reflektieren und begründen

V.2 Verantwortung für die Entwicklung (lebenslanges Lernen) der eigenen Persönlichkeit sowie das berufliche Selbstverständnis übernehmen

Durch die Analyse des kompletten Tages können Auszubildende erkennen, in welchen Bereichen Sie noch Lernbedarfe haben. Zudem übernehmen sie in Teilen die professionelle Haltung ihrer Vorbilder. Dies kann die Auszubildenden animieren zu lernen, ihr Interesse für die psychiatrische Pflege wecken und ihnen Hinweise geben, welche speziellen Aspekte sie im weiteren Verlauf des Einsatzes noch lernen möchten.

Orientierung am Pflegeprozess

ABBILDUNG 10 **Verortung der Arbeits- und Lernaufgabe 1, Orientierung in der psychiatrischen Pflege, im Pflegeprozess nach Fiechter und Meyer**

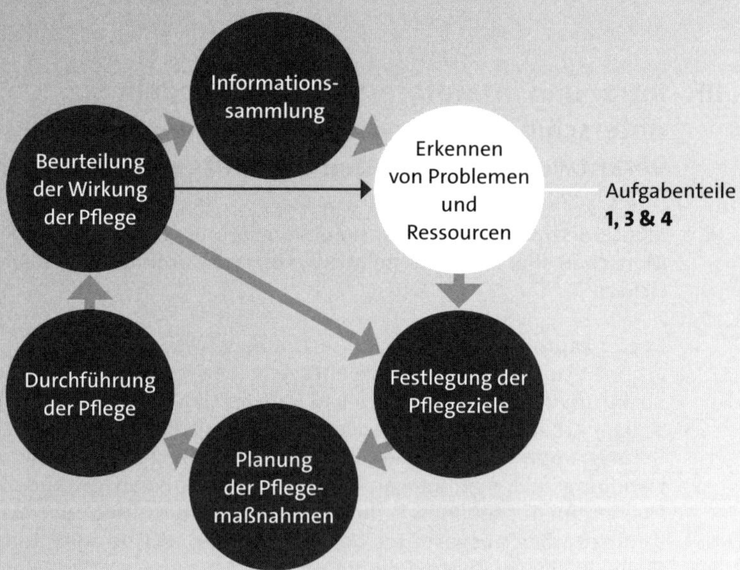

Mit dieser Aufgabe wird die erste Phase des Pflegeprozesses angesprochen:

Erkennen von Problemen und Ressourcen: Auszubildende beobachten stetig Pflegefachpersonen. In der Regel bleiben Handlungen für sie unbegründet. Erst auf explizites Nachfragen werden Gründe für Auszubildende sichtbar. Mithilfe von Aufgabenteil 3 müssen die Auszubildenden durch die Intervention selbst Rückschlüsse auf die Probleme und Ressourcen der betroffenen Person ziehen. Hierüber kann der Pflegeprozess für die Auszubildenden sichtbarer und nachvollziehbarer werden.

Ist die Aufgabe nicht für die Auszubildenden zu bewältigen, können Sie weitere Informationen über die betroffenen Personen einholen und darüber Rückschlüsse auf die zu bearbeitenden Pflegeprobleme ziehen. Auch können sie die Pflegefachpersonen zu ihren Gründen fragen.

Arbeits- und Lernaufgabe 1

Orientierung in der psychiatrischen Pflege finden

Thema des Arbeits- und Lernangebotes	Aufgabenschwerpunkt	
Orientierung finden in der psychiatrischen Pflege	Beobachtungsauftrag	
Bearbeitungszeitpunkt	**Bearbeitungszeit**	**RAP**
Ab dem ersten Ausbildungsdrittel	Begleitung: ca. 7 Stunden	S. 77 ff.
	Bearbeitung ca. 1 Stunde	

Erläuterung

Die psychiatrische Pflege, insbesondere in Kliniken, unterscheidet sich maßgeblich von den »klassischen« operativen oder internistischen Behandlungssettings.

Auch zeigt die Tätigkeit in der Eingliederungshilfe Wohnen deutliche Unterschiede zu der Arbeit in klassischen ambulanten Diensten oder Altenpflegeeinrichtungen. Der Fokus in der psychiatrischen Arbeit ist deutlich stärker auf das Sozialleben und die Bewältigung des Alltags ausgelegt. Diese Aufgabe dient dazu, in einem neuen Versorgungssetting Orientierung zu finden, Unterschiede herauszustellen und die Sinnhaftigkeit der psychiatrischen Pflege zu erkennen.

Zu fördernde Kompetenzen

I.1	Die Pflege von Menschen aller Altersstufen verantwortlich planen, organisieren, gestalten, durchführen, steuern und evaluieren
I.5	Menschen aller Altersstufen bei der Lebensgestaltung unterstützen, begleiten und beraten
I.6	Entwicklung und Autonomie in der Lebensspanne fördern
II.1	Kommunikation und Interaktion mit Menschen aller Altersstufen und ihren Bezugspersonen personen- und situationsbezogen gestalten und eine angemessene Information sicherstellen
II.2	Information, Schulung und Beratung bei Menschen aller Altersstufen verantwortlich organisieren, gestalten, steuern und evaluieren
III.3	In interdisziplinären Teams an der Versorgung und Behandlung von Menschen aller Altersstufen mitwirken und Kontinuität an Schnittstellen sichern
V.2	Verantwortung für die Entwicklung (lebenslanges Lernen) der eigenen Persönlichkeit sowie das berufliche Selbstverständnis übernehmen

Aufgabenstellung

1. Begleiten Sie Ihre Praxisanleitung oder eine Pflegefachperson über einen kompletten Dienst. Welche Unterschiede zu Ihren bisherigen Einsatzorten fallen auf?
2. Wie sieht der Tagesablauf aus?
3. Welche Tätigkeitsfelder übernimmt die psychiatrische Pflege?
4. Mit welchen Berufsgruppen arbeitet die Pflege in diesem Setting zusammen?
5. Welche drei Aspekte haben Sie besonders überrascht? Beschreiben Sie in Stichpunkten, warum das für Sie so überraschend war.
6. Besprechen Sie diese drei Punkte mit der Praxisanleitung oder der Pflegefachperson, die Sie begleitet haben.
7. Überlegen Sie anhand dieser drei Situationen, welche Pflegeprobleme bearbeitet und welche Ressourcen gefördert werden können. Überlegen Sie, warum diese drei Situationen für die Betroffenen hilfreich gewesen sein könnten.

Reflexion

- Lesson learned: Was nehmen Sie aus der Lernaufgabe mit? Welche Aspekte möchten Sie in Ihr eigenes Handeln überführen?

- Reflektieren Sie den Tag mit der Pflegefachperson: Was hat sich im Hinblick auf die Erwartungen, die Sie an die psychiatrische Pflege hatten, geändert? Was fanden Sie gut? Was hätten Sie sich anders gewünscht?
- Hat sich Ihre Haltung zur psychiatrischen Pflege geändert? Begründen Sie.
- Welche Aspekte möchten Sie in Ihrem Einsatz noch lernen? Erstellen Sie einen Lernkatalog mit Ihrer Praxisanleitung.

Downloadmaterialien

- Praxis- und Lernaufgabe 1: Orientierung in der psychiatrischen Pflege
- Beobachtungsprotokoll Orientierung in der psychiatrischen Pflege
- Tagesprotokoll Orientierung in der psychiatrischen Pflege
- Lernkatalog Orientierung in der psychiatrischen Pflege

2 | Auseinandersetzung mit psychiatrischen Diagnosen

Obwohl psychische Krankheiten in der Bevölkerung weit verbreitet sind und Auszubildende sicherlich schon Kontakt dazu hatten, treten psychiatrische Problemlagen im psychiatrischen Pflichteinsatz potenziell erstmals in den Vordergrund.
Psychiatrische Erkrankungen zeigen sich insbesondere in dem erlebten Leidensdruck der Betroffenen und in abweichenden Erlebens- und Verhaltensmustern. Dies zu erkennen und einzuordnen fällt schwer und wird über die Auseinandersetzung mit dem Thema gestärkt. Auch sind psychiatrische Leiden nicht immer konkret abgrenzbar, die Grenzen verlaufen fließend zwischen vorübergehenden Phänomenen wie beispielsweise Überschwänglichkeit bis hin zu manifester Distanzlosigkeit. Auch sind die Diagnosekriterien nicht immer sichtbar und werden dadurch als unscharf wahrgenommen. Aus der bisherigen Ausbildung kennen Auszubildende eher klare Diagnosekriterien, wie Laborwerte oder Röntgenbilder.
Durch die intensive Auseinandersetzung mit einzelnen Diagnosen können Auszubildende das Feld der Psychiatrie anders verstehen und einzelne Symptome in einen Kontext einordnen. Die Verbindung zwischen dem fachlichen Wissen und der individuellen Person kann helfen, den umfassenden Blick auf Menschen zu schärfen und die Haltung zu Betroffenen zu reflektieren.
Diese Lernaufgabe ist besonders gut geeignet, um den Theorie-Praxis-Transfer sicherzustellen.

Lernziele

- Auszubildende verstehen den Leidensdruck, den Menschen mit psychiatrischen Diagnosen empfinden.
- Auszubildende üben den Pflegeprozess ein.
- Auszubildende erlangen Fachwissen über Diagnosen, Maßnahmen und Therapien.
- Auszubildende üben Fallbesprechungen ein.

Die betroffene Person, für die die Pflegeplanung ausgearbeitet werden soll, sollte eine typische Diagnose haben. Hierüber lernen Auszubildende Themen, die viele Menschen betreffen (z. B. Schlafstörungen, Konzentrationsstörungen, Antriebsstörungen). Dieses Wissen können sie dann auf ihr weiteres Handlungsfeld übertragen.

Die zu planende Pflege kann je nach Kompetenzen der Auszubildenden unterschiedliche Schweregrade enthalten. So sollte für eine unsichere Auszubildende eine möglichst kooperative und stabile Person ausgewählt werden, wohingegen für sichere Auszubildende eine Person mit schwerwiegenderen Problemen ausgewählt werden kann.

Bedingungen der Lernaufgabe

Zeitpunkt	Drittes Ausbildungsdrittel
	Ab dem dritten Pflichteinsatz, Pflichteinsatz Psychiatrie, Vertiefungseinsatz
Einsatzsetting	In allen Settings möglich
Anforderungsniveau	Mittel
Aufgabenschwerpunkt	Recherche, Beobachtung, Reflexion, Durchführung
Voraussetzung	Zugang zur Dokumentation
Unterstützungsbedarfe	Begleitung und Reflexion der Pflegeplanung
	Bei Unsicherheit: Begleitung in die Gespräche
Rahmenbedingungen	Rückzugsmöglichkeit zu Recherchezwecken
	Zugang zu Fachliteratur und Internet
	Zeitliche Ressourcen für die Recherche
	Gesprächsbereitschaft von Betroffenen, zeitliche Ressourcen für Gespräche

Pflegeplanungen können sehr umfangreich sein. Es ist wichtig, dass sich Auszubildende auf einzelne Pflegeprobleme beschränken, da zum einen betroffene Personen nur maximal drei Probleme gleichzeitig angehen können und zum anderen Auszubildende über die intensive Auseinandersetzung mit wenigen Problemen den Pflegeprozess besser verstehen und einüben können.

Einordnung der Kompetenzen in den Rahmenausbildungsplan

I Die Pflege von Menschen aller Altersgruppen verantwortlich planen, organisieren, gestalten und evaluieren

I.1 Die Pflege von Menschen aller Altersstufen verantwortlich planen, organisieren, gestalten, durchführen, steuern und evaluieren

Durch die intensive Auseinandersetzung mit einer Person und einer Diagnose schärfen die Auszubildenden ihren Blick auf konkrete Pflegeprobleme. Sie lernen, aus der Literatur die relevanten Aspekte zu filtern und auf die betroffene Person zu übertragen. Diese Kombination kann dazu führen, dass Auszubildende Pflegeprobleme und Ressourcen besser erkennen und Maßnahmen kreativer planen können. Durch die Besprechung mit der Praxisanleitung lernen die Auszubildenden wiederum am Vorbild. Hier muss die Praxisanleitung ihre Bedenken und Vorschläge begründen, sodass die Auszubildenden die Entscheidungsfindung nachvollziehen können. Durch die Erprobung und Reflexion der Maßnahme lernen die Auszubildenden letztendlich den kompletten Pflegeprozess kennen und können aus ihren Erfahrungen Handlungen für ihr zukünftiges professionelles Arbeiten ableiten und anpassen.

II Kommunikation und Beratung personen- und situationsorientiert gestalten

II.1 Kommunikation und Interaktion mit Menschen aller Altersstufen und ihren Bezugspersonen personen- und situationsbezogen gestalten und eine angemessene Information sicherstellen

Dieser Kompetenzbereich wird besonders stark gefördert. Die Kommunikation mit psychisch erkrankten Menschen steht im Zentrum des pflegerischen Handelns. Im Zusammenhang mit dieser Lernaufgabe gibt es zwei unterschiedliche Zielsetzungen der Kommunikation. Erstes Ziel ist die Anamneseerhebung und damit das Verstehen der Probleme der Person. Hier ist Einfühlungsvermögen gefragt, ebenso wie das Aushalten, sollte eine Person Zeit für die Beantwortung der Fragen brauchen, oder auch das Aushalten von Emotionen. Im Rahmen der eigentlichen Pflegemaßnahmen können auch Beratungsgespräche stattfinden. Hier ist die Intention eine andere und so verändert sich schließlich auch die Gesprächsführung. Wissen zu vermitteln und die Bedürfnisse des Gegenübers zu erkennen, bedarf einiger Übung, was die Auszubildenden mit dieser Lernaufgabe erproben und deutlich vertiefen können.

II.3 Ethisch reflektiert handeln

Die Auszubildenden setzen sich im Rahmen dieser Lernaufgabe intensiv mit den Empfindungen der betroffenen Personen im Hinblick auf ihr Krankheitserleben auseinander. In diesem Zusammenhang können sie auf überfordernde Situationen treffen. Hier liegt es in der Hand der Auszubildenden, ethische Konflikte zu erkennen und den Ressourcen der Person entsprechend damit umzugehen. Auch das Einbringen einer sensiblen Gesprächsführung sollte hier vorab besprochen, in der Situation angewendet und abschließend reflektiert werden.

III Intra- und interprofessionelles Handeln in unterschiedlichen systemischen Kontexten verantwortlich gestalten und mitgestalten

III.1 Verantwortung in der Organisation des qualifikationsheterogenen Pflegeteams übernehmen

Zum einen übernehmen die Auszubildenden für eine Person die komplette Verantwortung der Pflegeplanung und der Durchführung, zum anderen üben die Auszubildenden Fallbesprechungen, indem sie der Praxisanleitung ihre Pflegeplanung vorstellen und diese begründen. Hier kann eine Diskussion über konkrete Maßnahmen entstehen, die den Auszubildenden zeigt, wie fachlich über einen Fall gesprochen werden kann. Sie treten in Aushandlungsprozesse und müssen neben dem Fachwissen der Praxisanleitenden auch ihr Erfahrungswissen anerkennen. Sie lernen hier am Vorbild der Praxisanleitenden.

V Das eigene Handeln auf der Grundlage von wissenschaftlichen Erkenntnissen und berufsethischen Werthaltungen und Einstellungen reflektieren und begründen

V.1 Pflegehandeln an aktuellen wissenschaftlichen Erkenntnissen, insbesondere an pflegewissenschaftlichen Forschungsergebnissen, Theorien und Modellen ausrichten

Auszubildende recherchieren in Vorbereitung auf die Pflegeplanung zu den Diagnosen. Die Medizin ist eine Bezugswissenschaft zur Pflegewissenschaft, wodurch wissenschaftliche Erkenntnisse in die weitere Pflegeplanung einfließen. Auch die Orientierung an Assessmentinstrumenten und pflegerischen Lehrbüchern fließt mit in die Bearbeitung dieser Aufgabe ein.

V.2 Verantwortung für die Entwicklung (lebenslanges Lernen) der eigenen Persönlichkeit sowie das berufliche Selbstverständnis übernehmen

Die Auszubildenden müssen sich vorab mit der Fachliteratur auseinandersetzen. Somit lernen sie, sich selbstständig Wissen zu erarbeiten. Auch die Recherche im Internet will gelernt sein. Auszubildende können sich hier verlieren und unseriöse Quellen nutzen. Daher sollten sie ihre Suche offenlegen und begründen, warum sie sich darauf gestützt haben. Mit der gewissenhaften Durchführung dieser Aufgabe übernehmen die Auszubildenden Verantwortung für ihren eigenen Lernprozess.

Orientierung am Pflegeprozess

ABBILDUNG 11 **Verortung der Arbeits- und Lernaufgabe 2, Auseinandersetzung mit psychiatrischen Diagnosen, im Pflegeprozess nach Fiechter und Meyer**

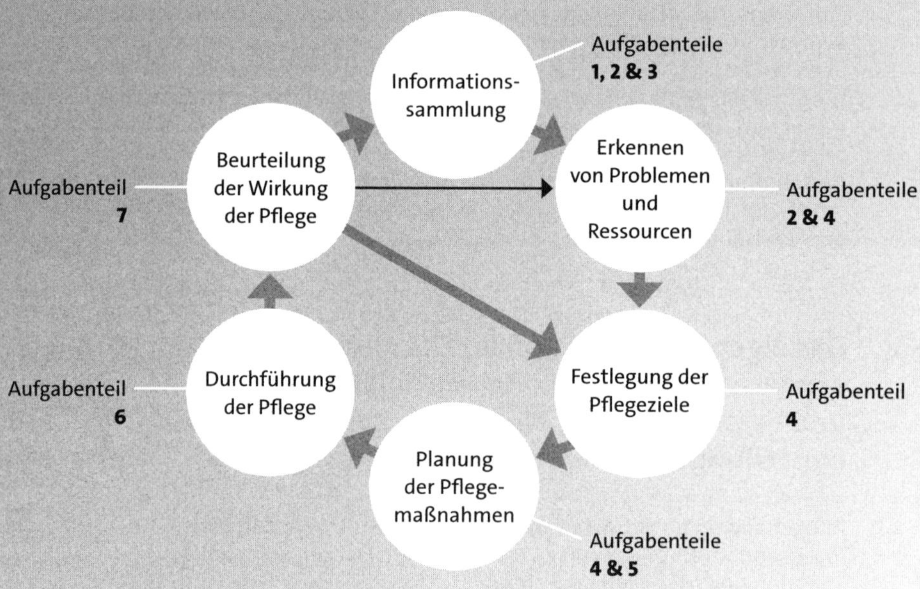

Mit dieser Aufgabe werden alle Phasen des Pflegeprozesses angesprochen:

Informationssammlung: Die Informationssammlung ist bei dieser Aufgabe umfangreich. Auszubildende befassen sich zuerst mit den Diagnosen allgemein und bekommen damit Hinweise auf die Erkrankung (Aufgabenteil 1). Anschließend beobachten die Auszubildenden die Betroffenen und sprechen mit ihnen (Aufgabenteil 2). Hier wird das Lehrbuchwissen mit der Lebensrealität übereinandergelegt (Aufgabenteil 3). Auszubildende lernen vor allem, die Individualität der zu Pflegenden wahrzunehmen. Sie beginnen psychiatrische Erkrankungen zu verstehen.

Erkennen von Problemen und Ressourcen: Durch die Beschreibung der erkannten Pflegeprobleme müssen Auszubildende die direkten und indirekten Daten der Betroffenen zu einzelnen Pflegeproblemen zusammenführen (Aufgabenteil 2). Hierüber können sie lernen, einzelne Pflegesysteme zu erfassen und in einen Zusammenhang zu bringen (Aufgabenteil 4).

Festlegung der Pflegeziele: Die Überlegung, welche Probleme die Personen am meisten belasten, hilft den Auszubildenden die Planung an der Person zu orientieren. Hierüber ist das Hauptproblem dann klar definiert, woraus in der logischen Konsequenz dann ein Ziel definiert werden kann. Durch den klaren Auftrag in Aufgabenteil 4 können Auszubildende lernen, Ziele an den Bedarfen der Personen zu formulieren.

Planung der Pflegemaßnahmen: Mithilfe der intensiven Auseinandersetzung mit einer Person erlangen Auszubildende vertieftes Wissen zu den Pflegebedarfen, Diagnosen und Therapien dieser Person (Aufgabenteil 4). In der Recherche werden Auszubildende Möglichkeiten zur Auseinandersetzung mit diesen Themen finden. Diese können nun auf die Person übertragen und angepasst werden (Aufgabenteil 5).

Durchführung der Pflege: An dieser Stelle lernen Auszubildende, psychiatrische Pflegemaßnahmen als solche zu erkennen. Bei der Durchführung des Aufgabenteils 6 kann auch der Benefit von solchen Maßnahmen deutlich werden. Somit wird ihnen im Prozess bewusst, dass beispielsweise Kartenspielen mehr ist, als nur Zeit totzuschlagen. Es fördert Kommunikation, Interaktionsfähigkeit, Konzentrationsfähigkeit und Erinnerungsvermögen.

Beurteilung der Wirkung der Pflege: Dieser Aspekt wird in vielen Pflegeplanungen innerhalb der Ausbildung nicht mehr durchgeführt. Jedoch ist es unerlässlich, die eigene pflegerische Qualität und Passung der Maßnahmen zu betrachten und anschließend auch anzupassen. Hier können Auszubildende erkennen, wie der Pflegeprozess bis zum Ende funktioniert und an welchem Punkt die Schleife von vorne beginnt. Praxisanleitungen können hier neue Maßnahmen oder die Anpassung der Maßnahmen besprechen, um das Verständnis für den Pflegeprozess anzubahnen (Aufgabenteil 7).

Arbeits- und Lernaufgabe 2

Auseinandersetzung mit psychiatrischen Diagnosen

Thema des Arbeits- und Lernangebotes	Aufgabenschwerpunkt	
Auseinandersetzung mit psychiatrischen Diagnosen	Recherche- und Durchführungsaufgabe	
Bearbeitungszeitpunkt	**Bearbeitungszeit**	**RAP**
Pflichteinsatz Psychiatrie	Ca. 5 Stunden	S. 77 ff.

Erläuterung

Psychiatrische Diagnosen sind sehr vielfältig. Sie werden von Ärzten und Ärztinnen gestellt. Psychiatrische Diagnosen finden sich in der ICD (Internationale Statistische Klassifikation der Krankheiten und verwandter Gesundheitsprobleme) wieder. Sie unterstehen dem gesellschaftlichen Wandel und verändern sich stetig. So ist beispielsweise 1991 die Homosexualität als psychische Störung gestrichen worden.

Wie Betroffene eine psychiatrische Diagnosestellung erleben, ist sehr individuell. Für die einen kann es Erleichterung bedeuten, da sie für ihr Leiden nun einen Begriff und die Symptome nun eine Ursache haben. Für andere wiederum kann daraus erst ein Leidensweg entstehen und es kann für sie Stigmatisierungen bedeuten.

Pflegemaßnahmen können betroffenen Personen helfen, ihre Ressourcen auszubauen, Strategien im Umgang mit den Symptomen zu finden und helfen, die Erkrankung zu akzeptieren.

Zu fördernde Kompetenzen

I.1 Die Pflege von Menschen aller Altersstufen verantwortlich planen, organisieren, gestalten, durchführen, steuern und evaluieren

II.1 Kommunikation und Interaktion mit Menschen aller Altersstufen und ihren Bezugspersonen personen- und situationsbezogen gestalten und eine angemessene Information sicherstellen

II.3 Ethisch reflektiert handeln

III.1 Verantwortung in der Organisation des qualifikationsheterogenen Pflegeteams übernehmen

V.1 Pflegehandeln an aktuellen wissenschaftlichen Erkenntnissen, insbesondere an pflegewissenschaftlichen Forschungsergebnissen, Theorien und Modellen ausrichten

V.2 Verantwortung für die Entwicklung (lebenslanges Lernen) der eigenen Persönlichkeit sowie das berufliche Selbstverständnis übernehmen

Aufgabenstellung

1. Suchen Sie sich gemeinsam mit Ihrem Praxisanleitenden eine betroffene Person aus. Recherchieren Sie zu der psychiatrischen Diagnose. Wodurch zeigt sich die Erkrankung? Welche Therapieansätze gibt es? Wann hat der Mensch die Diagnose erhalten?
2. Gehen Sie mit der betroffenen Person ins Gespräch. Fragen Sie nach der Entstehung der Erkrankung. Achten Sie auf Hinweise zu Merkmalen und den Umgang mit der Erkrankung. Gehen Sie auch auf die Emotionen ein, die die Person im Hinblick auf die eigene Diagnose hat.
3. Gleichen Sie Ihre Beobachtungen und die Aussagen der Person mit den Merkmalen der Erkrankung ab. Was stimmt überein, was weicht ab?
4. Überlegen Sie, was die betroffene Person am meisten belastet. Schreiben Sie hierfür eine Pflegeplanung. Welche Probleme spielen hinein, welche Ressourcen sind hilfreich, welche Maßnahmen können angewendet werden?
5. Stellen Sie Ihrer Praxisanleitung Ihre Ergebnisse vor. Überlegen Sie gemeinsam, welche Maßnahmen für die Person am passendsten sind.
6. Führen Sie die Maßnahmen mit der betroffenen Person durch. Holen Sie sich Unterstützung durch Ihre Praxisanleitung oder Pflegepersonen des Einsatzortes.
7. Evaluieren Sie: War die Maßnahme hilfreich? Würden Sie etwas anpassen?

Reflexion

- Lesson learned: Was nehmen Sie aus dieser Aufgabe mit? Würden Sie etwas anders machen? Was war hilfreich?
- Was denken Sie über psychiatrische Diagnosen? Welche Probleme können auftreten? Wie war das Erhalten der Diagnose für die Person?
- Hat sich Ihre Einstellung zu psychisch erkrankten Personen verändert? Warum?

Downloadmaterialien

- Arbeits- und Lernaufgabe 2: Auseinandersetzung mit psychiatrischen Diagnosen
- Pflegeplanungsbogen

Vertiefung

BfArM – Bundesinstitut für Arzneimittel und Medizinprodukte (2022): Internationale statistische Klassifikation der Krankheiten und verwandter Gesundheitsprobleme, 10. Revision, German Modification. https://www.bfarm.de/SharedDocs/Downloads/DE/Kodiersysteme/klassifikationen/icd-10-gm/version2023/icd10gm2023syst-pdf_zip.html (23.11.2023).

Sauter, D.; Abderhalden, C.; Needham, I. & Wolff, S. (Hg.) (2023): Lehrbuch Psychiatrische Pflege. Bern: Hogrefe.

Smith, G. (2018): Psychiatrische Pflege auf einen Blick. Psychische Gesundheit erhalten und fördern. Bern: Hogrefe.

3 | Unterbringung gegen den eigenen Willen

Insbesondere temporäre freiheitsentziehende Maßnahmen müssen transparent und nachvollziehbar begründet sein (Hemkendreis & Nienaber 2015). Die psychiatrische Pflege soll sich in diesem Kontext als unterstützenden Faktor für die Bewahrung der Freiheitsrechte der psychisch erkrankten Menschen verstehen (DfPP 2016). Die forensische Psychiatrie bildet hier eine Ausnahme, da der Unterbringung immer ein Gerichtsprozess zugrunde liegt. Aber auch in diesem Setting müssen die Freiheitsrechte so weit wie möglich gewahrt werden.

Diese Lernaufgabe dient einer ersten Auseinandersetzung mit dem Themengebiet der freiheitsentziehenden Maßnahmen. Auszubildende im dritten Ausbildungsdrittel haben in der Regel freiheitsentziehende Maßnahmen, teilweise auch ohne richterliche Anordnung, bereits erlebt. Situationen hierfür können beispielsweise sein, dass Personen im Rollstuhl so vor den Tisch platziert werden, dass sie nicht mehr alleine aufstehen können, die Fixierung einer Hand, damit sie sich die Magensonde nicht ziehen können oder das Hochstellen der Bettgitter, damit die Personen nicht aus dem Bett stürzen. Diese Situationen stellen Konflikte für die Auszubildenden dar und sie offenbaren eine Lücke zwischen Anforderungen (Gesetze, best practice) und täglichem Handeln.

Im Rahmen dieser Lernaufgabe sollen Auszubildende beginnen, den rechtlichen Hintergrund zu verstehen und ethische Konflikte im Umgang mit Menschen zu reflektieren. Vorerfahrungen aus dem Bereich Langzeitpflege und klinische Pflege fließen in die Lernaufgabe mit ein. Um die ethische Reflexion durchführen zu können, müssen sich die Auszubildenden in die Situation und das Erleben von Betroffenen hineinversetzen. Sie sollen beginnen, eine professionelle Haltung innerhalb der psychiatrischen Pflege einzunehmen.

Lernziele

- Auszubildende erkennen den ethischen Konflikt zwischen Sicherheit und Freiheit.
- Auszubildende können sich in die Betroffenen hineinversetzen und können ihre Ängste, Sorgen und Bedarfe nachvollziehen.
- Auszubildende erkennen die eigenen Ängste, Sorgen und Vorurteile und können diese benennen.

Eine gute Grundlage für den Umgang mit freiheitsentziehenden Maßnahmen und vor allem Deeskalation bietet hier die AWMF S3-Leitlinie »Verhinderung von Zwang: Prävention und Therapie aggressiven Verhaltens bei Erwachsenen«.

Bedingungen der Lernaufgabe

Zeitpunkt	Drittes Ausbildungsdrittel
	Pflichteinsatz psychiatrische Versorgung, Vertiefungseinsatz
Einsatzsetting	Stationäre Wohneinrichtung
	Klinische Psychiatrie, forensische Psychiatrie
Anforderungsniveau	Mittel
Aufgabenschwerpunkt	Recherche und Beobachtung
Voraussetzung	Personen, die gegen ihren Willen untergebracht sind (PsychKG, Forensik)
	Begleitung von Fachpersonen in der Kontaktaufnahme
Unterstützungsbedarfe	Enge Begleitung durch Fachpersonen in der Aktenrecherche und Gesprächen mit Betroffenen
Rahmenbedingungen	Zugang zu Pflegeberichten
	Rückzugsmöglichkeit zu Recherchezwecken
	Zugang zu Fachliteratur und Internet

Bei dieser Lernaufgabe ist eine enge Begleitung der Auszubildenden besonders wichtig. Menschen in einer Isolierung oder Fixierung sind ganz besonders verletzbar. Auch können Auszubildende in der Regel noch nicht souverän mit eskalierenden Situationen umgehen. Die Auszubildenden sollten daher sicher in der Kontaktaufnahme sein und sich ebenso sicher in ihrem Auftreten fühlen. Auch muss zwingend vorab eingeschätzt werden, ob die Betroffenen in der Lage sind, mit den Auszubildenden zu sprechen und die Aufgabe darf sich nicht negativ auf den Genesungsprozess auswirken.

Einordnung der Kompetenzen in den Rahmenausbildungsplan

I Die Pflege von Menschen aller Altersgruppen verantwortlich planen, organisieren, gestalten und evaluieren

I.3 Pflegeprozesse und Pflegediagnostik von Menschen aller Altersstufen in hochbelasteten und kritischen Lebenssituationen verantwortlich planen, organisieren, gestalten, durchführen, steuern und evaluieren

Im Rahmen des Pflegeprozesses erheben Auszubildende mit der Auseinandersetzung der Aktengrundlage, des Erfahrungswissens der professionell Pflegenden und der Sichtweise von Betroffenen Informationen, die grundlegend für den Pflegeprozess sind. Hieraus könnten Pflegediagnosen, wie »Sicherheitsverstöße oder Störverhalten« oder »Aggressives und/oder gewalttätiges Verhalten« entstehen. »Aufbau einer tragfähigen Beziehung« als Basismaßnahme in der Arbeit mit psychisch kranken Menschen kann daraus folgen, worüber den Auszubildenden das In-Kontakt-Bleiben mit den Menschen während einer freiheitsentziehenden Maßnahme als besonders relevant herausgestellt werden sollte. Die Situation, in der sich Menschen befinden, die freiheitsentziehende Maßnahmen erleben, gilt für sie als hochbelastend. Daher sollen Auszubildende zu Beginn ein Verständnis für die Situation und Bedarfe der Betroffenen entwickeln.

I.4 In lebensbedrohlichen sowie in Krisen- oder Katastrophensituationen zielgerichtet handeln

Grund für eine freiheitsentziehende Maßnahme kann beispielsweise akute Suizidalität sein, wodurch die Auszubildenden den Umgang mit Schutzmaßnahmen für eine akut lebensbedrohliche Situation kennenlernen. In Fällen, in denen Menschen wegen aggressiven Verhaltens eine freiheitsentziehende Maßnahme erleben, gilt die Maßnahme als Verhinderung einer schwerwiegenden Krisensituation. Solche Situationen sind tendenziell typisch für psychiatrische Versorgungssettings und sind in somatischen Kontexten seltener vertreten. Daher bietet diese Lernaufgabe eine seltene Chance zu lernen, mit strukturierten, deeskalierenden und freiheitsentziehenden Maßnahmen umzugehen.

II Kommunikation und Beratung personen- und situationsorientiert gestalten

II.1 Kommunikation und Interaktion mit Menschen aller Altersstufen und ihren Bezugspersonen personen- und situationsbezogen gestalten und eine angemessene Information sicherstellen

Die Kommunikation in krisenhaften Situationen zu gestalten, stellt eine besondere Herausforderung dar. Die Hierarchie, die durch eine Fixierung natürlicherweise entsteht, beeinflusst die Kommunikation beträchtlich. Daher kann in der direkten Situation ein Gespräch mit dem Menschen auf Auszubildende überfordernd wirken. Die Beobachtung von professionell Pflegenden im Kontakt mit den Betroffenen kann erste Hinweise darauf geben, welche Aspekte der Kommunikation und Beziehungsgestaltung in der psychiatrischen Intensivbetreuung besonders relevant sind.

II.3 Ethisch reflektiert handeln

Über das Reflektieren der persönlichen Vorerfahrungen und das Gespräch mit Menschen, die eine freiheitsentziehende Maßnahme erlebt haben, nehmen die Auszubildenden einerseits die Perspektive der Betroffenen ein, andererseits bemerken sie möglicherweise fehlerhafte Anwendung von Freiheitsentzug aus ihren bisherigen Erfahrungen. Hierdurch entwickeln sie ein ethisches Verständnis für Konfliktsituationen und können ihr Verhalten darauf anpassen. Ethische Konflikte sind selten einfach lösbar, dennoch ist das Erkennen von Konflikten besonders relevant für den Lernprozess. Auszubildende prüfen ihre ethischen Wertvorstellungen und können dadurch ein Gefühl für berufsethische Fragestellungen und Konflikte entwickeln.

IV Das eigene Handeln auf der Grundlage von Gesetzen, Verordnungen und ethischen Leitlinien reflektieren und begründen

IV.2 Versorgungskontexte und Systemzusammenhänge im Pflegehandeln berücksichtigen und dabei ökonomische und ökologische Prinzipien beachten

Durch die Auseinandersetzung mit den Gesetzesgrundlagen und die Anwendung auf den Fall in der Praxis, entwickeln die Auszubildenden ein grundlegendes Verständnis für die rechtlichen Rahmenbedingungen, die insbesondere in akutpsychiatrischen Bereichen relevant sind. Hierüber lernen sie Rechte psychisch erkrankter Menschen zu erkennen und diese zu wahren. In Bezug auf eine freiheitsentziehende Maßnahme lernen Auszubildende zudem Rahmenbedingungen der jeweiligen Einrichtung kennen. Sie werden an dieser Stelle an Grenzen stoßen und bemerken, dass nicht immer eine vorherige Deeskalation möglich ist. Sie werden merken, dass die Pflegepersonen nur begrenzte Kapazitäten haben, die räumliche

Situation nicht immer optimal ist oder sich die Bedarfe der Person nicht mit den Möglichkeiten oder dem Auftrag der Einrichtung decken. Auch in Bezug auf die außerklinische Versorgung psychisch kranker Menschen werden sie Grenzen des Versorgungssystems kennenlernen.

V Das eigene Handeln auf der Grundlage von wissenschaftlichen Erkenntnissen und berufsethischen Werthaltungen und Einstellungen reflektieren und begründen

V.1 Pflegehandeln an aktuellen wissenschaftlichen Erkenntnissen, insbesondere an pflegewissenschaftlichen Forschungsergebnissen, Theorien und Modellen ausrichten

Im Rahmen der Beobachtung der Situation und der professionell Pflegenden werden die Auszubildenden einige Assessments und Dokumentationsgrundlagen der psychiatrischen Pflege kennenlernen. Das Bewusstsein für den Einsatz evidenzbasierter Instrumente zur Risikoeinschätzung kann in diesem Zusammenhang beispielsweise die Brøset-Gewalt-Checklist oder als Instrument zur Überwachung suizidgefährdeter Menschen die Suicidal Patient Observation Chart sein. Hierdurch können die Auszubildenden ein Verständnis für pflegewissenschaftliche Erkenntnisse entwickeln.

V.2 Verantwortung für die Entwicklung (lebenslanges Lernen) der eigenen Persönlichkeit sowie das berufliche Selbstverständnis übernehmen

Durch die intensive Auseinandersetzung mit der Situation und die Beobachtung von professionell Pflegenden erkennen Auszubildende Handlungen, die Ihnen möglicherweise verborgen geblieben wären. Aufgabe der Praxisanleitung im Rahmen der Reflexion ist es, auf Besonderheiten hinzuweisen und diese für den Auszubildenden sichtbar und damit greifbar zu machen. Auszubildende erkennen somit eine Besonderheit der Beziehungsgestaltung in hochbelastenden Situationen und können diese für ihr eigenes Handeln reflektieren. Diese Auseinandersetzung hilft, das eigene berufliche Selbstverständnis zu entwickeln und auszubauen.

Orientierung am Pflegeprozess

Mit dieser Aufgabe werden drei Phasen des Pflegeprozesses angesprochen:

Informationssammlung: Auszubildende lernen, sich direkte (Aufgabenteile 2 & 3) und indirekte Informationen (Aufgabenteil 4) zu pflegebedürftigen Menschen zu erarbeiten. Sie lernen, mit Unterstützung den Belastungsgrad der Betroffenen einzuschätzen und ihre Informationssammlung darauf abzustimmen (Aufgabenteil 3).

Erkennen von Problemen und Ressourcen: Durch die Beobachtung (Aufgabenteil 4) erkennen Auszubildende, welche Probleme und Ressourcen in der Beziehungsgestaltung mit professionell Pflegenden auftreten können. Durch den direkten Kontakt mit den Betroffenen versetzen sich Auszubildende in deren Lage und können daraus Ressourcen ableiten (z. B. kommunizieren können, Bedürfnisse äußern können). Sie erkennen Probleme, die zu einer Unterbringung geführt haben (z. B. Stimmen hören, Suizidabsichten; Aufgabenteil 3).

Beurteilung der Wirkung der Pflege: Über die Beobachtung der Fachpersonen können die Auszubildenden erkennen und filtern, welche Maßnahmen welche Wirkung auf Betroffene haben (Aufgabenteile 4 & 6).

ABBILDUNG 12 **Verortung der Arbeits- und Lernaufgabe 3, Unterbringung gegen den eigenen Willen, im Pflegeprozess nach Fiechter und Meyer**

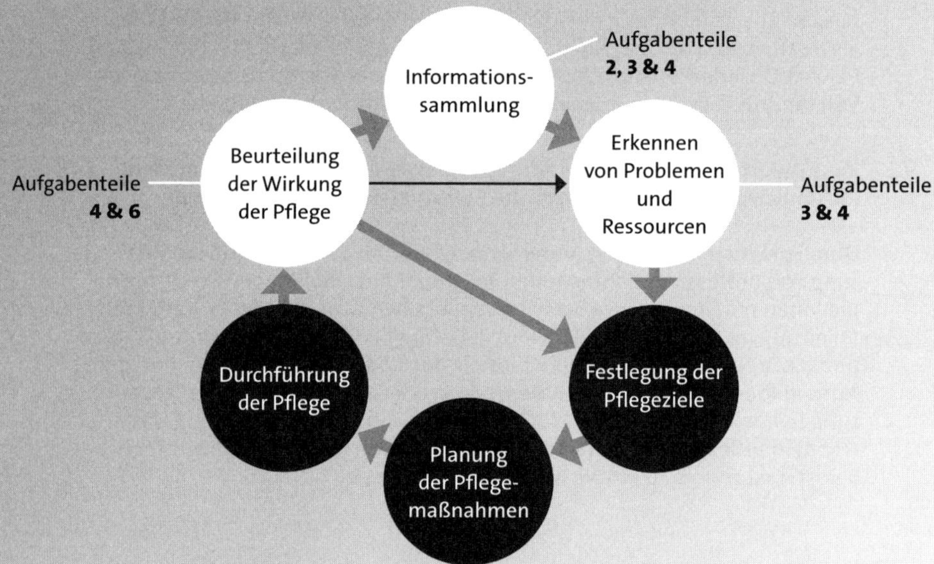

Arbeits- und Lernaufgabe 3

Unterbringung gegen den eigenen Willen

Thema des Arbeits- und Lernangebotes	Aufgabenschwerpunkt
Fixierungen und andere Zwangsmaßnahmen	Recherche- und Beobachtungsauftrag Reflexionsauftrag

Bearbeitungszeitpunkt	Bearbeitungszeit	RAP
Drittes Ausbildungsdrittel Pflichteinsatz Psychiatrie	Zwei Stunden	S. 77 ff.

Erläuterung

Im Fokus von psychiatrischen Kliniken steht die Behandlung und Begleitung von Menschen mit seelischen Erkrankungen. Die Lebensqualität soll für diese Menschen erhalten oder gefördert werden. Jedoch haben psychiatrische Einrichtungen auch eine gesellschaftliche Ordnungsfunktion. In manchen Fällen kommt es daher zu einer Unterbringung gegen den Willen der Menschen. Diese Situationen greifen stark in die Persönlichkeitsrechte dieser Menschen ein und sind daher besonders sensibel zu handhaben. Dieser Auftrag bietet einen Einblick in die Rechtsgrundlagen und die möglichen ethischen Konflikte in solchen Situationen.

Zu fördernde Kompetenzen

I.3	Pflegeprozesse und Pflegediagnostik von Menschen aller Altersstufen in hochbelasteten und kritischen Lebenssituationen verantwortlich planen, organisieren, gestalten, durchführen, steuern und evaluieren
I.4	In lebensbedrohlichen sowie in Krisen- oder Katastrophensituationen zielgerichtet handeln
II	Kommunikation und Beratung personen- und situationsorientiert gestalten
II.1	Kommunikation und Interaktion mit Menschen aller Altersstufen und ihren Bezugspersonen personen- und situationsbezogen gestalten und eine angemessene Information sicherstellen
II.3	Ethisch reflektiert handeln
IV	Das eigene Handeln auf der Grundlage von Gesetzen, Verordnungen und ethischen Leitlinien reflektieren und begründen

IV.2 Versorgungskontexte und Systemzusammenhänge im Pflegehandeln berücksichtigen und dabei ökonomische und ökologische Prinzipien beachten

V Das eigene Handeln auf der Grundlage von wissenschaftlichen Erkenntnissen und berufsethischen Werthaltungen und Einstellungen reflektieren und begründen

V.2 Verantwortung für die Entwicklung (lebenslanges Lernen) der eigenen Persönlichkeit sowie das berufliche Selbstverständnis übernehmen

Aufgabenstellung

1. Recherchieren Sie in der bestehenden Rechtsgrundlage (z. B. PsychKG, StrUG). Welche Voraussetzungen gibt es für die Unterbringung?
2. Informieren Sie sich zu einem untergebrachten Menschen auf Ihrer Station. Warum ist dieser Mensch untergebracht? Lesen Sie dafür die Einträge in der Akte und befragen Sie die professionell Pflegenden dazu.
3. Befragen Sie die betroffene Person zu seiner Sichtweise in Bezug auf die Unterbringung. Sollte dies nicht möglich sein, suchen Sie sich gemeinsam mit Ihrer Praxisanleitung eine Person mit Erfahrung zu Zwangsmaßnahmen aus, die Sie befragen.
4. Beobachten Sie den Umgang professionell Pflegender mit diesem Menschen. Gibt es Besonderheiten in der professionellen Beziehungsgestaltung?
5. Überlegen Sie, welche ethischen Konflikte es im Zusammenhang mit einer Zwangsunterbringung von Menschen geben könnte.
6. Was ist notwendig, um diese höchst vulnerablen Momente so professionell wie nur möglich für die untergebrachten Personen zu gestalten?
7. Besprechen Sie Ihre Ergebnisse mit Ihrer Praxisanleitung und ergänzen Sie fehlende Aspekte.

Reflexion

- Lesson learned: Welche Aspekte würden Sie zukünftig in Ihrem professionellen Handeln anders machen? Was möchten Sie für Ihr berufliches Handeln übernehmen?
- Was fiel Ihnen leicht in der Bearbeitung der Aufgabe? Was empfanden Sie eher schwierig?
- Wie ist Ihre Haltung zu dem Thema Unterbringung gegen den Willen?

Downloadmaterialien

- Arbeits- und Lernaufgabe 3, Unterbringung gegen den eigenen Willen
- Reflexionsbogen für die Arbeits- und Lernaufgabe 3, Unterbringung gegen den eigenen Willen

Vertiefung

DGPPN – Deutsche Gesellschaft für Psychiatrie und Psychotherapie, Psychosomatik und Nervenheilkunde e. V. (Hg.) (2023): S3-Leitlinie »Verhinderung von Zwang: Prävention und Therapie aggressiven Verhaltens bei Erwachsenen: https://register.awmf.org/de/leitlinien/detail/038-022 (23.11.2023)

Harlos, C. (2023): Pflegende im Zwiespalt. Reaktionen Pflegender auf moralische Belastungssituationen. Psychiatrische Pflege (8)5: 1–3.

Hax-Schoppenhorst, T. (2023): Forensische Psychiatrie. In: Sauter, D.; Abderhalden, C.; Needham, I. & Wolff, S. (Hg.): Lehrbuch psychiatrische Pflege, S. 1379–1386. Bern: Hogrefe.

4 | Eigene Emotionen bei Zwang und Gewalt erkennen und reflektieren

Auszubildende erleben in ihrer Ausbildung viele Situationen, die mit Zwang und Gewalt zu tun haben. Sei es die Bewohnerin, die daran gehindert wird, in den Garten zu gehen, der Patient, der nach einer Operation stetig klingelt, um nach Schmerzmitteln zu fragen, den man etwas warten lässt oder die übergewichtige bettlägerige Person, die man mit Kraft auf die Seite ziehen muss, um den Rücken zu waschen. Beispiele gibt es viele, auch in der psychiatrischen Pflege sind Gewalt und Zwang nicht immer vermeidbar (Needham & Sauter 2023). Gewalt hat viele Ausdrucksformen und ebenso viele Ursachen. So kann Gewalt und auch Zwang ein Ausdruck von Hilflosigkeit sein oder auch die Abwehr von schwerwiegenden Folgen für die Gesundheit der Person. Solche Situationen gehören zum Pflegealltag, sollten jedoch stets reflektiert werden. Insbesondere im Hinblick auf die eigene Rolle und die Ursachen, die zu dieser Situation geführt haben. Die psychiatrische Pflege ist insbesondere im Hinblick auf freiheitsentziehende Maßnahmen und Zwangsmedikationen sehr sensibilisiert. Auszubildende erleben an dieser Stelle vielfach erstmalig, dass diese Maßnahmen mit richterlichem Beschluss durchgeführt werden und blicken neu auf Situationen ihrer bisherigen Einsätze. Auszubildende lernen stark am Vorbild. Erleben sie Krisensituationen, orientieren sie sich auch an den Menschen, die an der Situation beteiligt waren. Jedoch bleiben Auszubildenden innere Verarbeitungsmuster und Verarbeitungsstrategien, die erfahrene Kolleginnen und Kollegen haben, verborgen. Somit kann es zu einer Verdrängung der eigenen Emotionen kommen, was sich auf die spätere Berufstätigkeit auswirken kann. Daher dient diese Lernaufgabe als Anstoß, über erlebte und möglicherweise belastende Situationen zu sprechen. Dies kann ein erster Schritt sein, belastende Situationen zu verarbeiten und in das eigene Wertesystem einzuordnen. Auszubildende sollen lernen, ihre Emotionen wahrzunehmen und Strategien zu entwickeln, gewaltvolle Situationen zu vermeiden bzw. für sich zu verarbeiten.

Lernziele

- Auszubildende nehmen ihre eigenen Emotionen im Zusammenhang mit Gewalt und Zwang wahr.
- Auszubildende entwickeln Strategien, um mit belastenden Situationen umzugehen.
- Auszubildende schärfen ihr eigenes Wertesystem.
- Auszubildende erkennen mögliche Auslöser von Gewaltsituationen in der beruflichen Pflege.
- Auszubildende setzen sich mit gesetzlichen Grundlagen auseinander und setzen diese in Kontext mit ihren eigenen Werten.

Das Sprechen über die eigenen Emotionen hilft, Situationen zu verarbeiten. Auszubildende brauchen einen Fürsprecher in der Praxis, der sich Zeit nimmt und sie stärkt. Eine vertraute Bezugsperson hilft den Auszubildenden sich zu entwickeln.

Bedingungen der Lernaufgabe

Zeitpunkt	Zu jedem Einsatzzeitpunkt möglich
	Erster Einsatz in einem psychiatrischen Setting
Einsatzsetting	Alle Settings
Anforderungsniveau	Gering bis Mittel
Aufgabenschwerpunkt	Beobachtung
Voraussetzung	Erleben von Gewalt in der Pflege
Unterstützungsbedarfe	Gespräche
Rahmenbedingungen	Zeit, um die Aufgabe zu bearbeiten
	Angenehme Gesprächsatmosphäre für die Reflexion
	Rückzugsmöglichkeit zu Recherchezwecken
	Zugang zu Fachliteratur und Internet

Situationen, die gewaltvoll sind, müssen immer und unabhängig von dieser Reflexionsaufgabe nachbesprochen werden. Diese Aufgabe ist vor allem ein erster Anstoß zum Benennen ethischer Konflikte und der Betrachtung der eigenen Rolle von Auszubildenden in solchen Situationen.

Diese Aufgabe kann bezogen auf den aktuellen Einsatz, aber auch rückwirkend gestellt werden.

Einordnung der Kompetenzen in den Rahmenausbildungsplan

II Kommunikation und Beratung personen- und situationsorientiert gestalten

II.1 Kommunikation und Interaktion mit Menschen aller Altersstufen und ihren Bezugspersonen personen- und situationsbezogen gestalten und eine angemessene Information sicherstellen

In Situationen, die mit Gewalt einhergehen, ist die Kommunikation von großer Bedeutung. Neben dem gesprochenen Wort kommt es auch zu deutlicher nonverbaler Kommunikation. Im Rahmen dieser Aufgabe betrachten Auszubildende die Situation als Gesamtsituation, in der auch ein bewusster Blick auf die Kommunikation geworfen werden muss. An der Kommunikation können u. a. Veränderungsprozesse und Ansatzpunkte zur Vermeidung von Gewalt festgemacht werden.

II.3 Ethisch reflektiert handeln

Diese Lernaufgabe initiiert die Reflexion einer Krisensituation. Auszubildende werden mithilfe dieser Aufgabe auf ethische Dilemmasituationen aufmerksam gemacht und beginnen über diese nachzudenken. Hierüber können Sie ethische Konflikte benennen und sich innerhalb dieser positionieren. Sie lernen, dass sich ethische Konflikte nicht immer lösen lassen und dass es unterschiedliche Positionen und Haltungen im Umgang damit in der beruflichen Pflege gibt.

III Intra- und interprofessionelles Handeln in unterschiedlichen systemischen Kontexten verantwortlich gestalten und mitgestalten

III.1 Verantwortung in der Organisation des qualifikationsheterogenen Pflegeteams übernehmen

Durch die Reflexion einer erlebten Situation, mit der Betrachtung der eigenen Rolle in der Situation, übernehmen Auszubildende Verantwortung für ihr eigenes Handeln und ihre Beteiligung im Team in solchen Kontexten.

Der Blick auf sich selbst und das Zutun zu Situationen kann Auszubildende vor eine Herausforderung stellen, wobei sie lernen müssen, Selbstkritik auszuhalten.

IV Das eigene Handeln auf der Grundlage von Gesetzen, Verordnungen und ethischen Leitlinien reflektieren und begründen

IV.2 Versorgungskontexte und Systemzusammenhänge im Pflegehandeln berücksichtigen und dabei ökonomische und ökologische Prinzipien beachten

Im zweiten Teil dieser Aufgabe befassen sich die Auszubildenden mit den gesetzlichen Grundlagen von freiheitsentziehenden Maßnahmen. Sie erleben im Praxiskontext den Umgang mit Gesetzen und müssen diese mit ethischen Leitlinien übereinbringen. Viele Situationen sind Grenzsituationen, die kein klares Vorgehen ermöglichen, einen hohen Handlungsdruck beinhalten und emotional aufgeladen sind. Die Auszubildenden sollen die Konflikte benennen und eigene Gefühle dazu aufdecken. Die ethische Grundhaltung der Auszubildenden besteht aus Werten und Einstellungen, die sie aus ihrer Lebenserfahrung mitbringen und entwickeln. Diese Haltung ist verborgen und nur schwer begründbar. Die Auseinandersetzung damit hilft den Auszubildenden, ihre ethischen Werte zu erkennen und sie zu reflektieren. Diese intensive Auseinandersetzung kann auch zu Begründungen für die eigene Einstellung führen und somit dazu beitragen, sie zu festigen oder zu überdenken. Hieraus entsteht letztendlich ihre berufsethische Wertehaltung, die sie mithilfe dieser Aufgabe beginnen können zu reflektieren und auszubauen.

V Das eigene Handeln auf der Grundlage von Gesetzen, Verordnungen und ethischen Leitlinien reflektieren und begründen

V.2 Verantwortung für die Entwicklung (lebenslanges Lernen) der eigenen Persönlichkeit sowie das berufliche Selbstverständnis übernehmen

Im Rahmen dieser Lernaufgabe bauen die Auszubildenden ihr berufliches Selbstverständnis weiter aus. So bringen sie ihre Wertehaltung als großen Anteil ihres Selbstverständnisses mit ein.

Zudem erleben sie Psychohygiene und Entlastungsgespräche als Mittel der Gesunderhaltung. Sie erfahren, dass sich auch erfahrene beruflich Pflegende mit solchen Themen und Unsicherheiten befassen. Im besten Fall bekommen sie zudem Hinweise zu weiteren Hilfesystemen, wie beispielsweise kollegialer Beratung.

Orientierung am Pflegeprozess

ABBILDUNG 13 **Verortung der Arbeits- und Lernaufgabe 4, Eigene Emotionen bei Zwang und Gewalt erkennen und reflektieren, im Pflegeprozess nach Fiechter und Meyer**

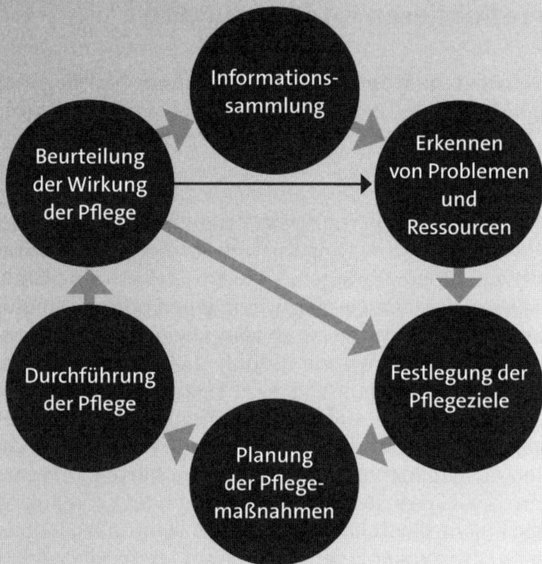

Diese Aufgabe befasst sich nicht mit dem Pflegeprozess selbst. Sie dient der Betrachtung der eigenen Emotionen in ethischen Grenzsituationen und soll somit einen Anstoß zum Besprechen von belastenden Situationen bieten.

Arbeits- und Lernaufgabe 4

Eigene Emotionen bei Zwang und Gewalt erkennen und reflektieren

Thema des Arbeits- und Lernangebotes	Aufgabenschwerpunkt	
Eigene Emotionen bei Zwang und Gewalt	Reflexionsaufgabe	
Bearbeitungszeitpunkt	**Bearbeitungszeit**	**RAP**
Ab dem ersten Ausbildungsdrittel	Ca. 1 Stunde	S. 77 ff.

Erläuterung

Durch ihre Ordnungsfunktion muss in der Psychiatrie teilweise auch Zwang ausgeübt werden, um eben dieser Funktion Rechnung zu tragen. Gewalt und Zwang haben unterschiedliche Ausdrucksformen und stehen häufig am Ende einer Entstehungsgeschichte, die durch eine Verkettung von unterschiedlichen Einflüssen bedingt ist (Needham & Sauter 2023). Diese Verkettung mit ihren Einflüssen zu erkennen ist der erste Schritt, um präventiv handeln zu können. Berufliche Pflege und professionelles Verhalten zeichnen sich in diesem Zusammenhang dadurch aus, dass Pflegende aus jeder Situation lernen, um zukünftige Verläufe positiv beeinflussen zu können.

Gewalt findet in unterschiedlicher Ausprägungsform in nahezu jedem Setting statt, sollte jedoch nie die Standardsituation bilden. Reflexionen von Eskalationen dienen aber nicht nur der Prävention solcher Situationen, sondern auch dem eigenen Umgang mit diesen belastenden Situationen.

Zu fördernde Kompetenzen

II.1 Kommunikation und Interaktion mit Menschen aller Altersstufen und ihren Bezugspersonen personen- und situationsbezogen gestalten und eine angemessene Information sicherstellen

II.3 Ethisch reflektiert handeln

III.1 Verantwortung in der Organisation des qualifikationsheterogenen Pflegeteams übernehmen

IV Das eigene Handeln auf der Grundlage von Gesetzen, Verordnungen und ethischen Leitlinien reflektieren und begründen

V Das eigene Handeln auf der Grundlage von wissenschaftlichen Erkenntnissen und berufsethischen Werthaltungen und Einstellungen reflektieren und begründen

V.2 Verantwortung für die Entwicklung (lebenslanges Lernen) der eigenen Persönlichkeit sowie das berufliche Selbstverständnis übernehmen

Aufgabenstellung

1. Denken Sie an eine Situation, in der Sie Zwangsmaßnahmen erlebt haben, zurück. Beschreiben Sie diese Situation in Stichpunkten.
2. Beschreiben Sie Ihre eigene Rolle in der Situation.
3. Überlegen Sie: Wie haben Sie sich in der Situation gefühlt? Welche Gefühle hatten Sie nach der Situation?
4. Hätte die Situation aus Ihrer Perspektive verhindert werden können? Wenn ja, wie? Wenn nein, warum?

Reflexion

- Lesson learned: Was nehmen Sie aus dieser Aufgabe mit?
- Hat sich durch diese Aufgabe Ihr Blick auf bisher erlebte Situationen verändert?
- Gibt es Strategien, die Sie anwenden können, um mit emotional fordernden Situationen umzugehen?

Ergänzung: Pflichteinsatz in der psychiatrischen Versorgung

1. Setzen Sie sich mit der Gesetzesgrundlage Psych KG auseinander. Unter welchen Umständen kann man freiheitsentziehende Maßnahmen anwenden?
2. Waren diese Umstände bei der von Ihnen beschriebenen Situation gegeben? Erläutern Sie diese.

Downloadmaterialien

- Arbeits- und Lernaufgabe 4: Eigene Emotionen bei Zwang und Gewalt erkennen und reflektieren

Vertiefung

Walter, G.; Oud, N. & Nau, J. (2023): Aggression und Gewalt. In: Sauter, D.; Abderhalden, C.; Needham, I. & Wolff, S. (Hg.): Lehrbuch Psychiatrische Pflege, S. 682–726 Bern: Hogrefe.

Mahler, L.; Wullschleger, A. & Oster, A. (2022): Nachbesprechung von Zwangsmaßnahmen. Ein Praxisleitfaden. Köln: Psychiatrie Verlag.

5 | Coping-Strategien in der Pflege

Coping-Strategien sind Stressbewältigungsstrategien, die Menschen dabei helfen, mit herausfordernden und belastenden Situationen umzugehen. Mithilfe von Coping-Strategien kann die persönliche Resilienz, auch psychische Widerstandskraft genannt, gestärkt werden (Faltermeier & Lessing 2021). Erfolgreiches Coping zeichnet sich dadurch aus, dass Personen lernen, mit stressigen Situationen umgehen zu können und für sich Möglichkeiten gefunden haben, diese zu verarbeiten. Jeder Mensch wendet solche Strategien bewusst, aber auch unbewusst an. Die erfolgreiche Bewältigung hängt maßgeblich von der Verfügbarkeit solcher Strategien ab.

Um Menschen mit seelischen Verletzungen Möglichkeiten zu bieten, mit Krisen besser umgehen zu können, brauchen sie unterschiedliche Bewältigungsstrategien. Hier ist es sinnvoll, dass Pflegende auf solche Strategien aufmerksam machen und diese mit den betroffenen Personen einüben.

Auszubildende sind in der Regel sehr verrichtungsorientiert, da sie dies in vorherigen Einsätzen eingeübt haben. Diese Aufgabe kann die Sichtweise auf allgemeine Pflegemaßnahmen ändern. Kommunikation und Beratung finden in nicht psychiatrischen Settings oft nebenbei statt. Diese Aufgabe lenkt den Blick auf das Erkennen, Analysieren und Bereitstellen von alternativen Handlungsstrategien zu (schädlichen) Verhaltensweisen.

Neben der fachlichen Vermittlung von Strategien soll diese Aufgabe Reflexionsprozesse für die eigenen Coping-Strategien initiieren. Auszubildende der Pflege sind durch die allgemeinen Rahmenbedingungen (Schichtdienst, hohe Verantwortung, hoher Arbeitsdruck) stark stressbelastet. Hinzu kommt die Nähe zur Abschlussprüfung im dritten Ausbildungsdrittel, wodurch zusätzlicher Druck entsteht. Hier können Coping-Strategien sehr hilfreich sein.

Lernziele

- Auszubildende kennen Möglichkeiten im Umgang mit Stress.
- Auszubildende erkennen eigene Stressbelastungen.
- Auszubildende erkennen Coping-Strategien bei betroffenen Personen.
- Auszubildende können unterschiedliche Möglichkeiten zur Stressbewältigung anbieten und durchführen.

Auszubildende lernen in der Regel nur wenige Modelle der Psychologie kennen. Solche Lerninhalte übersteigen zumeist die Anforderung an eine Erstausbildung. Nichtsdestotrotz kann es sehr hilfreich sein, sich mit solchen Modellen auseinanderzusetzen. Das Stressmodell nach Lazarus (Kessler 2021) kann hier sehr hilfreich sein, um zu verstehen, wie Stress entsteht und bewältigt werden kann.

Bedingungen der Lernaufgabe

Zeitpunkt	Drittes Ausbildungsdrittel
Einsatzsetting	In allen Settings möglich
Anforderungsniveau	Niedrig
Aufgabenschwerpunkt	Recherche, Beobachtung, Durchführung, Reflexion
Voraussetzung	Vertrauensvolle Beziehung zu Betroffenen
Unterstützungsbedarfe	Keine
Rahmenbedingungen	Begleitung durch eine Pflegeperson oder Praxisanleitung
	Rückzugsmöglichkeit zu Recherchezwecken
	Zugang zu Fachliteratur und Internet
	Möglichkeit der Internetrecherche

Einordnung der Kompetenzen in den Rahmenausbildungsplan

I Die Pflege von Menschen aller Altersgruppen verantwortlich planen, organisieren, gestalten und evaluieren

I.2 Pflegeprozesse und Pflegediagnostik bei Menschen aller Altersstufen mit gesundheitlichen Problemlagen planen, organisieren, gestalten, durchführen, steuern und evaluieren unter dem besonderen Fokus von Gesundheitsförderung und Prävention

Insbesondere für Menschen mit seelischen Belastungen bedeutet Stress eine große Herausforderung in ihrem Leben. Durch das Krankheitserleben fällt es vielen Menschen schwer, Resilienz aufzubauen und wirksame Coping-Strategien anzuwenden. Mithilfe dieser Lernaufgabe können diesen Menschen Möglichkeiten zur eigenen Stressbewältigung aufgezeigt werden, die sie in ihr Leben integrieren können. Dadurch können sie mehr Widerstandskraft aufbauen und sind weniger anfällig für Krisen. Auch gesundheitsschädliche Strategien wie Stressessen oder Alkoholkonsum können mithilfe dieser Aufgabe aufgedeckt werden. Auszubildende lernen so, den Blick auf die langfristige Stärkung der psychischen Gesunderhaltung zu lenken und die Menschen ganzheitlich zu betrachten.

II Kommunikation und Beratung personen- und situationsorientiert gestalten

II.1 Kommunikation und Interaktion mit Menschen aller Altersstufen und ihren Bezugspersonen personen- und situationsbezogen gestalten und eine angemessene Information sicherstellen

Im Rahmen dieser Lernaufgabe können Auszubildende ihre kommunikativen Fähigkeiten stark ausbauen. Sie müssen die eigenen Erkenntnisse auf die betroffenen Menschen anpassen und sie so vermitteln, dass sie für das Gegenüber nachvollziehbar sind. Zudem müssen sie die Strategien so wählen, dass sie passend für die betroffene Person sind. Eine große Herausforderung liegt an dieser Stelle in der Motivation der betroffenen Personen. In einigen Fällen können die Auszubildenden an dieser Aufgabe auch lernen, mit Frustration umzugehen, wenn die betroffene Person Maßnahmen ablehnt und in ihrem nicht förderlichen Verhalten verharrt. Insbesondere Aushalten und Akzeptanz fällt vielen Auszubildenden sehr schwer und muss fortlaufend eingeübt werden.

II.3 Ethisch reflektiert handeln

Auszubildende lernen mithilfe dieser Aufgabe, das Belastungsempfinden der betroffenen Person nachzuempfinden. Sie beginnen zu verstehen, dass Stress unterschiedlich wahrgenommen wird und unterschiedliche Auswirkungen auf Menschen haben kann. Somit kann diese Aufgabe helfen, eigene Vorurteile Betroffenen gegenüber zu hinterfragen und abzubauen. Sie ziehen Parallelen zwischen sich und der betroffenen Person, was das Mitgefühl der Auszubildenden stärken kann.

III Intra- und interprofessionelles Handeln in unterschiedlichen systemischen Kontexten verantwortlich gestalten und mitgestalten

III.3 In interdisziplinären Teams an der Versorgung und Behandlung von Menschen aller Altersstufen mitwirken und Kontinuität an Schnittstellen sichern

Im Zusammenhang mit der Auseinandersetzung mit Bewältigungsstrategien sollen sich die Auszubildenden intensiv mit dem Thema Stress und Möglichkeiten zum Umgang damit auseinandersetzen. Hier ist die logische Konsequenz und Anforderung an die Auszubildenden, dass Sie mit erfahrenen Pflegepersonen und Psychologinnen bzw. Psychologen ins Gespräch gehen. Hier setzen sie sich interdisziplinär mit therapeutischen Mitteln auseinander. Werden die Maßnahmen nun angewendet, führen Auszubildende die Therapie fort und üben Strategien mit den Betroffenen ein. Darüber kann die Kontinuität der Versorgung sichergestellt werden.

V Das eigene Handeln auf der Grundlage von wissenschaftlichen Erkenntnissen und berufsethischen Werthaltungen und Einstellungen reflektieren und begründen

V.1 Pflegehandeln an aktuellen wissenschaftlichen Erkenntnissen, insbesondere an pflegewissenschaftlichen Forschungsergebnissen, Theorien und Modellen ausrichten

Die Psychologie gilt als eine Bezugswissenschaft zur Pflegewissenschaft. Über die Auseinandersetzung mit dem Stressmodell nach Lazarus und den unterschiedlichen Arten von Bewältigungsstrategien, mit der daraus folgenden Handlung fließen wissenschaftliche Modelle und Erkenntnisse in das konkrete Pflegehandeln ein.

V.2 Verantwortung für die Entwicklung (lebenslanges Lernen) der eigenen Persönlichkeit sowie das berufliche Selbstverständnis übernehmen

Mit der Bearbeitung dieser Lernaufgabe müssen Auszubildende sich aktiv und selbstständig mit einem Themenfeld der Psychiatrie auseinandersetzen. Hierüber steigt die Kompetenz, eigenständig zu arbeiten und zu lernen. Zudem erlangen sie Erkenntnisse, die sie auf sich übertragen können. Somit lernen sie das eigene Stresserleben besser einzuordnen und mithilfe unterschiedlicher Strategien damit umzugehen. So können sie sich aktiv mit der eigenen Gesunderhaltung auseinandersetzen.

Orientierung am Pflegeprozess

Mit dieser Aufgabe werden vier Phasen des Pflegeprozesses angesprochen:

Informationssammlung: Über die Beobachtung der Patientinnen und Patienten in stressigen Situationen können die Auszubildenden Coping-Strategien erkennen (Aufgabenteil 3). Hier benötigen Sie sicher Unterstützung, da solche Strategien nicht immer konkret erkennbar sind.

Erkennen von Problemen und Ressourcen: Die beobachteten Strategien werden durch die Auszubildenden automatisch in hilfreich und hinderlich eingeteilt. Hierüber erkennen Auszubildende Probleme und Ressourcen der betroffenen Person (Aufgabenteil 3). Dies geschieht in der Regel unbewusst. Die Verknüpfung zum Pflegeprozess kann sehr schwerfallen. Hier ist es hilfreich, wenn die Fachperson Hinweise gibt.

Planung der Pflegemaßnahmen: In Aufgabenteil 4 gilt es nun, die Maßnahme zu planen. Hier ist Kreativität gefragt, die viele Auszubildende noch nicht so einsetzen können. Es kann daher hilfreich sein, wenn eine Fachperson Beispiele nennt. Über die anschließende Besprechung der Planung kann die Praxisanleitung steuernd eingreifen.

ABBILDUNG 14 **Verortung der Arbeits- und Lernaufgabe 5, Copingstrategien in der Pflege, im Pflegeprozess nach Fiechter und Meyer**

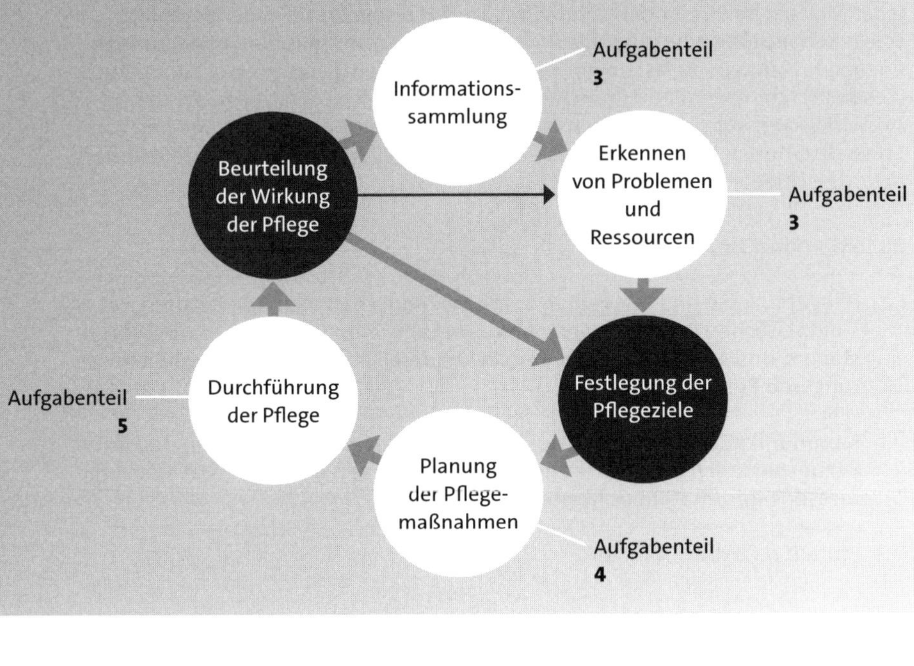

Durchführung der Pflege: Nun wird die Maßnahme mit der Person durchgeführt (Aufgabenteil 5). Die Maßnahme kann letztendlich von Gesprächen zu den vorhandenen Strategien, über Edukation und Beratung bis hin zur gemeinsamen Durchführung einer Maßnahme gehen. Solche Pflegeinterventionen weichen oft von den bisher gelernten Pflegemaßnahmen ab. Daher ist es sinnvoll, die Durchführung zu begleiten und Hinweise zu geben.

Arbeits- und Lernaufgabe 5

Coping-Strategien in der Pflege

Thema des Arbeits- und Lernangebotes	Aufgabenschwerpunkt	
Coping-Strategien	Recherche und Reflexion	
Bearbeitungszeitpunkt	**Bearbeitungszeit**	**RAP**
Drittes Ausbildungsdrittel	Ca. 2 Stunden	S. 77 ff.

Erläuterung

Coping-Strategien, auch Bewältigungsstrategien genannt, sind Möglichkeiten, mit Stress, Belastungen oder mit Krisen umzugehen. Diese Strategien wendet jeder Mensch bewusst oder unbewusst an. Auch spielen sie in der psychiatrischen Behandlung eine wichtige Rolle. Menschen mit seelischen Verletzungen erleben Krisen oder Belastungen, die für sie nicht bewältigbar erscheinen. Auch diese Menschen wenden hilfreiche oder nicht-hilfreiche Strategien an, die Auswirkungen auf sie haben. Um anderen Menschen bei der Verarbeitung von Stresssituationen helfen zu können, brauchen Pflegende einen Werkzeugkoffer an unterschiedlichen Strategien.

Zu fördernde Kompetenzen

I.2 Pflegeprozesse und Pflegediagnostik bei Menschen aller Altersstufen mit gesundheitlichen Problemlagen planen, organisieren, gestalten, durchführen, steuern und evaluieren unter dem besonderen Fokus von Gesundheitsförderung und Prävention

II.1 Kommunikation und Interaktion mit Menschen aller Altersstufen und ihren Bezugspersonen personen- und situationsbezogen gestalten und eine angemessene Information sicherstellen

II.3 Ethisch reflektiert handeln

III.3 In interdisziplinären Teams an der Versorgung und Behandlung von Menschen aller Altersstufen mitwirken und Kontinuität an Schnittstellen sichern

V.1 Pflegehandeln an aktuellen wissenschaftlichen Erkenntnissen, insbesondere an pflegewissenschaftlichen Forschungsergebnissen, Theorien und Modellen ausrichten

V.2 Verantwortung für die Entwicklung (lebenslanges Lernen) der eigenen Persönlichkeit sowie das berufliche Selbstverständnis übernehmen

Aufgabenstellung

1. Recherchieren Sie zu Coping-Strategien. Nutzen Sie hierfür nicht nur Literatur und Internet, befragen Sie auch gerne Kolleginnen und Kollegen.
2. Überlegen Sie, wie Sie selbst mit Stress und belastenden Situationen umgehen.
3. Beobachten Sie die Menschen mit psychischen Erkrankungen, mit denen Sie arbeiten. Welche Strategien können Sie feststellen? Überlegen Sie, welche Strategien sind hilfreich? Welche eher hinderlich? Begründen Sie Ihre Einschätzung.
4. Machen Sie für eine Person einen Plan. Welche Coping-Strategien könnten für diese Person hilfreich sein? Besprechen Sie Ihre Ergebnisse mit Ihrer Praxisanleitung.
5. Führen Sie eine der Strategien mit der Person durch.

Reflexion

- Lesson learned: Was nehmen Sie aus dieser Aufgabe mit?
- Was fiel Ihnen bei der Bearbeitung der Aufgabe leicht? Was fiel Ihnen eher schwer?
- Welche der Strategien, die Sie herausgefunden haben, möchten Sie für Ihr eigenes Stresserleben übernehmen?

Downloadmaterialien

- Arbeits- und Lernaufgabe 5: Coping-Strategien in der Pflege
- Beobachtungstool zur Beschreibung von unterschiedlichen Coping-Strategien

Vertiefung

Scheydt, S.; Sauter, D. & Abderhalden, C. (2023): Bewältigung. In: Sauter, D.; Abderhalden, C.; Needham, I. & Wolff, S. (Hg.): Lehrbuch psychiatrische Pflege, S. 749–766. Bern: Hogrefe.

6 | Achtsamkeit

Als Vorreiter der Achtsamkeit in der klinischen Psychologie und in der therapeutischen Anwendung gilt John Kabat-Zinn. Seine Sicht, dass Achtsamkeit das bewusste Erleben des gegenwärtigen Augenblicks bedeutet, wobei es absichtsvoll stattfindet und nicht wertend ist (Hammer & Knuf 2013), hat sich für achtsame Angebote durchgesetzt. Er hat das Programm MBSR (Mindfulness-Based Stress Reduction) entwickelt, das bei vielen psychischen Erkrankungen wie Borderline-Persönlichkeitsstörungen, rezidivierender Depression oder auch Suchterkrankungen wirkungsvoll ist (Metzner 2019). Einen guten Einblick in Achtsamkeitsübungen bietet das Kapitel 18 »Achtsamkeit« im Lehrbuch Psychiatrische Pflege (Ahrens 2023). Im Internet finden sich viele unterschiedliche Achtsamkeitsübungen, die Auszubildende für Gruppenangebote adaptieren können oder auch bei sich selbst durchführen können.

Achtsamkeitsübungen finden in den unterschiedlichsten Settings der psychiatrischen Pflege statt und können vielfältig gestaltet sein und variabel eingesetzt werden. Viele Personen, ob mit oder ohne psychische Erkrankung, profitieren sehr von Achtsamkeitsübungen. Sie erleben beispielsweise weniger Angst, Gedankenabrisse oder auch innere Unruhe. Auch sind die Möglichkeiten, Achtsamkeitsübungen einzusetzen, vielfältig. So kann man während eines Spaziergangs im Park achtsam die Bäume betrachten oder auf Geräusche hören. Auch achtsames Fühlen oder Schmecken kann eine willkommene Abwechslung und Übung sein.

Im ersten Ausbildungsdrittel lernen die Auszubildenden mithilfe der Übung, eigene Gefühle während einer Achtsamkeitsübung zu erkennen und zu erleben, wie sich die Übung als Teilnehmende anfühlen. Sie lernen, dass die Pflege sich holistisch mit allen Aspekten der Menschen befasst, so auch mit der psychischen Gesundheit und der eigenen Gesunderhaltung professionell Pflegender. Durch die Beobachtung der Pflegefachperson erkennen sie professionelle Haltung und lernen Kommunikationsmöglichkeiten mit Menschen in seelisch belastenden Situationen kennen.

Lernziele im ersten Ausbildungsdrittel

- Auszubildende lernen Achtsamkeitsübungen als pflegerisches Handlungsfeld kennen.

- Auszubildende erkennen Achtsamkeitsübungen als nicht-medikamentöse Intervention bei psychisch erkrankten Personen.
- Auszubildende erleben die Wirkung von Achtsamkeitsübungen.
- Auszubildende erkennen Achtsamkeitsübungen als Möglichkeit der (eigenen) psychischen Gesunderhaltung.
- Auszubildende beobachten professionell pflegerische Haltung bei der Leitung von Gruppen.
- Auszubildende reflektieren professionell pflegerische Handlungen.

Auszubildende im dritten Ausbildungsdrittel lernen mithilfe dieser Lernaufgabe, eine Gruppe von betroffenen Menschen zu leiten. Sie erkennen die unterschiedlichen pflegerischen Möglichkeiten für Menschen in psychisch belastenden Situationen zu unterstützen. Anhand der konkreten Planung im Rahmen einer Pflegeplanung setzen sich die Auszubildenden vertieft mit Pflegediagnosen, Ressourcen, Problemen und Zielen von Menschen im psychiatrischen Setting auseinander. Hier müssen die Auszubildenden von den bisher erlernten Standards der Pflegeplanung abweichen und sie lernen kreativ auf Anforderungen und Bedarfe der zu Pflegenden zu reagieren.

Lernziele im dritten Ausbildungsdrittel

- Auszubildende verstehen Achtsamkeitsübungen und lernen das Leiten von Gruppen als pflegerische Tätigkeit.
- Auszubildende lernen eigenverantwortlich Gruppenangebote vorzubereiten und durchzuführen.
- Auszubildende lernen Möglichkeiten zur Selbstpflege kennen.
- Auszubildende lernen Wirksamkeit von nicht-medikamentösen Maßnahmen kennen.
- Auszubildende setzen sich fachlich mit Achtsamkeitsübungen als nicht-medikamentöse Intervention für Problemlagen von psychisch erkrankten Personen auseinander.
- Auszubildende erleben die Wirkung von Achtsamkeitsübungen bei sich selbst und bei betroffenen Personen.
- Auszubildende erkennen Achtsamkeitsübungen als Möglichkeit der (eigenen) psychischen Gesunderhaltung.
- Auszubildende üben den Pflegeprozess zu einem bestimmten Pflegephänomen ein.
- Auszubildende üben die fachliche Leitung von Gruppenangeboten ein.

Die Lernaufgaben können aufeinander aufgebaut werden. Bearbeiten die Auszubildenden zu unterschiedlichen Zeitpunkten der Ausbildung beide Aufgaben, können sie ihren eigenen Lernfortschritt erkennen. Dies kann insbesondere im dritten Ausbildungsdrittel sehr hilfreich sein, um das Selbstbewusstsein vor der Abschlussprüfung zu stärken.

Bedingungen der Lernaufgabe

Zeitpunkt	Erstes Ausbildungsdrittel: Orientierungseinsatz Stationäre Akutpflege Stationäre Langzeitpflege
	Drittes Ausbildungsdrittel: Pflichteinsatz psychiatrische Versorgung Vertiefungseinsatz
Einsatzsetting	Stationäre Wohneinrichtung
	Klinische Psychiatrie
Anforderungsniveau	Erstes Ausbildungsdrittel: niedrig
	Drittes Ausbildungsdrittel: mittel
Aufgabenschwerpunkt	Erstes Ausbildungsdrittel: Beobachtung
	Drittes Ausbildungsdrittel: Anwendung
Voraussetzung	Achtsamkeitsübungen (optimalerweise in Gruppen) im jeweiligen Setting
Unterstützungsbedarfe	Praxisanleitung und professionell Pflegende als steuernde und ansprechbare Personen, insbesondere im ersten Ausbildungsdrittel
Rahmenbedingungen	Erstes Ausbildungsdrittel: Begleitung von Fachpersonen in den Achtsamkeitsgruppen Rückzugsmöglichkeit zu Recherchezwecken Zugang zu Fachliteratur und Internet
	Drittes Ausbildungsdrittel: Zugang zu Pflegeberichten Betroffene Personen, die an der Übung teilnehmen Begleitung von Fachpersonen in Achtsamkeitsgruppen Rückzugsmöglichkeit zu Recherchezwecken Zugang zu Fachliteratur und Internet

Einordnung der Kompetenzen in den Rahmenausbildungsplan

I Die Pflege von Menschen aller Altersgruppen verantwortlich planen, organisieren, gestalten und evaluieren

I.1 Die Pflege von Menschen aller Altersstufen verantwortlich planen, organisieren, gestalten, durchführen, steuern und evaluieren

Erstes Ausbildungsdrittel: Mit der Teilnahme an einer Achtsamkeitsübung lernen die Auszubildenden einen Teilbereich der pflegerischen Versorgung kennen, welcher innerhalb der Ausbildung nicht typisch ist. Zu Beginn werden die Auszubildenden Achtsamkeitsübungen und die Bedeutung für Pflegende und Teilnehmende nur schwer erkennen und dies auch nicht dem Pflegeprozess zuordnen können. Dieser Erkenntnisgewinn wird im dritten Ausbildungsdrittel angebahnt. Nichtsdestotrotz können die Auszubildenden über diese Lernaufgabe ihre professionelle Haltung in der Pflege schärfen und ein für sie neues Pflegekonzept in der Behandlung psychisch erkrankter Menschen kennenlernen.

Drittes Ausbildungsdrittel: Die Auszubildenden lernen eine Maßnahme zur Förderung der seelischen Gesundheit kennen. Darüber hinaus wenden sie alle Schritte des Pflegeprozesses an und durchlaufen diese. Die Pflegeplanung wird von Auszubildenden oft als rein theoretisches Mittel gesehen. Im Zusammenhang mit dieser Lernaufgabe können sie den Pflegeprozess in die Praxis übersetzen und somit die Bedeutung des Pflegeprozesses kennenlernen.

I.2 Pflegeprozesse und Pflegediagnostik bei Menschen aller Altersstufen mit gesundheitlichen Problemlagen planen, organisieren, gestalten, durchführen, steuern und evaluieren unter dem besonderen Fokus von Gesundheitsförderung und Prävention

Erstes Ausbildungsdrittel: Achtsamkeit dient nicht nur der Behandlung aktueller Spannungslagen, sondern auch der Gesundheitsförderung der seelischen Gesundheit im Allgemeinen. Im Rahmen dieser Lernaufgabe können Auszubildende direkt erleben, wie Gesundheitsförderung im Versorgungskontext psychisch erkrankter Menschen aussehen kann.

I.3 Pflegeprozesse und Pflegediagnostik bei Menschen aller Altersstufen in hoch belasteten und kritischen Lebenssituationen verantwortlich planen, organisieren, gestalten, durchführen, steuern und evaluieren.

Drittes Ausbildungsdrittel: Auszubildende lernen im Rahmen dieser Aufgabe Achtsamkeit als gesundheitsförderliche Maßnahme zur Vorbeugung von Schlafstörungen, Angstzuständen und innerer Unruhe kennen. Im Zusammenhang mit der Vorbereitung dieser Aufgabe sollen sie erkennen, dass Achtsamkeit nicht nur in Akutsituationen ein wirkungsvolles Instrument zur allgemeinen Beruhigung und im stressigen Alltag ist.

I.6 Entwicklung und Autonomie in der Lebensspanne fördern

Drittes Ausbildungsdrittel: Im Rahmen der Durchführung erleben die Teilnehmenden, welche Effekte Achtsamkeitsübungen auf das seelische Wohlbefinden haben können. Durch die regelmäßige Anwendung können Betroffene die Achtsamkeitsübungen in ihren Alltag überführen. Dies zu erkennen und Betroffene dabei zu unterstützen, ist ein wichtiges Lernziel in der Bearbeitung dieser Aufgabe.

II Kommunikation und Beratung personen- und situationsorientiert gestalten

II.1 Kommunikation und Interaktion mit Menschen aller Altersstufen und ihren Bezugspersonen personen- und situationsbezogen gestalten und eine angemessene Information sicherstellen

Erstes Ausbildungsdrittel: Durch die Beobachtung der Fachperson während der Achtsamkeitsübung erleben die Auszubildenden, wie professionelle Kommunikation im Zusammenhang mit einer therapeutischen Gruppe aussehen kann. Zu diesem Zeitpunkt der Ausbildung können sie einzelne Gesprächstechniken noch nicht erkennen. Im Rahmen des theoretischen Unterrichts wird professionelle Kommunikation im Verlauf der Ausbildung behandelt. Im Unterricht können die Auszubildenden somit auf bereits gemachte Erfahrungen zurückgreifen und dadurch die Theorie mit dem praktischen Handeln verknüpfen. Sie lernen am Vorbild professionell Pflegender. Im zweiten Schritt dieser Lernaufgabe sprechen die Auszubildenden mit einer zu pflegenden Person. Somit müssen sie sich auch mit den Betroffenen auseinandersetzen und überwinden vorgefasste Vorurteile. Dies wird durch das Vergleichen des eigenen Eindrucks mit dem Eindruck, den eine der teilnehmenden Personen äußert, angebahnt.

Drittes Ausbildungsdrittel: Im Rahmen der Lernaufgabe müssen Auszubildende sowohl einzeln als auch in der Gruppe mit den Menschen in Kontakt treten. Hier sind unterschiedliche Kommunikationsfertigkeiten gefragt. Sie müssen beispielsweise gezielte Fragen zur Biografie der Menschen stellen oder laut und deutlich vor einer Gruppe sprechen, sodass alle Teilnehmenden sie verstehen. Auch Informationen so bereitzustellen, dass alle sie erfassen können und gezielte Reflexionsfragen stellen, sind Fertigkeiten, die die Auszubildenden anwenden müssen.

III Intra- und interprofessionelles Handeln in unterschiedlichen systemischen Kontexten verantwortlich gestalten und mitgestalten

III. 3 In interdisziplinären Teams an der Versorgung und Behandlung von Menschen aller Altersstufen mitwirken und Kontinuität an Schnittstellen sichern

Erstes Ausbildungsdrittel: In der Planung von Achtsamkeitsübungen können Auszubildende die Zusammenarbeit unter verschiedenen Berufsgruppen kennenlernen, da alle Berufsgruppen an dieser Schnittstelle an der Therapie psychisch erkrankter Menschen teilhaben. Hierüber können sie eine gemeinsame und wertschätzende Zusammenarbeit im Team kennenlernen. Auch kann dadurch das Profil professioneller Pflege für die Auszubildenden weiter geschärft werden. Zudem können sie erkennen, dass Achtsamkeitsübungen in verschiedenen Kontexten stattfinden können. Beispielsweise können sie die Ergotherapeutin beobachten, die die Gruppe als Genussgruppe gestaltet, während eine professionell Pflegende eine Übung abends zur Schlafförderung nutzt.

Drittes Ausbildungsdrittel: In der Psychiatrie wird viel Wert auf interdisziplinäre Zusammenarbeit gelegt. Daher ist die logische Konsequenz, dass auch Auszubildende aktiv die Arbeit mit den betroffenen Personen in therapeutischen Gruppen übernehmen. Sie lernen über diese Lernaufgabe, sich als professionell Pflegende zu verstehen und aktiv Verantwortung in der Teamarbeit zu übernehmen. Zudem bilden Achtsamkeitsübungen eine Schnittmenge zu unterschiedlichen Berufsgruppen, die unter verschiedenen fachlichen Hintergründen angewendet werden.

V Das eigene Handeln auf der Grundlage von wissenschaftlichen Erkenntnissen und berufsethischen Werthaltungen und Einstellungen reflektieren und begründen

V.2 Verantwortung für die Entwicklung (lebenslanges Lernen) der eigenen Persönlichkeit sowie das berufliche Selbstverständnis übernehmen

Erstes Ausbildungsdrittel: Durch die Bearbeitung dieser Aufgabe übernehmen Auszubildende die Verantwortung für ihren eigenen Lernfortschritt. Zudem lernen sie eine Möglichkeit der eigenen Gesunderhaltung kennen und können diese einüben.

Drittes Ausbildungsdrittel: Im Rahmen der Bearbeitung dieser Lernaufgabe erlangen die Auszubildenden die Fähigkeit, eine Gruppe zu leiten, was für sie eine Herausforderung darstellt. Sie lernen Verantwortung für den Pflegeprozess zu übernehmen und können ihr Tätigkeitsprofil erweitern. Das Leiten von Gruppen ist eine weitere Aufgabe, die das professionelle Selbstverständnis stärkt. Zudem müssen die Auszubildenden in der Vorbereitung der Gruppe auf Recherche und Planungskompetenzen zurückgreifen, die das lebenslange Lernen stärken.

Ebenso können sie Achtsamkeit als Mittel zur psychischen Gesunderhaltung kennenlernen. Dies hilft ihnen in der späteren Berufstätigkeit und ebenso in der stressigen Vorbereitungsphase der Abschlussprüfungen.

6a Achtsamkeit lernen und verstehen

Orientierung am Pflegeprozess

ABBILDUNG 15 **Verortung der Arbeits- und Lernaufgabe 6a, Achtsamkeit lernen und verstehen, im Pflegeprozess** nach Fiechter und Meyer

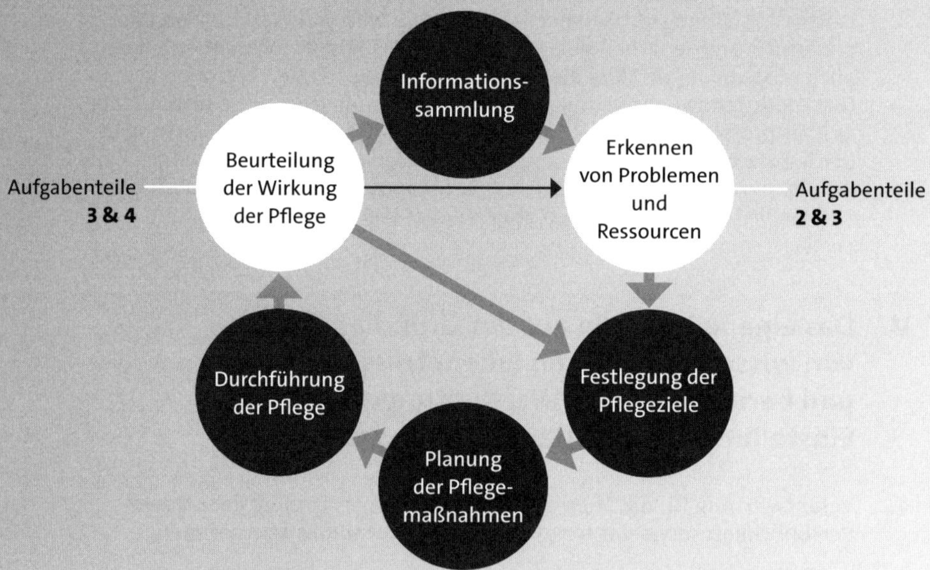

Mit dieser Aufgabe werden zwei Phasen des Pflegeprozesses angesprochen:

Erkennen von Problemen und Ressourcen: Durch die Auseinandersetzung mit den eigenen Gefühlen (Aufgabenteil 2) und dem anschließenden Gespräch mit dem Teilnehmenden (Aufgabenteil 3) können Auszubildende erkennen, welche Ressourcen Menschen benötigen, um an einer Achtsamkeitsübung teilzunehmen.

Beurteilung der Wirkung der Pflege: Durch das abschließende Gespräch über die Achtsamkeitsübung reflektieren die Auszubildenden die Wirkung der Maßnahme für die Patientin, den Patienten (Aufgabenteil 3) und gleichen diese mit ihrem eigenen Eindruck ab (Aufgabenteil 4).

Arbeits- und Lernaufgabe 6a

Achtsamkeit erleben und verstehen

Thema des Arbeits- und Lernangebotes	**Aufgabenschwerpunkt**	
Achtsamkeit erleben und verstehen	Beobachtungsauftrag	
Bearbeitungszeitpunkt	**Bearbeitungszeit**	**RAP**
Erstes Ausbildungsdrittel	Ca. 2 Stunden	S. 181 f.
		S. 202 ff.

Erläuterung

Achtsamkeit ist die bewusste Wahrnehmung und das Erleben des aktuellen Momentes. Diese Wahrnehmung geschieht mit allen Sinnen. Gedanken und Emotionen werden wahrgenommen und die Umgebung wird bewusst gespürt. Während der Achtsamkeit werden Wahrnehmungen und Gedanken nicht bewertet. Man nimmt wahr, ohne zu kategorisieren oder einzuordnen. Somit wird aus einer »gut schmeckenden Erdbeere« eine »saftige und süße Erdbeere«. Achtsamkeit wird in der psychiatrischen Pflege genutzt, um aus dem Teufelskreis negativer Gefühle und Gedanken herauszutreten. Um auch in belastenden Situationen Achtsamkeit anwenden zu können, muss sie stetig eingeübt werden.

Zu fördernde Kompetenzen

I.1 Die Pflege von Menschen aller Altersstufen verantwortlich planen, organisieren, gestalten, durchführen, steuern und evaluieren

I.2 Pflegeprozesse und Pflegediagnostik bei Menschen aller Altersstufen mit gesundheitlichen Problemlagen planen, organisieren, gestalten, durchführen, steuern und evaluieren unter dem besonderen Fokus von Gesundheitsförderung und Prävention

I.3 Pflegeprozesse und Pflegediagnostik von Menschen aller Altersstufen in hochbelasteten und kritischen Lebenssituationen verantwortlich planen, organisieren, gestalten, durchführen, steuern und evaluieren

II.1 Kommunikation und Interaktion mit Menschen aller Altersstufen und ihren Bezugspersonen personen- und situationsbezogen gestalten und eine angemessene Information sicherstellen

III.3 In interdisziplinären Teams an der Versorgung und Behandlung von Menschen aller Altersstufen mitwirken und Kontinuität an Schnittstellen sichern

V.2 Verantwortung für die Entwicklung (lebenslanges Lernen) der eigenen Persönlichkeit sowie das berufliche Selbstverständnis übernehmen

Aufgabenstellung

1. Befragen Sie eine Pflegeperson zu Achtsamkeitsübungen. Warum werden sie durchgeführt? Zu welchen Zeitpunkten werden sie angeboten? Bei welchen Pflegeproblemen sind sie sinnvoll? Was braucht die durchführende Person dafür? Warum sind Achtsamkeitsübungen Aufgabe von Pflegenden?
2. Nehmen Sie an mindestens zwei unterschiedlichen Achtsamkeitsübungen teil:
   - Machen Sie aktiv mit. Beobachten Sie, wie Sie sich dabei fühlen.
   - Beobachten Sie die durchführende Pflegeperson. Was fällt Ihnen auf?
3. Suchen Sie sich eine betroffene Person unter den Teilnehmenden gemeinsam mit einer Pflegeperson aus und befragen Sie sie zu ihren Emotionen während der Achtsamkeitsübung. Fragen Sie auch, was die Person für sich aus der Übung an Erkenntnis mitnimmt.
4. Vergleichen Sie Ihren eigenen Eindruck mit dem Eindruck der ausgewählten Person. Stellen Sie die Unterschiede und Übereinstimmungen der Praxisanleitung vor.
5. Stellen Sie der Praxisanleitung vor, was Ihnen bei der durchführenden Person aufgefallen ist. Stellen Sie Überlegungen an, warum die Pflegeperson die Übung so durchgeführt hat.

Reflexion

- Lesson learned: Welche Aspekte nehmen Sie aus der Übung mit? Welche Beobachtungen möchten Sie für Ihre eigene Berufstätigkeit übernehmen?
- Reflektieren Sie, wie Sie sich bei der Bearbeitung der Aufgabe gefühlt haben. Was fiel Ihnen leicht? Was war schwierig für Sie?

Downloadmaterialien

- Arbeits- und Lernaufgabe 6a: Achtsamkeit erleben und verstehen

Vertiefung

Ahrens, R. (2023): Achtsamkeit und Akzeptanz. In: Sauter, D.; Abderhalden, C.; Needham, I. & Wolff, S. (Hg.) Lehrbuch psychiatrische Pflege, S. 473–488. Bern: Hogrefe.

6b Achtsamkeitsübungen in einer Gruppe durchführen

Orientierung am Pflegeprozess

ABBILDUNG 16 **Verortung der Arbeits- und Lernaufgabe 6b, Achtsamkeitsübungen in einer Gruppe durchführen, im Pflegeprozess nach Fiechter und Meyer**

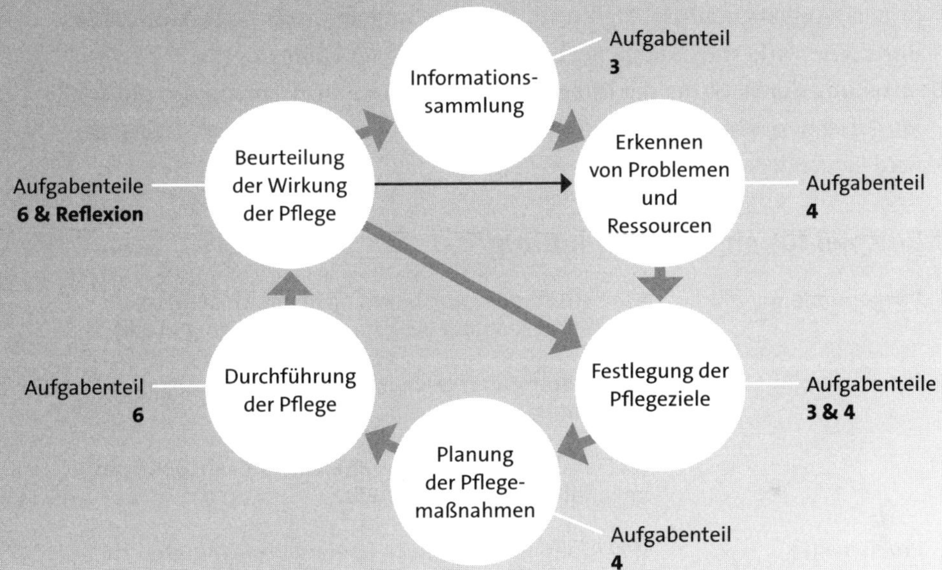

In der Lernaufgabe für das dritte Ausbildungsdrittel werden alle Phasen des Pflegeprozesses angesprochen.

Informationssammlung: Zu Beginn (Aufgabenteil 3) müssen die Auszubildenden eine Anamnese erheben. Hier üben Auszubildende ein, sich gezielt Informationen zu Menschen mit psychischen Erkrankungen zu beschaffen.

Erkennen von Problemen und Ressourcen: Anhand der Anamnese lernen Auszubildende gezielt und konkret auf einen Lebensbereich beschränkt Ressourcen und Probleme zu filtern und zu beschreiben. Durch die Verortung der Aufgabe in der psychiatrischen Versorgung können Auszubildende nicht auf bekannte Pflegediagnosen zurückgreifen und müssen sich intensiv mit psychisch erkrankten Menschen auseinandersetzen. Sie lernen, Probleme in Diagnosen zusammenzufassen (Aufgabenteil 4).

Festlegung der Pflegeziele: Auszubildende lernen, Pflegeziele an den Betroffenen (Aufgabenteil 3) und den zu planenden Interventionen (Aufgabenteil 4) auszurichten.

Planung der Pflegemaßnahme: In Aufgabenteil 4 planen Auszubildende die Achtsamkeitsübung. Hilfestellung bekommen sie durch die Fragestellung, die auf konkrete zu planende Aspekte ausgerichtet ist.

Durchführung der Pflege: Die Auszubildenden führen die Achtsamkeitsübung unter Aufsicht durch. Die Auszubildenden reflektieren die Achtsamkeitsübung mit der Gruppe. Hierüber können sie lernen, Kritik an der Fachlichkeit zu prüfen (Aufgabenteil 5). Auch spielt Beobachtung an dieser Stelle eine große Rolle. Wie wirkt die Gruppe nach der gemeinsamen Übung?

Beurteilung der Wirkung der Pflege: Die Maßnahme wird gemeinsam mit der Pflegefachperson reflektiert, dokumentiert (Aufgabenteil 6) und die Maßnahme wird ggf. angepasst.

Beispiel für eine Pflegeplanung

Pflegeproblem	Die Betroffene kann abends nicht einschlafen, da sie sich Gedanken über die geplante Entlassung macht.
Ressourcen (R)	(R) Die Betroffene kann an Achtsamkeitsübungen teilnehmen.
	(R) Sie ist der Anwendung von Achtsamkeitsübungen gegenüber positiv eingestellt.
Probleme (P)	(P) Es fällt ihr schwer, sich über mehrere Minuten zu konzentrieren.
Ziel	Nahziel: Frau S. kann an abendlichen Achtsamkeitsübungen teilnehmen und sich für einen Zeitraum von 15 Minuten darauf konzentrieren.
	Fernziel: Bis zur Entlassung kann Frau S. die Übungen selbstständig durchführen.
Maßnahmenplanung	Jeden Abend um 20 Uhr werden wechselnde Achtsamkeitsübungen zum Thema »Sorgen loslassen« durchgeführt.
	Mit Frau S. fünf für sie passende und unterschiedliche Achtsamkeitsübungen aussuchen
	Frau S. kann die Achtsamkeitsübungen unter Begleitung selbstständig durchführen.

Arbeits- und Lernaufgabe 6b

Achtsamkeitsübungen in einer Gruppe durchführen

Thema des Arbeits- und Lernangebotes	Aufgabenschwerpunkt
Achtsamkeitsübungen in einer Gruppe durchführen	Anwendungsaufgabe

Bearbeitungszeitpunkt	Bearbeitungszeit	RAP
Drittes Ausbildungsdrittel, Pflichteinsatz psychiatrische Versorgung	Ca. 3-4 Stunden	S. 181 f. S. 202 ff.

Erläuterung

Achtsamkeit ist die bewusste Wahrnehmung und das Erleben des aktuellen Momentes. Diese Wahrnehmung geschieht mit allen Sinnen. Gedanken und Emotionen werden wahrgenommen und die Umgebung wird bewusst gespürt. Während der Achtsamkeit werden Wahrnehmungen und Gedanken nicht bewertet. Man nimmt wahr, ohne zu kategorisieren oder einzuordnen. Somit wird aus einer »gut schmeckenden Erdbeere« eine »saftige und süße Erdbeere«. Achtsamkeit wird in der psychiatrischen Pflege genutzt, um aus dem Teufelskreis negativer Gefühle und Gedanken herauszutreten. Um auch in belastenden Situationen Achtsamkeit anwenden zu können, muss sie stetig eingeübt werden.

Zu fördernde Kompetenzen

I.1 Die Pflege von Menschen aller Altersstufen verantwortlich planen, organisieren, gestalten, durchführen, steuern und evaluieren

I.2 Pflegeprozesse und Pflegediagnostik bei Menschen aller Altersstufen mit gesundheitlichen Problemlagen planen, organisieren, gestalten, durchführen, steuern und evaluieren unter dem besonderen Fokus von Gesundheitsförderung und Prävention

I.6 Entwicklung und Autonomie in der Lebensspanne fördern

II.1 Kommunikation und Interaktion mit Menschen aller Altersstufen und ihren Bezugspersonen personen- und situationsbezogen gestalten und eine angemessene Information sicherstellen

II.2 Information, Schulung und Beratung bei Menschen aller Altersstufen verantwortlich organisieren, gestalten, steuern und evaluieren

III.1 Verantwortung in der Organisation des qualifikationsheterogenen Pflegeteams übernehmen

III.3 In interdisziplinären Teams an der Versorgung und Behandlung von Menschen aller Altersstufen mitwirken und Kontinuität an Schnittstellen sichern

V.2 Verantwortung für die Entwicklung (lebenslanges Lernen) der eigenen Persönlichkeit sowie das berufliche Selbstverständnis übernehmen

Aufgabenstellung

1. Notieren Sie, welches Wissen Sie bereits über Achtsamkeitsübungen haben. Befragen Sie auch die Pflegenden zu den Besonderheiten Ihres Einsatzortes in Bezug auf Achtsamkeitsübungen.
2. Notieren Sie, welche eigenen Vorerfahrungen Sie mit Achtsamkeitsübungen gemacht haben. Wie war das für Sie?
3. Suchen Sie sich in Absprache mit Ihrer Bezugsperson eine betroffene Person aus, für die Sie die Achtsamkeitsübung in einer Pflegeplanung festhalten. Hierzu gehören Überlegungen zu:
    - Anamnese und Biografie (Welche Diagnosen und Erfahrungen bringt der Mensch mit?)
    - Ressourcen und Pflegeprobleme (Welche Fähigkeiten bringt der Mensch mit, welche primären Probleme gibt er an?)
    - Pflegediagnose (Welche Pflegediagnose kann durch die Achtsamkeitsübung bearbeitet werden?)
    - Pflegeziele (Was möchte ich für die Betroffene mit der Achtsamkeitsübung erreichen?)
4. Planen Sie Ihre Achtsamkeitsübung und notieren Sie folgende Überlegungen:
    - Welche Zielsetzung verfolgen Sie mit der Übung generell?
    - Was für eine Übung möchten Sie durchführen?
    - Wie viele Teilnehmende können Sie einbinden?
    - Welche Materialien benötigen Sie für die Übung?
    - Legen Sie Ort und Zeitpunkt der Übung fest.
    - Überlegen Sie, welche fachlichen Informationen die Teilnehmenden vorab benötigen (Zielsetzung der Achtsamkeitsübung, Verhaltensregeln für die Gruppe, Wirkweise der Übung etc.).

5. Führen Sie die Achtsamkeitsübung durch. Im Anschluss reflektieren Sie mit den Teilnehmenden, wie sie die Übung empfunden haben.
6. Dokumentieren Sie die Achtsamkeitsübung für alle Teilnehmenden im jeweiligen Dokumentationssystem und speziell die von Ihnen ausgewählte Person in der Pflegeplanung.

Reflexion

Beantworten Sie folgende Fragen und reflektieren Sie diese mit Ihrer Bezugsperson:

- Lesson learned: Was habe ich Neues gelernt?
- Wie habe ich mich bei der Durchführung der Achtsamkeitsübung gefühlt?
- Was ist mir gut gelungen?
- Was würde ich beim nächsten Mal anders machen?
- Welche Aspekte dieser Aufgabe möchten Sie in Ihr zukünftiges professionelles Handeln übernehmen?

Downloadmaterialien

- Arbeits- und Lernaufgabe 6b: Achtsamkeitsübungen in einer Gruppe durchführen

Vertiefung

Metzner, M. (2019): Die Vermittlung von Achtsamkeit. Schritt für Schritt. PSYCH up2date 13(01): 13–19.

7 | Nicht-medikamentöse schlaffördernde Maßnahmen

Ein gesunder und erholsamer Schlaf ist essenziell für die persönliche Gesunderhaltung und das eigene Wohlbefinden. Menschen mit psychischen Erkrankungen leiden häufig unter Schlafstörungen und innerer Unruhe. Hinzu kommen die ungünstigen Umgebungsfaktoren von Krankenhäusern, die die Schlafumgebung besonders beeinträchtigen (Kauffmann et al. 2018). Es gibt aber vielfältige Möglichkeiten, Betroffene zu einem gesunden Schlaf zu beraten und Techniken zur Schlafförderung einzuüben. Um dies angemessen und individuell gestalten zu können, muss vorab eine Problemidentifikation erhoben werden.

Diese Lernaufgabe dient vor allem der Vertiefung und Umsetzung des Pflegeprozesses. Um die Lernaufgabe bewältigen zu können, müssen die Auszubildenden Informationen einholen, Maßnahmen planen, Ziele festlegen und abschließend evaluieren. In diesem Prozess sind dann auch kommunikative Fähigkeiten und Empathievermögen gefragt. Durch die intensive Auseinandersetzung mit einem Pflegeproblem werden den Auszubildenden die Einsatzmöglichkeiten und damit die konkrete Durchführung des Pflegeprozesses klarer. Durch das intensive Gespräch mit dem Betroffenen müssen die Auszubildenden engen Kontakt zu Menschen mit psychischen Erkrankungen aufnehmen und können so Vorurteile und eigene Ängste abbauen. Daher sollten die Betroffenen mit Bedacht ausgewählt werden, damit die Auszubildenden nicht überfordert werden. Auszubildende haben sich theoretisch zu diesem Zeitpunkt bereits im Unterricht mit dem Thema Schlaf auseinandergesetzt und bringen Vorkenntnisse mit. Mit hoher Wahrscheinlichkeit haben sie in den bisherigen Einsatzsettings bereits zu pflegende Personen kennengelernt, die unter Schlafstörungen leiden. Im Rahmen dieser Lernaufgabe wird der Fokus auf Menschen mit seelischen Leiden erweitert und alternative Handlungsmuster werden erschlossen und angewendet.

Durch die Auseinandersetzung mit nicht-medikamentöser Schlafförderung erkennen die Auszubildenden, welche Wirkung pflegerische Maßnahmen haben. Sie beginnen Strategien zu entwickeln, die abseits der oft vorherrschenden Umsetzung medizinischer Anordnungen im Bereich Schlafen sind. Im Rahmen dieser

Lernaufgabe müssen die Auszubildenden bei den Betroffenen eine Beratung zu gesundheitsfördernden Maßnahmen, bezogen auf den Schlaf, durchführen. Hier steht im Mittelpunkt, über schlafhemmendes Verhalten zu sprechen, Möglichkeiten für einen langfristig gesunden Schlaf aufzuzeigen, auf der Station ein schlafförderndes Umfeld zu gestalten und Übungen (Traumreisen, Tagesstruktur, Achtsamkeitsübungen, Schlafrituale) direkt mit dem Betroffenen einzuüben.

Auch Auszubildende der Pflege leiden oft unter Schlafstörungen. Die wechselnden Arbeitszeiten, vor allem Nachtarbeit und der hohe Erwartungsdruck, neben dem stressigen Arbeitsalltag, hemmen einen gesunden Schlaf. Somit können Auszubildende als Nebeneffekt der Lernaufgabe auch Möglichkeiten zur eigenen Schlafförderung kennenlernen.

Lernziele

- Auszubildende wenden den Pflegeprozess an und üben ihn ein.
- Auszubildende lernen mit psychisch kranken Menschen in Kontakt zu treten.
- Auszubildende setzen sich fachlich mit schlaffördernden Maßnahmen auseinander.
- Auszubildende übernehmen Verantwortung innerhalb des multiprofessionellen Teams.
- Auszubildende planen und üben Informations- und Beratungsgespräche.

Sollte die Praxisanleitung die Vermutung haben, dass die auszubildende Person unter Schlafproblemen leidet, kann sie im Anschluss darauf eingehen und mit ihr Möglichkeiten zur eigenen Schlafförderung planen.

Bedingungen der Lernaufgabe

Zeitpunkt	Drittes Ausbildungsdrittel
	Pflichteinsatz psychiatrische Versorgung, Vertiefungseinsatz
Einsatzsetting	Stationäre Wohneinrichtung
	Klinische Psychiatrie
	Ambulante psychiatrische Pflege

Anforderungsniveau	Mittel
Aufgabenschwerpunkt	Recherche, Durchführung
Voraussetzung	Zugang zu Betroffenen mit Schlafstörungen
Unterstützungsbedarfe	Vorab Prüfung des Gesprächsleitfadens durch eine Fachperson
Rahmenbedingungen	Ruhige Gesprächsumgebung mit den Betroffenen
	Zeitliche Ressourcen für die Recherche und das Gespräch
	Rückzugsmöglichkeit zu Recherchezwecken
	Zugang zu Fachliteratur und Internet

Vielfach lernen die Auszubildenden die Pflegeplanung abgekoppelt vom eigentlichen Pflegeprozess kennen. Werden Pflegeplanungen evaluiert und angepasst, ist dieser Prozess häufig Folge von professionellen Handlungen und findet eher internalisiert statt. Dieser Weg ist für Auszubildende dementsprechend eher unsichtbar. Mithilfe dieser Lernaufgabe müssen Auszubildende den gesamten Prozess durchlaufen und verknüpfen somit den gesamten Pflegeprozess mit ihrer Pflegepraxis.

Einordnung der Kompetenzen in den Rahmenausbildungsplan

I Die Pflege von Menschen aller Altersgruppen verantwortlich planen, organisieren, gestalten und evaluieren

I.2 Pflegeprozesse und Pflegediagnostik bei Menschen aller Altersstufen mit gesundheitlichen Problemlagen planen, organisieren, gestalten, durchführen, steuern und evaluieren unter dem besonderen Fokus von Gesundheitsförderung und Prävention

Schlafstörungen als Pflegephänomen sind in der psychiatrischen Pflege ein häufig beschriebenes Themengebiet, sowohl von den Betroffenen als auch als Symptome von Erkrankungen in der Literatur. Daher ist die Auseinandersetzung im Rahmen einer Pflegeplanung ein klassisches Aufgabengebiet in der psychiatrischen Pflege. Über die Auseinandersetzung mit einem einzelnen Pflegeproblem üben die Auszubildenden den Pflegeprozess ein und können ihn direkt in die praktische Tätigkeit umsetzen. Dies hilft den Auszubildenden den Theorie-Praxis-Transfer herzustellen. Bei dieser Aufgabe wird insbesondere die Gesundheitsförderung und Prävention in den Blick genommen, da sich einerseits die Maßnahmen auf die Gesunderhaltung auswirken und andererseits ins Alltagsleben von Betroffenen überführt werden können.

I.5 Menschen aller Altersstufen bei der Lebensgestaltung unterstützen, begleiten und beraten

Ein Nebeneffekt dieser Aufgabe ist es, auch im privaten Umfeld über das Schlafverhalten zu sprechen. Ein wichtiger Aspekt eines gesunden Schlafrhythmus ist die Tagesgestaltung. Mithilfe der Beratung in diesem Feld befähigen Auszubildende Betroffene, gelernte Techniken auch außerhalb des Behandlungssettings umzusetzen.

II Kommunikation und Beratung personen- und situationsorientiert gestalten

II.2 Information, Schulung und Beratung bei Menschen aller Altersstufen verantwortlich organisieren, gestalten, steuern und evaluieren

Auch bei dieser Lernaufgabe steht die Kommunikation erneut als Kernstück psychiatrischer Pflege im Mittelpunkt. Hier werden vor allem die Beratungs- und Schulungskompetenzen gefördert. Auszubildende müssen Informationen auf den zu beratenden Menschen anpassen. Zudem müssen sie Maßnahmen mit den Betroffenen aushandeln. Auszuhalten, dass Menschen Maßnahmen ablehnen, ist ein weiterer Aspekt, den die Auszubildenden lernen müssen, der oft unterschätzt wird.

III Intra- und interprofessionelles Handeln in unterschiedlichen systemischen Kontexten verantwortlich gestalten und mitgestalten

III.3 In interdisziplinären Teams an der Versorgung und Behandlung von Menschen aller Altersstufen mitwirken und Kontinuität an Schnittstellen sichern

Im Rahmen der Beratung zur nicht-medikamentösen Schlafförderung müssen neben dem Team der Pflege auch andere Berufsgruppen eingebunden werden. Maßnahmen der Sporttherapie müssen berücksichtigt werden, Möglichkeiten der Ergotherapie zur Tagesgestaltung und -strukturierung müssen bedacht werden, Ärzte müssen über geplante Maßnahmen informiert werden. Damit gelten die Auszubildenden im Rahmen der interdisziplinären Zusammenarbeit als vollwertiges Mitglied. Im Rahmen der pflegerischen Zusammenarbeit müssen Absprachen auch von Kolleginnen und Kollegen mitgetragen und umgesetzt werden. Auch die Rahmenbedingungen, die der jeweilige Einsatzort bietet, müssen innerhalb der Maßnahmenplanung berücksichtigt werden (z. B. schlaffördernde Umgebung gestalten, Ruhezeiten einhalten).

V Das eigene Handeln auf der Grundlage von wissenschaftlichen Erkenntnissen und berufsethischen Werthaltungen und Einstellungen reflektieren und begründen

V.1 Pflegehandeln an aktuellen wissenschaftlichen Erkenntnissen, insbesondere an pflegewissenschaftlichen Forschungsergebnissen, Theorien und Modellen ausrichten

In der Recherche zu nicht-medikamentösen Maßnahmen zur Schlafförderung werden die Auszubildenden auf Artikel pflegewissenschaftlicher Projekte stoßen. Auch verwandte Disziplinen befassen sich viel mit dieser Thematik. Auszubildende lernen durch den Hinweis auf die AWMF S3-Leitlinie »Nicht erholsamer Schlaf/Schlafstörungen« (DGSM 2016) Empfehlungen und Zusammenfassungen von Expertengruppen kennen. Zudem können sie sich (sofern vorhanden) mit hauseigenen Standards auseinandersetzen.

V.2 V.2 Verantwortung für die Entwicklung (lebenslanges Lernen) der eigenen Persönlichkeit sowie das berufliche Selbstverständnis übernehmen

Durch die selbstständige Erarbeitung von Maßnahmen zum Thema Schlaf lernen die Auszubildenden Informationen in der Fachliteratur zu recherchieren, Aspekte zu filtern und auf den Betroffenen anzuwenden. Durch die Einarbeitung in die Literatur beginnen sie die Pflege als Profession zu verstehen, erleben Selbstwirksamkeit und vertiefen so ihr berufliches Selbstverständnis.

Orientierung am Pflegeprozess

Mit dieser Aufgabe werden alle Phasen des Pflegeprozesses angesprochen:

Informationssammlung: Über das Gespräch mit den Betroffenen erheben die Auszubildenden direkte Daten und können diese mithilfe des Gesprächsleitfadens strukturiert erfassen (Aufgabenteil 1).

Durch die vertiefende Auseinandersetzung mit der Schlafanamnese wird diese nochmals strukturiert und Aussagen der Betroffenen geclustert und nach Prioritäten geprüft (Aufgabenteil 3).

ABBILDUNG 17 **Verortung der Arbeits- und Lernaufgabe 7, Nicht-medikamentöse schlaffördernde Maßnahmen, im Pflegeprozess nach Fiechter und Meyer**

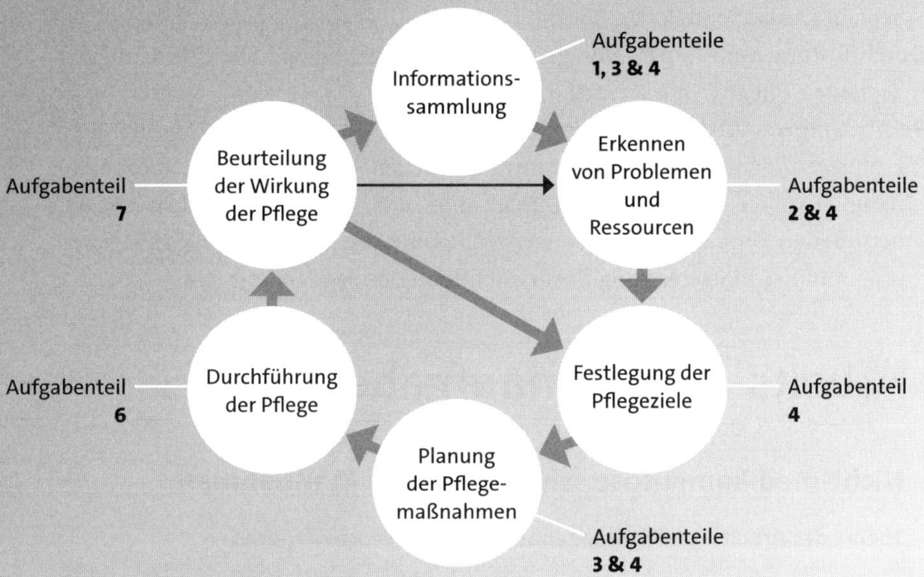

Die bis hier gesammelten Informationen werden dann in Worte gefasst und bündig aufgeschrieben (Aufgabenteil 4).

Erkennen von Problemen und Ressourcen : Nun werden die Probleme und Ressourcen der Person gefiltert und in der Anamnese kenntlich gemacht. Die Pflegeprobleme werden hervorgehoben (Aufgabenteil 2).
Mithilfe der strukturierten Anamnese haben die Auszubildenden genaue Hinweise auf die Problematiken, die die Betroffenen beschäftigen. Diese müssen in einem weiteren Schritt in konkrete Pflegeprobleme formuliert werden (Aufgabenteil 4).

Festlegung der Pflegeziele: Im Rahmen der Erstellung der Pflegeplanung wird auch dieser Schritt abgedeckt. Auszubildende müssen nun überlegen, was könnte ein realistisches Ziel für die Betroffenen sein und wie kann dies ausformuliert werden. Im besten Fall kommen die Auszubildenden auf die Idee, die Betroffenen nach ihren Zielen zu fragen.

Planung der Pflegemaßnahmen: Über die Recherche bekommen die Auszubildenden Ideen, welche Maßnahmen zur Förderung eines erholsamen Schlafes geeignet sein könnten. Diese müssen nun klar formuliert und auf die Betroffenen angepasst werden (Aufgabenteil 3).

Viele Maßnahmen befassen sich mit Beratung und Schulung der Betroffenen. Hierüber können die Auszubildenden lernen, dass auch dieser Aspekt der Pflege ein zentrales Handlungsfeld ist (Aufgabenteil 3).
In der Pflegeplanung werden nun die Maßnahmen konkret beschrieben und geplant (Aufgabenteil 4).

Durchführung der Pflege: Nun geht es an die Beratung und Durchführung der geplanten Pflege (Aufgabenteil 6).

Beurteilung der Wirkung der Pflege: In Aufgabenteil 7 werden die Maßnahmen evaluiert und mit der Praxisanleitung besprochen. Die angepassten Pflegemaßnahmen sollten dokumentiert werden und in einem zweiten Schritt mit der betroffenen Person besprochen werden, womit die angepassten Maßnahmen erneut in der Pflegeplanung Berücksichtigung finden.

Arbeits- und Lernaufgabe 7

Nicht-medikamentöse schlaffördernde Maßnahmen

Thema des Arbeits- und Lernangebotes	Aufgabenschwerpunkt
Nicht-medikamentöse schlaffördernde Maßnahmen	Recherche- und Anwendungsaufgabe

Bearbeitungszeitpunkt	Bearbeitungszeit	RAP
Drittes Ausbildungsdrittel	Ca. 2 Stunden	S. 184 f.
		S. 245 f.

Erläuterung

Eine psychische Erkrankung geht oft mit Schlafproblemen einher. Gerade bei Menschen mit affektiven Erkrankungen oder Suchterkrankungen sind Schlafstörungen oft ein Symptom, welches Betroffene stark beeinträchtigt. Während eines Krankenhausaufenthaltes verschärfen sich diese Probleme noch zusätzlich. Ein erholsamer Schlaf ist bedeutsam für die Genesung und auch für die persönliche Gesunderhaltung.

Zu fördernde Kompetenzen

I.2 Pflegeprozesse und Pflegediagnostik bei Menschen aller Altersstufen mit gesundheitlichen Problemlagen planen, organisieren, gestalten, durchführen, steuern und evaluieren unter dem besonderen Fokus von Gesundheitsförderung und Prävention

I.5	Menschen aller Altersstufen bei der Lebensgestaltung unterstützen, begleiten und beraten
II	Kommunikation und Beratung personen- und situationsorientiert gestalten
II.2	Information, Schulung und Beratung bei Menschen aller Altersstufen verantwortlich organisieren, gestalten, steuern und evaluieren
III	Intra- und interprofessionelles Handeln in unterschiedlichen systemischen Kontexten verantwortlich gestalten und mitgestalten
V	Das eigene Handeln auf der Grundlage von wissenschaftlichen Erkenntnissen und berufsethischen Werthaltungen und Einstellungen reflektieren und begründen
V.1	Pflegehandeln an aktuellen wissenschaftlichen Erkenntnissen, insbesondere an pflegewissenschaftlichen Forschungsergebnissen, Theorien und Modellen ausrichten
V.2	Verantwortung für die Entwicklung (lebenslanges Lernen) der eigenen Persönlichkeit sowie das berufliche Selbstverständnis übernehmen

Aufgabenstellung

1. Suchen Sie gemeinsam mit einer Pflegeperson eine von Schlafproblemen betroffene Person aus, mit der Sie über dieses Problem sprechen. Vorab: Erstellen Sie einen Gesprächsleitfaden, der die typischen Aspekte von Ein- und Durchschlafproblemen enthält.
2. Erstellen Sie aus dem Gespräch eine Schlafanamnese und beschreiben Sie die Pflegeprobleme zu dem Pflegephänomen »nicht-erholsamer Schlaf«.
3. Recherchieren Sie zu Möglichkeiten der nicht-medikamentösen Schlafförderung.
4. Erstellen Sie anhand Ihrer Ergebnisse zu dem Pflegeproblem »nicht-erholsamer Schlaf« eine Pflegeplanung für die betroffene Person.
5. Besprechen Sie Ihre Pflegeplanung mit Ihrer Praxisanleitung und passen Sie ggf. die Planung an.
6. Wenden Sie nun Ihre geplanten Pflegemaßnahmen bei der betroffenen Person an.
7. Evaluieren Sie die Pflegeplanung. Stellen Sie die Ergebnisse Ihrer Praxisanleitung vor.

Reflexion

- Lesson learned: Was haben Sie Neues gelernt? Welche Erkenntnisse nehmen Sie aus dieser Aufgabe besonders mit?

- Was fiel Ihnen an der Bearbeitung dieser Aufgabe leicht? Was würden Sie jetzt anders machen?

- Haben Sie bei sich Anzeichen für nicht-erholsamen Schlaf entdeckt? Gibt es unabhängig davon Maßnahmen, die Sie in Ihr Handeln überführen möchten?

Downloadmaterialien

- Arbeits- und Lernaufgabe 7: Nicht-medikamentöse schlaffördernde Maßnahmen
- Pflegeplanungsbogen
- Gesprächsleitfaden zum Schlaf

Vertiefung

Laux, G. (2015): Schlafstörungen. In: Möller, H.; Laux, G.; Deister, A.; Schulte-Körne, G.; Braun-Scharm, H (Hg.): Psychosomatik und Psychotherapie. 6., aktualisierte Auflage. Stuttgart: Thieme.

DGSM – Deutsche Gesellschaft für Schlafforschung und Schlafmedizin: (2016): Nicht erholsamer Schlaf/Schlafstörungen. https://register.awmf.org/assets/guidelines/063-001l_S3_SBAS_2023-01_verlaengert_und_Hinweis_Teil-Aktualisierung.pdf (14.03.2023).

8 | Alltagspraktisches Training

Für Menschen mit psychischen Erkrankungen kann der Alltag eine große Herausforderung sein. Hier können Personen bereits von kleinen Tätigkeiten überfordert sein. Die einen haben große Probleme, sich zu motivieren, sodass sie der Haushalt überfordert, andere Personen haben Ängste, sodass ihnen Busfahren schwerfällt. Alkoholkranke Menschen kann auch das Einkaufen überfordern, da sie mit dem Suchtmittel konfrontiert sind und sich dem nicht entziehen können. Bei all diesen Problemen kann ein alltagspraktisches Training hilfreich sein, um Strategien im Umgang mit den täglichen Anforderungen zu entwickeln.

Diese Aufgabe stellt für die Auszubildenden einige Herausforderungen dar. Selten sind sie komplett in der Verantwortung für eine zu pflegende Person. Auszubildende, die in der ambulanten Wiedereingliederungshilfe ihre Ausbildung machen, sind bereits von Beginn an mit diesen Themen konfrontiert und lernen recht früh, solche Maßnahmen durchzuführen. Für Auszubildende in klinischen Psychiatrien und der stationären Eingliederungshilfe sieht das vielfach anders aus. Selten werden sie alleine mit betroffenen Personen zum Einkaufen, in die Stadt, zu Arztterminen oder Ähnlichem geschickt. Hier verschiebt sich dann die Verantwortung. Auszubildende übernehmen mit dieser Aufgabe nicht nur die Verantwortung außerhalb der Einrichtung, sondern auch für den Behandlungsprozess und dessen Planung. Zu beachten muss sein, dass den Auszubildenden die Bewältigung dieser Aufgabe zugetraut wird. Hieran können sie sich entwickeln und wachsen.

Innerhalb der Ausbildung beschäftigen sich Auszubildende stetig mit dem Pflegeprozess. Die Herangehensweise an die Aufgabe innerhalb dieser Lernaufgabe weicht von den bisherigen Bearbeitungen des Pflegeprozesses ab. Hierdurch erfahren Auszubildende, dass sie mit dem Pflegeprozess kreativ umgehen können. Der Pflegeprozess ist an den Wünschen und Zielen der betroffenen Personen ausgerichtet. Über ein erfolgreiches Durchführen dieser Aufgabe können die Auszubildenden motiviert werden, den Pflegeprozess zu vertiefen und in der Praxis anzuwenden.

Lernziele

- Auszubildende erkennen die Unterstützung zur Bewältigung des Alltags als pflegerische Tätigkeit.
- Auszubildende erkennen Pflegebedarfe, die die Personen für ein möglichst unabhängiges Leben benötigen.
- Auszubildende planen lebenspraktische Trainings für psychisch erkrankte Personen anhand des Pflegeprozesses.
- Auszubildende übernehmen die Verantwortung für die Qualität des alltagspraktischen Trainings.
- Auszubildende werden befähigt, Personen entsprechend ihrer Kompetenzen anzuleiten und zu unterstützen.
- Auszubildende erkennen Überforderungen von betroffenen Personen und reagieren angemessen darauf.

Welches Training von den Auszubildenden durchgeführt wird, kann entsprechend gesteuert werden. Unsichere Auszubildende können mit Betroffenen gemeinsam die Küche sauber machen oder Wäsche waschen, während sichere Auszubildende einkaufen gehen oder Arztbesuche mit den Betroffenen bewältigen können.

Bedingungen der Lernaufgabe

Zeitpunkt	Drittes Ausbildungsdrittel
	Pflichteinsatz psychiatrische Versorgung, Vertiefungseinsatz
Einsatzsetting	In allen Settings möglich
Anforderungsniveau	Niedrig
Aufgabenschwerpunkt	Planung & Durchführung
Voraussetzung	Möglichkeiten, Training durchzuführen (z. B. Zugang zu einer Küche, zu Koch- oder Backutensilien)
	Betroffene, die Bedarf für ein alltagspraktisches Training haben
Unterstützungsbedarfe	Vorbesprechung der Planung
	Auswahl der passenden Person(en)

Rahmenbedingungen	Begleitung in der Planung durch eine Fachperson oder Praxisanleitung
	Benötigte Materialien für das geplante Training
	Rückzugsmöglichkeit zu Recherchezwecken
	Zugang zu Fachliteratur und Internet

Auch für noch unerfahrene Kolleginnen und Kollegen kann diese Aufgabe und das Zusatzmaterial hilfreich sein, Trainings zu planen. Im stressigen Berufsalltag gehen schnell Informationen verloren. Die hier gestellten Fragen können somit als Leitfaden und Gedankenstütze genutzt werden.

Einordnung der Kompetenzen in den Rahmenausbildungsplan

I Die Pflege von Menschen aller Altersgruppen verantwortlich planen, organisieren, gestalten und evaluieren

I.1 Die Pflege von Menschen aller Altersstufen verantwortlich planen, organisieren, gestalten, durchführen, steuern und evaluieren

Die Lernaufgabe ist anhand des Pflegeprozesses aufgebaut. Diese Struktur hilft der Einordnung von einzelnen Problemen und Zielen der betroffenen Personen in einen umfassenderen Kontext. Mithilfe dieser Lernaufgabe können Auszubildende den Pflegeprozess neu verstehen. Er ist an den Zielen der betroffenen Personen ausgerichtet und dadurch ist die Planung partizipativ gestaltet. Auszubildende können hier erleben, dass Pflegeplanung ein Instrument ist, um den Menschen ein selbst gestaltetes Leben zu ermöglichen. Auch weichen die Ziele, Maßnahmen und Probleme von den vorherrschenden somatischen Pflegeplanungen ab, was dazu führt, dass sich Auszubildende neu mit der Thematik auseinandersetzen müssen.

I.5 Menschen aller Altersstufen bei der Lebensgestaltung unterstützen, begleiten und beraten

Ziel von Menschen mit seelischen Leiden ist es in der Regel, ein unabhängiges und selbstständiges Leben zu führen. Demnach sollen Kompetenzen gestärkt werden, die dies ermöglichen. Darauf ist diese Lernaufgabe ausgerichtet. Auszubildende sollen mithilfe der Aufgabe verstehen, was es bedeutet, im Alltag an Grenzen zu stoßen und den betroffenen Personen helfen, Strategien zu entwickeln, um ein möglichst selbstständiges Leben führen zu können.

I.6 Entwicklung und Autonomie in der Lebensspanne fördern

Auszubildende üben mit den Betroffenen Aspekte des täglichen Lebens ein. Somit wird die Autonomie der Personen stark gefördert. Die weitere Durchführung mit steigender Komplexität der Alltagsanforderungen sollte danach jedoch nicht ausbleiben. Durch regelmäßiges Üben können Betroffene eben diese Themen bearbeiten und Sicherheit für ihren Alltag gewinnen. Auszubildende erkennen, dass Menschen, die eine psychische Krise erleiden, außerhalb des klinischen Settings ein normales Leben führen. Auszubildende der stationären Eingliederungshilfe lernen die Menschen außerhalb der Institutionsgrenzen kennen und können Potenziale erkennen. In der ambulanten Eingliederungshilfe gehören solche alltagspraktischen Trainings zum Kern der Pflege. Allen Settings gemein ist jedoch, dass Auszubildende sich intensiv mit den Wünschen der Menschen beschäftigen und darauf eingehen müssen.

II Kommunikation und Beratung personen- und situationsorientiert gestalten

II.1 Kommunikation und Interaktion mit Menschen aller Altersstufen und ihren Bezugspersonen personen- und situationsbezogen gestalten und eine angemessene Information sicherstellen

Im Rahmen des alltagspraktischen Trainings lernen Auszubildende sehr intensiv, Situationen auszuhalten. Sie sollen die Betroffenen zwar unterstützen, aber die Personen selber sollen die Handlungen ausführen. Parallel müssen die Auszubildenden währenddessen das Belastungsempfinden der Betroffenen ermitteln und ihnen unterstützend zur Seite stehen. Hier sind hohe kommunikative Fähigkeiten gefragt, die Auszubildende in dieser Lernaufgabe sehr intensiv einüben können.

III Intra- und interprofessionelles Handeln in unterschiedlichen systemischen Kontexten verantwortlich gestalten und mitgestalten

III.1 Verantwortung in der Organisation des qualifikationsheterogenen Pflegeteams übernehmen

Im Rahmen der Bezugspflege können Auszubildende hier einen Teil der Verantwortung übernehmen. Sie nehmen am Gesamtbehandlungsprozess teil. Hier sollte im Rahmen des Prozesses Rücksprache mit der verantwortlichen Pflegeperson gehalten werden. Dadurch kann das alltagspraktische Training passend in die Versorgung übernommen werden. Dafür ist eine genaue Übergabe notwendig, um die bearbeiteten Themen weiterzugeben und die Ressourcen der Person entsprechend weiter ausbauen zu können.

Die Zusammenarbeit mit an der Behandlung involvierten Pflegenden ist unabdingbar, um eine kontinuierliche Versorgung sicherzustellen.

III.3 In interdisziplinären Teams an der Versorgung und Behandlung von Menschen aller Altersstufen mitwirken und Kontinuität an Schnittstellen sichern

Bevor das Training durchgeführt wird, müssen Auszubildende den Zeitpunkt planen. Hier ist es dringend nötig, dass sie mit den Therapeuten ins Gespräch gehen, damit das Training nicht mit den geplanten Therapien kollidiert. Zudem kann mithilfe der interdisziplinären Zusammenarbeit das Angebot weiter geschärft werden. Auch Therapeuten können den Auszubildenden Hinweise auf den Umfang und die Machbarkeit von alltagspraktischen Trainings geben. Mithilfe dieser Lernaufgaben können so die Wünsche der betroffenen Personen geachtet werden und in der interdisziplinären Versorgung weitergeführt werden.

IV Das eigene Handeln auf der Grundlage von Gesetzen, Verordnungen und ethischen Leitlinien reflektieren und begründen

IV.1 Die Qualität der pflegerischen Leistungen und der Versorgung in den verschiedenen Institutionen sicherstellen

Im Rahmen dieser Lernaufgabe übernehmen Auszubildende die Verantwortung ihrer eigenen Pflegequalität. Durch die selbstständige Planung und Durchführung der Pflegemaßnahme stehen Auszubildende in der Verantwortung, ihre Maßnahmen entsprechend gewissenhaft durchzuführen. Sie erkennen, dass alltagspraktisches Training über Institutionsgrenzen hinaus Wirkung haben kann, und verfolgen das Ziel, Menschen zu befähigen, ihren Alltag zu bewältigen.

V Das eigene Handeln auf der Grundlage von wissenschaftlichen Erkenntnissen und berufsethischen Werthaltungen und Einstellungen reflektieren und begründen

V.2 Verantwortung für die Entwicklung (lebenslanges Lernen) der eigenen Persönlichkeit sowie das berufliche Selbstverständnis übernehmen

Die Auszubildenden übernehmen durch die selbstständige Bearbeitung Verantwortung für ihr lebenslanges Lernen. Zudem vollziehen sie einen Perspektivwechsel, der ihnen dabei hilft, die Lebenswirklichkeit von psychisch erkrankten Menschen zu erkennen. Dies fördert letztendlich das Verständnis für betroffene Personengruppen und hilft, sich als professionelle Pflegeperson zu positionieren. Sie erkennen, dass Pflege auch die Lebenswelt betrifft und in weite Teilbereiche des Lebens greifen kann.

Orientierung am Pflegeprozess

ABBILDUNG 18 **Verortung der Arbeits- und Lernaufgabe 8, Alltagspraktisches Training, im Pflegeprozess nach Fiechter und Meyer**

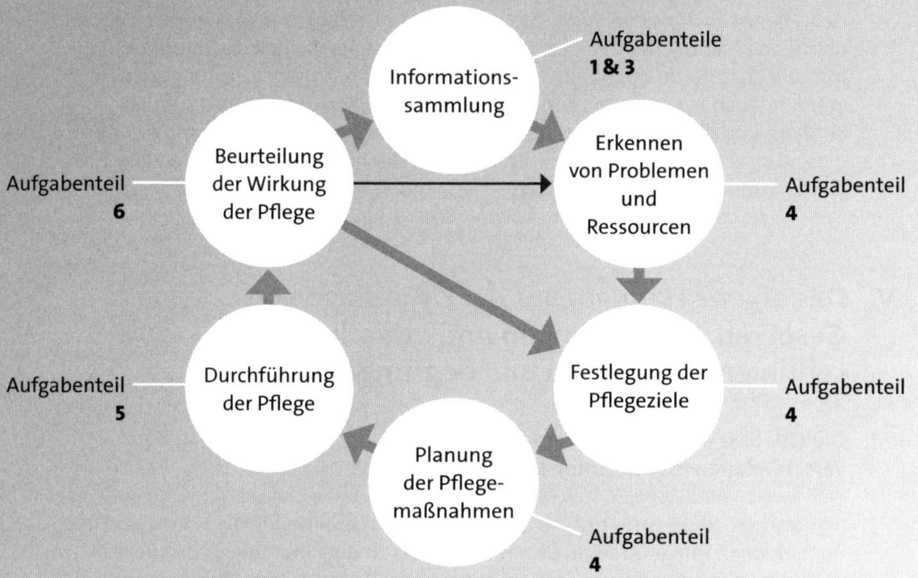

Auch bei dieser Aufgabe werden alle Phasen des Pflegeprozesses angesprochen:

Informationssammlung: Im Aufgabenteil 1 suchen die Auszubildenden gemeinsam mit der Praxisanleitung Betroffene aus, die von einem alltagspraktischen Training profitieren. Hier beginnt der erste Teil der Informationssammlung. Es werden die Erkrankung und die ersten Probleme der Person besprochen.
Im Aufgabenteil 3 wird dann als Hauptinformationsquelle die Sichtweise der Person eingeholt. Sie kann ihre Probleme schildern, kann einschätzen, welche Art des Trainings passend ist und kann auch konkrete Ziele formulieren. Aufgabe der Auszubildenden ist es, die Wünsche zu achten und fachlich einzuschätzen, was für die betroffene Person möglich ist.

Erkennen von Problemen und Ressourcen: Durch die Vorabbesprechung mit der betroffenen Person kann diese ihre aktuellen Probleme bereits äußern. Diese müssen dann noch durch die Auszubildende erfasst werden. In der Regel fällt es Auszubildenden und auch den Betroffenen selbst schwer, die Ressourcen zu erkennen. Aufgabenteil 4 kann somit beiden helfen, Ressourcen zu erkennen und diese dann auch festzuhalten.

Festlegung der Pflegeziele: Die Ziele werden an den betroffenen Personen ausgerichtet. Diese legen im Gespräch fest, welche Handlung sie besonders für ihren Alltag brauchen und somit sicher Durchführen lernen möchten. Dies orientiert sich daran, welche Aspekte des Alltags ihnen schwerfallen und was sie sich für die Zukunft wünschen (Aufgabenteil 4).

Planung der Pflegemaßnahmen: In Aufgabenteil 4 wird das Training konkret geplant. Die gefundenen Ressourcen und Probleme der Person können dementsprechend in eine Pflegeplanung übertragen werden. Über die von der eigentlichen Pflegeplanung abweichende Aufgabenstellung lernen Auszubildende, kreativ Maßnahmen zu planen und richten die Planung an den Zielen und nicht an den Problemen aus.

Auszubildende müssen bei der Planung viele Aspekte beachten. Der hierfür entwickelte Bogen kann eine Unterstützung sein. Unbedingt sollten nach der Planung noch Möglichkeiten für eine Exit-Strategie in der Situation und mögliche Zeichen für Hilfestellung besprochen werden.

Durchführung der Pflege: Im Rahmen der Durchführung (Aufgabenteil 5) übernehmen die Auszubildenden Verantwortung für eine Person und orientieren die Pflege an den Zielen der Menschen für ihr Leben. Hier erkennen die Auszubildenden, dass die Menschen auch außerhalb des Hilfesystems Bedarfe haben und richten ihren Fokus darauf. Über die intensive Auseinandersetzung mit der Lebensrealität einer Person können Ängste und Vorurteile abgebaut werden.

Beurteilung der Wirkung der Pflege: Im Rahmen der Nachbesprechung des alltagspraktischen Trainings haben die Betroffenen Raum, die Maßnahme für sich zu reflektieren. Hier wird besprochen, was den Personen schwer fiel und was leicht. Daran orientieren sich dann das weitere Training und weitere Ziele für die Personen (Aufgabenteil 7).

Arbeits- und Lernaufgabe 8

Alltagspraktisches Training

Thema des Arbeits- und Lernangebotes	Aufgabenschwerpunkt	
Alltagspraktisches Training	Durchführungsaufgabe	
Bearbeitungszeitpunkt	**Bearbeitungszeit**	**RAP**
Drittes Ausbildungsdrittel	Ca. 4 Stunden	S. 77 ff.

Erläuterung

Menschen mit psychischen Erkrankungen haben oft Probleme, ihren Tagesablauf zu strukturieren und sinnvoll zu füllen. So haben sie auch in Teilen Probleme, alltägliche Tätigkeiten auszuführen. In der Eingliederungshilfe Wohnen gehört die Unterstützung zu alltagspraktischen Tätigkeiten zu den definierten Aufgaben von Pflegepersonen, um die Menschen in ihrer Lebensführung zu unterstützen. Auch im klinischen Setting sind solche Angebote vielfältig einsetzbar und nützlich.

Zu fördernde Kompetenzen

I.1 Die Pflege von Menschen aller Altersstufen verantwortlich planen, organisieren, gestalten, durchführen, steuern und evaluieren

I.5 Menschen aller Altersstufen bei der Lebensgestaltung unterstützen, begleiten und beraten

I.6 Entwicklung und Autonomie in der Lebensspanne fördern

II.1 Kommunikation und Interaktion mit Menschen aller Altersstufen und ihren Bezugspersonen personen- und situationsbezogen gestalten und eine angemessene Information sicherstellen

III.1 Verantwortung in der Organisation des qualifikationsheterogenen Pflegeteams übernehmen

III.3 In interdisziplinären Teams an der Versorgung und Behandlung von Menschen aller Altersstufen mitwirken und Kontinuität an Schnittstellen sichern

IV.1 Die Qualität der pflegerischen Leistungen und der Versorgung in den verschiedenen Institutionen sicherstellen

V.2 Verantwortung für die Entwicklung (lebenslanges Lernen) der eigenen Persönlichkeit sowie das berufliche Selbstverständnis übernehmen

Aufgabenstellung

1. Suchen Sie gemeinsam mit einer Fachperson oder Ihrer Praxisanleitung eine betroffene Person aus, mit der Sie ein alltagspraktisches Training durchführen können.

2. Recherchieren Sie: Wie sehen alltagspraktische Trainings aus. Machen Sie sich Stichpunkte für die spätere Durchführung.

3. Sprechen Sie mit der betroffenen Person: Welche Kompetenz möchte sie oder er erreichen? Welches Training macht für diese Person Sinn?

4. Planen Sie das Training. Überlegen Sie: Was sind die Ressourcen der Person? Was sind die Probleme, die bearbeitet werden sollen? Was sind die Ziele, die mit dem Training erreicht werden sollen?

5. Wie soll das Training aussehen?

6. Führen Sie das Training in Absprache mit den Kolleginnen und Kollegen durch.

7. Besprechen Sie das Training mit der betroffenen Person nach. Was hat die Person aus dem Training mitgenommen? Woran will sie noch arbeiten?

8. Besprechen Sie die Aufgabe mit Ihrer Praxisanleitung.

Reflexion

- Lesson learned: Was nehmen Sie aus dieser Aufgabe mit? Welche Erkenntnisse haben Sie gewonnen?
- Was haben Sie gut gemacht? Was fiel Ihnen noch schwer? Was würden Sie beim nächsten Mal anders machen?

Downloadmaterialien

- Arbeits- und Lernaufgabe 8: Alltagspraktisches Training
- Planungsinstrument alltagspraktisches Training

Vertiefung

Needham, I. (2023): Trainings. In: Sauter, D.; Abderhalden, C.; Needham, I. & Wolff, S. (Hg.): Lehrbuch Psychiatrische Pflege, S. 542–552. Bern: Hogrefe.

9 | Beschäftigungsangebot durchführen

Beschäftigungsangebote gehören in allen psychiatrischen Settings zu zentralen Aufgaben im Pflegealltag. Sei es als Achtsamkeitsgruppe im klinischen Setting, Kochgruppe in einer Wohneinrichtung oder einem Begegnungscafé in ambulanten Diensten. Solche Gruppen müssen gut geplant sein und auf die Betroffenen abgestimmt werden. Dies ist für Auszubildende eine große Herausforderung. Es müssen vorab viele Aspekte geplant und beachtet werden, was den Auszubildenden mithilfe dieser Aufgabe vermittelt werden kann.
Im Zusammenhang dieser Arbeits- und Lernaufgabe werden Beschäftigungsangebote nicht weiter definiert. Hierunter können unterschiedlichste Maßnahmen verstanden werden, wie z. B. Alltagstraining, Zeitungsrunden, Kochgruppen, Spielegruppen oder auch Achtsamkeit. Die fehlende Eingrenzung findet bewusst statt, um die Kreativität der Auszubildenden nicht zu beschränken und gleichzeitig ein passendes Angebot für die jeweilige Gruppe an Menschen zu ermöglichen.
Diese Lernaufgabe eignet sich für alle Ausbildungsdrittel. Bereits im ersten Einsatz können Auszubildende ein Beschäftigungsangebot planen. Diese Aufgabe kann zudem mehrfach eingesetzt werden. Mit zunehmender Erfahrung, kann das Angebot entsprechend komplexer geplant werden. Während Auszubildende im ersten Einsatz beispielsweise drei Teilnehmenden die Zeitung vorlesen, können Auszubildende im dritten Ausbildungsdrittel mit einer Gruppe von Teilnehmenden kochen, wobei der komplette Prozess (von der Auswahl der Mahlzeit, Edukation zu Ernährung, dem Einkauf bis hin zur Evaluation der Tätigkeit mit den Teilnehmenden) durchlaufen wird. Auch wird mit zunehmendem Fachwissen die Begründung und das Verständnis von solchen Angeboten deutlich komplexer. Diese Aufgabe erfordert ein hohes Maß an Kreativität.

Lernziele

- Auszubildende üben den Pflegeprozess ein.
- Auszubildende lernen, ihre Arbeit zu strukturieren und organisieren.
- Auszubildende übernehmen Verantwortung für komplexe pflegerische-Angebot und lernen, ihr Handeln zu begründen.
- Auszubildende üben den Umgang mit Gruppen ein.

Diese Lernaufgabe ist so formuliert, dass das Angebot sowohl für Einzelpersonen als auch für Gruppen geeignet ist. Neben der Beschäftigung, die flexibel in ihren Anforderungen ist, beeinflusst auch die Anzahl der Teilnehmenden die Gruppendynamik und die Komplexität. Hier müssen Praxisanleitende steuernd tätig werden, damit sich insbesondere Auszubildende in den ersten beiden Ausbildungsdritteln nicht überfordern.

Auszubildende können diese Aufgabe auch zu zweit machen. Dadurch können sie sich untereinander austauschen und können ihren Ideen freien Lauf lassen. So können sie auch größere Projekte in Angriff nehmen.

Bedingungen der Lernaufgabe

Zeitpunkt	Ab dem ersten Ausbildungsdrittel
Einsatzsetting	Stationäre Wohneinrichtung
	Klinische Psychiatrie
	Ambulante psychiatrische Dienste
Anforderungsniveau	Von niedrig bis hoch
Aufgabenschwerpunkt	Recherche, Durchführung, Evaluation
Voraussetzung	Eine Gruppe von Personen oder Einzelpersonen, mit denen ein Beschäftigungsangebot durchgeführt werden kann
	Räumliche Voraussetzungen und Materialien für dieses Angebot
Unterstützungsbedarfe	Begleitung durch eine Pflegeperson
Rahmenbedingungen	Zugang zu Konzepten, Ablaufplänen
	Rückzugsmöglichkeit zu Recherchezwecken
	Zugang zu Fachliteratur und Internet
	Unterstützung bei der Beschaffung von Materialien

Insbesondere im klinischen Setting eignet sich die Lernaufgabe für Wochenenden. Da häufig an Wochenenden weniger bis gar keine therapeutischen Angebote stattfinden und sich ein Teil der Gemeinschaft im Belastungsurlaub befindet, kann ein gemeinsames Angebot, wie ein Tischtennisturnier, gemeinsames Pizzabacken oder ein Spieleabend eine willkommene Abwechslung sein.

Einordnung der Kompetenzen in den Rahmenausbildungsplan

I Die Pflege von Menschen aller Altersgruppen verantwortlich planen, organisieren, gestalten und evaluieren

I.1 Die Pflege von Menschen aller Altersstufen verantwortlich planen, organisieren, gestalten, durchführen, steuern und evaluieren

Die Auszubildenden durchlaufen mit dieser Lernaufgabe den gesamten Pflegeprozess. Dies ist nicht immer für sie offensichtlich, da der Fokus auf einer Gruppe von Menschen (insbesondere im dritten Ausbildungsdrittel) liegt und nicht auf einer Einzelperson. Dennoch müssen sie innerhalb dieser Lernaufgabe das Angebot planen, Ressourcen und Probleme benennen, die sie bearbeiten möchten, Ziele für die Teilnehmenden formulieren, das Angebot durchführen und anschließend reflektieren.

I.5 Menschen aller Altersstufen bei der Lebensgestaltung unterstützen, begleiten und beraten

Durch diese Lernaufgabe schärfen Auszubildende ihren Blick auf Bedarfe von Betroffenen. Sie können erkennen, welche alltagspraktischen Fragen Menschen mit psychischen Erkrankungen bewegen. Im Vordergrund stehen vielfach Wünsche nach Selbstständigkeit und nach sozialen Kontakten.

I.6 Entwicklung und Autonomie in der Lebensspanne fördern

Mithilfe von Beschäftigungsangeboten wird die selbstständige Lebensführung von Menschen mit psychischen Erkrankungen gefördert. Die Angebote sind auf die Bedarfe von Betroffenen ausgerichtet und richten sich an ihrer Lebensgestaltung aus. Die Ziele dieser Aufgabe können beispielsweise Konzentrationsförderung, Bewältigung von Alltagsaufgaben, Mobilitätsförderung, Gedächtnistraining und vieles Weitere sein. Auch die Ablenkung und Spaß können ein Ziel des Beschäftigungsangebots sein.

II Kommunikation und Beratung personen- und situationsorientiert gestalten

II.1 Kommunikation und Interaktion mit Menschen aller Altersstufen und ihren Bezugspersonen personen- und situationsbezogen gestalten und eine angemessene Information sicherstellen

Um ein Beschäftigungsangebot passend planen zu können, müssen Auszubildende in Kontakt mit Betroffenen treten und in Erfahrung bringen, was sich die Menschen wünschen. Zudem müssen Auszubildende während der Durchführung situativ reagieren können und die Menschen befähigen, selbstständig Handlungen auszuführen. Hier ist ein hohes Maß an kommunikativen Fähigkeiten gefragt, mithilfe der die Auszubildenden Menschen befähigen, innerhalb des Angebots Verantwortung für (Teil-)Aufgaben zu übernehmen und in Konfliktgespräche und Aushandlungsprozesse zu gehen.

II.2 Information, Schulung und Beratung bei Menschen aller Altersstufen verantwortlich organisieren, gestalten, steuern und evaluieren

Auch die Beratung zu gesundheitsbezogenen Themen und alltagspraktischen Tätigkeiten gehört zu den Aufgaben von Auszubildenden, die innerhalb dieser Lernaufgabe Anwendung finden. So unterstützen Auszubildende Betroffene in der Durchführung des Beschäftigungsangebots und ermöglichen Rahmenbedingungen für eine erfolgreiche Durchführung.

II.3 Ethisch reflektiert handeln

Auszubildende sind innerhalb des Angebots mit ethischen Fragestellungen konfrontiert. Diese können unterschiedlich ausfallen. Sie müssen auswählen, welche Personen an dem Angebot teilnehmen und befassen sich somit mit Ressourcenfragen innerhalb des Gesundheitssystems. Sicherlich werden die Auszubildenden auch an Grenzen des Möglichen stoßen und erleben somit eine Ungleichverteilung von Gesundheitsdienstleistungen innerhalb des Systems.

III Intra- und interprofessionelles Handeln in unterschiedlichen systemischen Kontexten verantwortlich gestalten und mitgestalten

III.2 In interdisziplinären Teams an der Versorgung und Behandlung von Menschen aller Altersstufen mitwirken und Kontinuität an Schnittstellen sichern

Beschäftigungsangebote werden von unterschiedlichen Berufsgruppen durchgeführt. Durch die aktive Teilnahme am Behandlungskonzept lernen Auszubildende, sich aktiv in interdisziplinäre Teams einzubringen, die Versorgung sicherzustellen und Schnittstellen zu schließen. Zudem müssen die Auszubildenden abschätzen, welche Unterstützung sie in der Planung und Durchführung des Beschäftigungsangebots brauchen. Hierdurch lernen sie zielgerichtet zu delegieren oder konkrete Fragen an Personen aus dem multidisziplinären Team zu stellen.

IV Das eigene Handeln auf der Grundlage von Gesetzen, Verordnungen und ethischen Leitlinien reflektieren und begründen.

IV.1 Die Qualität der pflegerischen Leistungen und der Versorgung in den verschiedenen Institutionen sicherstellen

Die Auszubildenden übernehmen für ihr Angebot die Verantwortung für Qualität ihrer Arbeit. Sie müssen überlegen, was sinnvoll ist, wie sie die Durchführung gestalten können und welche Ziele sie damit erreichen können. Innerhalb des Systems nehmen sie somit Anteil daran, dass zielgerichtete Interventionen stattfinden.

V Das eigene Handeln auf der Grundlage von wissenschaftlichen Erkenntnissen und berufsethischen Werthaltungen und Einstellungen reflektieren und begründen

V.2 Verantwortung für die Entwicklung (lebenslanges Lernen) der eigenen Persönlichkeit sowie das berufliche Selbstverständnis übernehmen

Durch diese Lernaufgabe lernen Auszubildende, Konzepte zu erstellen und sich das dafür notwendige Wissen eigenständig zu erarbeiten. Auch erfahren sie, was zu den Aufgabenfeldern professioneller Pflege gehören kann und stärken somit ihr professionelles Selbstverständnis.

Orientierung am Pflegeprozess

Mit dieser Aufgabe werden alle Phasen des Pflegeprozesses angesprochen:

Informationssammlung: Durch die ersten Überlegungen des Beschäftigungsangebots und die anschließende Auswahl der Teilnehmenden beginnen die Auszubildenden, Ressourcen und Probleme der Betroffenen zu erkennen und zu sammeln (Aufgabenteil 1). Hier fließen Aspekte des Angebots und Bedarfe der Betroffenen zusammen. An dieser Stelle kann es notwendig sein, dass Auszubildende Unterstützung erhalten, um diese Erkenntnisse in Worte fassen zu können.

Erkennen von Problemen und Ressourcen: Im Aufgabenteil 3 werden nun die Erkenntnisse konkret in Worte gefasst. Dieser Teil ist eng mit dem klassischen Pflegeprozess verknüpft, den die Auszubildenden bereits zu Beginn ihrer Ausbildung kennenlernen. Ressourcen, Probleme und Ziele in Worte zu fassen, fällt vielen Auszubildenden schwer. Auch hier kann Unterstützung notwendig werden.

ABBILDUNG 19 **Verortung der Arbeits- und Lernaufgabe 9, Beschäftigungsangebot durchführen, im Pflegeprozess nach Fiechter und Meyer**

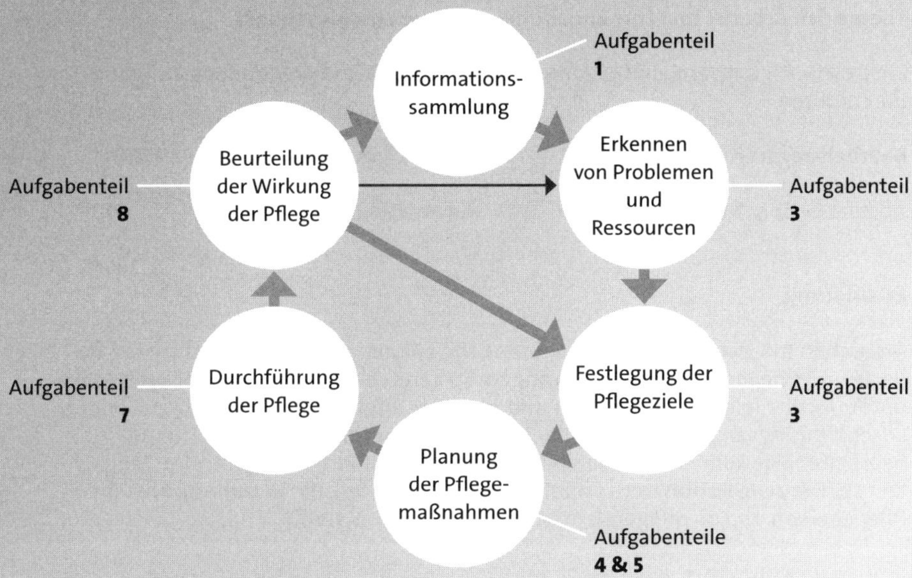

Planung der Pflegemaßnahmen: Durch die Aufgabenteile 4 und 5 kommen die Auszubildenden nun in die konkrete Planung von Pflegemaßnahmen. Die aufgeführten Unterpunkte unterstützen die Auszubildenden bei den Vorabüberlegungen für ihr geplantes Angebot.

Durchführung der Pflege: Hier kommen die Auszubildenden nun in Aktion (Aufgabenteil 7). Es kann hilfreich sein, wenn eine Fachkraft greifbar ist, die Sicherheit vermittelt und bei Überforderung eingreifen kann.

Beurteilung der Wirkung der Pflege: Die Beurteilung der Pflege findet mit dem Aufgabenteil 8 statt. Die Auszubildenden müssen nun durch Aussagen und Verhalten der Teilnehmenden Rückschlüsse auf die Wirksamkeit der Pflegemaßnahme treffen. Auch hier kann die Unterstützung durch eine Fachperson nötig sein. Auszubildenden kann es schwerfallen, Effekte wie »konnte in Gesellschaft sein« oder »hatte Freude bei der Durchführung« zu erkennen.

Arbeits- und Lernaufgabe 9

Beschäftigungsangebot durchführen

Thema des Arbeits- und Lernangebotes	Aufgabenschwerpunkt	
Ein Beschäftigungsangebot planen und durchführen	Planungs- und Anwendungsaufgabe	
Bearbeitungszeitpunkt	**Bearbeitungszeit**	**RAP**
Ab dem ersten Ausbildungsdrittel	Ca. 4 Stunden	S. 207 ff.
		S. 225 ff.

Erläuterung

Menschen mit einer psychischen Erkrankung können die unterschiedlichsten Bedarfe und Pflegephänomene mitbringen. So kann der eine Mensch beispielsweise unter Unruhe leiden, während der andere unter Ängstlichkeit und Rückzug leidet. Beschäftigungsangebote bieten die Möglichkeit, unterschiedlichste Themen zu bearbeiten. Sie können das Wohlbefinden der Betroffenen steigern, eine Möglichkeit sein, soziale Kontakte zu knüpfen oder auch helfen, die Beziehung zwischen Pflegeperson und zu pflegendem Menschen zu verbessern.

Zu fördernde Kompetenzen

I.1	Die Pflege von Menschen aller Altersstufen verantwortlich planen, organisieren, gestalten, durchführen, steuern und evaluieren
I.5	Menschen aller Altersstufen bei der Lebensgestaltung unterstützen, begleiten und beraten
I.6	Entwicklung und Autonomie in der Lebensspanne fördern
II.1	Kommunikation und Interaktion mit Menschen aller Altersstufen und ihren Bezugspersonen personen- und situationsbezogen gestalten und eine angemessene Information sicherstellen
II.2	Information, Schulung und Beratung bei Menschen aller Altersstufen verantwortlich organisieren, gestalten, steuern und evaluieren.
II.3	Ethisch reflektiert handeln
III.2	In interdisziplinären Teams an der Versorgung und Behandlung von Menschen aller Altersstufen mitwirken und Kontinuität an Schnittstellen sichern
IV.1	Die Qualität der pflegerischen Leistungen und der Versorgung in den verschiedenen Institutionen sicherstellen

V.2 Verantwortung für die Entwicklung (lebenslanges Lernen) der eigenen Persönlichkeit sowie das berufliche Selbstverständnis übernehmen

Aufgabenstellung

1. Überlegen Sie, welches Beschäftigungsangebot Sie anbieten könnten. Begründen Sie Ihre Wahl anhand der Zielsetzung des Angebots.
2. Wählen Sie betroffene Personen für dieses Angebot aus. Achtung, die Auswahl muss immer anhand der Wünsche und Bedarfe der Betroffenen gewählt sein.
3. Überlegen Sie für einen dieser Menschen:
   - Was sind die aktuellen Probleme, die mit dem Angebot bearbeitet werden sollen?
   - Was sind die Ressourcen, die der Person helfen, an dem Angebot teilzunehmen?
   - Was sind die Ziele für diese Person, die mit dem Angebot erreicht werden sollen?
4. Planen Sie das Beschäftigungsangebot:
   - Ablauf des Projektes
   - Anzahl der Teilnehmenden
   - Dauer des Angebots
   - Ort und Zeitpunkt für das Angebot
   - Benötigte Materialien und Unterstützungsbedarfe
5. Überlegen Sie vorab, welche Schwierigkeiten bei der Durchführung auftreten könnten. Wie könnten Sie mit diesen Problemen umgehen?
6. Informieren Sie Kolleginnen und Kollegen bzw. das Team über das Angebot.
7. Führen Sie das Beschäftigungsangebot durch. Lassen Sie sich ggf. durch die Praxisanleitung oder Teammitglieder bei der Durchführung unterstützen.
8. Evaluation: Wovon konnten die Teilnehmenden profitieren? Konnten die angestrebten Ziele erreicht werden? Warum?

Reflexion

- Lesson learned: Welche Erkenntnisse nehmen Sie aus dieser Aufgabe mit?
- Wie haben Sie die Zusammenarbeit mit den Teilnehmenden erlebt? Gab es Aspekte oder Erkenntnisse, die Sie nicht erwartet hatten?
- Was gelang Ihnen gut? Was würden Sie beim nächsten Mal anders machen?

Downloadmaterialien

- Arbeits- und Lernaufgabe 9: Beschäftigungsangebot durchführen
- Beschäftigungsangebot mit Pflegeplanungstabelle vorbereiten

Vertiefung

Pfennig, R. (2016:) Pflegetherapeutische Gruppen. In: Psychiatrische Pflege Heute 22(02): 66–74.

10 | Suizidprophylaxe

Menschen, die unter suizidalen Gedanken leiden, sind eine stark gefährdete Personengruppe. Sie benötigen intensive und hoch professionelle Betreuung, um eine Notfallsituation mit möglicher Todesfolge verhindern zu können. Es gilt, eine suizidale Krise zu erkennen und somit einen Suizidversuch zu vermeiden. Zentral dafür ist eine verständnisvolle, vertrauensvolle und zugewandte Haltung den betroffenen Personen gegenüber.
Insgesamt lassen sich zwischen 50% und 90% aller Suizide auf psychiatrische Erkrankungen zurückführen. Menschen, die in Krankenhäusern wegen psychiatrischen Erkrankungen behandelt werden, haben ein bis zu 70% höheres Suizidrisiko als die Normalbevölkerung, jedoch geschehen die meisten Suizide außerhalb des Kliniksettings (Deisenhammer 2015).
Grundsätzlich kann jede Person betroffen sein, suizidale Gedanken oder auch konkrete Absichten zu entwickeln oder zu haben, aber insbesondere Menschen mit depressiven Erkrankungen, mit psychotischen Symptomen, sowie Personen, die einen Suizidversuch in der Vorgeschichte hatten, sind gefährdet.
Diese Aufgabe hat ein besonders hohes Anforderungsniveau. Auszubildende sind in der Regel mit dem Erkennen von suizidalen Absichten überfordert. Sie können sich in solchen Situationen sehr hilflos fühlen. Aber sie können bei guter Begleitung auch an dieser Aufgabe wachsen. Die fachliche Auseinandersetzung mit dem Thema kann helfen, Auszubildende für mögliche Warnzeichen zu sensibilisieren und sie im Umgang mit gefährdeten Menschen zu stärken.

Auszubildende sollen in keinem Fall allein die Versorgung von Menschen mit suizidalen Gedanken übernehmen. Dies kann bei den Auszubildenden zu Unsicherheiten führen und gefährdet die betroffenen Personen.

Lernziele

- Auszubildende erkennen Hinweise auf Suizidalität.
- Auszubildende setzen sich fachlich mit diesem Thema auseinander.
- Auszubildende nehmen eine professionelle Haltung im Umgang mit gefährdeten Menschen ein.
- Auszubildende erkennen Beziehungsgestaltung als wirkvolles Mittel und Pflegemaßnahme in der psychiatrischen Pflege.

- Auszubildende lernen unterschiedliche Assessmentinstrumente kennen, erkennen die Vor- und Nachteile dieser und können sie zielgerichtet einsetzen.
- Auszubildende reflektieren ihre eigenen Gefühle, Erfahrungen, Ängste und Vorurteile zum Thema.

Suizidalität ist ein hochsensibles Thema. Auszubildende können hier die unterschiedlichsten Erfahrungen gemacht haben. Daher ist es unabdingbar, vorab mit den Auszubildenden zu sprechen und sie nach ihren eigenen Emotionen im Umgang mit diesem Thema zu befragen.

Bevor diese Lernaufgabe ausgegeben wird, sollen in einem Vorgespräch unbedingt folgende Fragen geklärt werden:

- Wie fühlen Sie sich in Bezug auf das Thema Suizidalität?
- Haben Sie Angst oder Bedenken im Umgang mit Menschen, die suizidale Gedanken äußern?
- Gibt es Erfahrungen mit Suizidalität?

Bedingungen der Lernaufgabe

Zeitpunkt	Drittes Ausbildungsdrittel
	Pflichteinsatz Psychiatrie, Vertiefungseinsatz
Einsatzsetting	Stationäre Wohneinrichtung
	Klinische Psychiatrie
	Ambulante psychiatrische Pflege
Anforderungsniveau	Sehr hoch
Aufgabenschwerpunkt	Recherche, Beobachtung, Planung
Voraussetzung	Zugang zu Dokumentation betroffener Personen
	Befragung der Bezugspflegeperson der betroffenen Person
Unterstützungsbedarfe	Prüfung der emotionalen Stabilität der Auszubildenden durch eine Fachperson
	Enge Begleitung in der Bearbeitung durch eine Fachperson

Rahmenbedingungen	Befragung einer Fachperson
	Zugang zu Dokumentation von den zu pflegenden Personen
	Möglichkeit zur Beobachtung von Betroffenen
	Rückzugsmöglichkeit zu Recherchezwecken
	Zugang zu Fachliteratur und Internet (z.B.: Spectrum Psychiatrie 2(2015) o. S. https://www.medmedia.at/spectrum-psychiatrie/suizide-waehrend-und-nach-stationaerer-behandlung/)

Einordnung der Kompetenzen in den Rahmenausbildungsplan

I Die Pflege von Menschen aller Altersgruppen verantwortlich planen, organisieren, gestalten und evaluieren

I.4 In lebensbedrohlichen sowie in Krisen- oder Katastrophensituationen zielgerichtet handeln

Suizidalität ist eine Notfallsituation in der psychiatrischen Pflege. Es bedarf hoher Sicherheit und professionellen Umgangs mit Personen, um in solchen Situationen entsprechend handeln zu können. In dieser Lernaufgabe wird ein professionelles Verständnis im Umgang mit betroffenen Personen angebahnt. Die Auszubildenden lernen, Assessmentinstrumente einzusetzen, Warnsignale zu erkennen und zielgerichtet Pflegemaßnahmen zur Suizidprophylaxe einzusetzen.

II Kommunikation und Beratung personen- und situationsorientiert gestalten

II.1 Kommunikation und Interaktion mit Menschen aller Altersstufen und ihren Bezugspersonen personen- und situationsbezogen gestalten und eine angemessene Information sicherstellen

Im Rahmen dieser Lernaufgabe setzen sich Auszubildende aktiv mit der Kommunikation auseinander. Hier sollen sie fachlich orientierte Leitfragen erstellen, die Hinweise auf Suizidalität geben. Innerhalb dieser Aufgabe muss die Situation, in der sich betroffene Menschen befinden, Berücksichtigung finden. Eine zugewandte und verständnisvolle Haltung ist zentral für die Kommunikation mit Betroffenen.

II.3 Ethisch reflektiert handeln

Mögliche Suizidalität ist ein hochsensibles Thema. Auszubildende bewegen sich hier im Spannungsfeld zwischen Selbstbestimmungsrecht und Fürsorgeverantwortung. Sich in diesem ethischen Konflikt zu positionieren, ist eine Herausforderung. Als Hilfestellung dient hier die Haltung des Teams im Umgang mit dem Thema. Auch rechtliche Bestimmungen spielen eine Rolle. Im Rahmen dieser Lernaufgabe gilt es letztendlich, sich in die Person hineinzuversetzen, mit den Grenzen des eigenen Handelns umgehen zu können und sich in diesem Spannungsfeld zu bewegen, ohne es lösen zu können.

III Intra- und interprofessionelles Handeln in unterschiedlichen systemischen Kontexten verantwortlich gestalten und mitgestalten

III.2 Ärztliche Anordnungen im Pflegekontext eigenständig durchführen

Die ärztlichen Anordnungen zur Suizidprophylaxe in die eigene pflegerische Handlung zu überführen, gehört ebenso zu dieser Aufgabe. Hier sollen die Auszubildenden konkret überlegen, welche Aspekte in die Beziehungsgestaltung und die Planung der Pflegemaßnahmen übernommen werden können und welche Folgen diese haben können. Neben dem akuten Herstellen von Sicherheit (gefährliche Dinge abnehmen, Eins-zu-Eins Betreuung etc.), können es auch Vertrauensbeweise (kurzfristige Lockerung der Maßnahmen, größere Distanz bei der Betreuung etc.) oder Umsetzung von diagnostischen Maßnahmen oder Therapien sein. Die Auswirkungen auf die Beziehung können positiv wie auch negativ sein und sollen in die konkrete Planung einbezogen werden.

III.3 In interdisziplinären Teams an der Versorgung und Behandlung von Menschen aller Altersstufen mitwirken und Kontinuität an Schnittstellen sichern

Bei Menschen mit Suizidgedanken muss stetig abgewogen werden, wie akut die Gefahr ist. Hier ist es von besonderer Relevanz, dass alle Berufsgruppen an den Besprechungen und Einschätzungen teilhaben und der Behandlungsplan gleichermaßen von allen Beteiligten durchgeführt wird. Dementsprechend beziehen die Pflegemaßnahmen auch andere Berufsgruppen mit ein. Auszubildende sollten an diesen Einschätzungs- und Aushandlungsprozessen teilhaben.

IV Das eigene Handeln auf der Grundlage von Gesetzen, Verordnungen und ethischen Leitlinien reflektieren und begründen

IV.2 Insbesondere bei Isolierungen und Fixierungen in besonders akuten Situationen stehen mehrere Gesetze in Konflikt miteinander.

Auszubildende sollen an dieser Stelle lernen, wie eine reflektierte Entscheidungsfindung funktionieren kann. Im Reflexionsgespräch können die Auszubildenden eben auf diese Konflikte hingewiesen werden.

V Das eigene Handeln auf der Grundlage von wissenschaftlichen Erkenntnissen und berufsethischen Werthaltungen und Einstellungen reflektieren und begründen

V.1 Pflegehandeln an aktuellen wissenschaftlichen Erkenntnissen, insbesondere an pflegewissenschaftlichen Forschungsergebnissen, Theorien und Modellen ausrichten

Die Auszubildenden setzen sich im Rahmen dieser Aufgabe mit dem aktuellen Stand der Wissenschaft auseinander. Durch die Nutzung der AWMF Leitlinie lernen sie ebenso ein Instrument der wissenschaftlichen Auseinandersetzung kennen. Zudem werden explizit unterschiedliche Assessmentinstrumente angewendet, mit denen sich die Auszubildenden beschäftigen müssen.

V.2 Verantwortung für die Entwicklung (lebenslanges Lernen) der eigenen Persönlichkeit sowie das berufliche Selbstverständnis übernehmen

Diese Lernaufgabe trägt durch die Auseinandersetzung mit diesem hochbrisanten Thema enorm zur Entwicklung des beruflichen Selbstverständnisses bei. Auszubildende werden stark mit dem Thema Tod und Sterben konfrontiert. Zudem mit den Grenzen des eigenen Handelns. Dies prägt die professionelle Haltung sehr und trägt zur Entwicklung stark bei. Zudem setzen sich die Auszubildenden eigenverantwortlich mit der Aufgabe auseinander und übernehmen somit Verantwortung für die eigene Entwicklung.

Orientierung am Pflegeprozess

ABBILDUNG 20 **Verortung der Arbeits- und Lernaufgabe 10, Suizidprophylaxe, im Pflegeprozess nach Fiechter und Meyer**

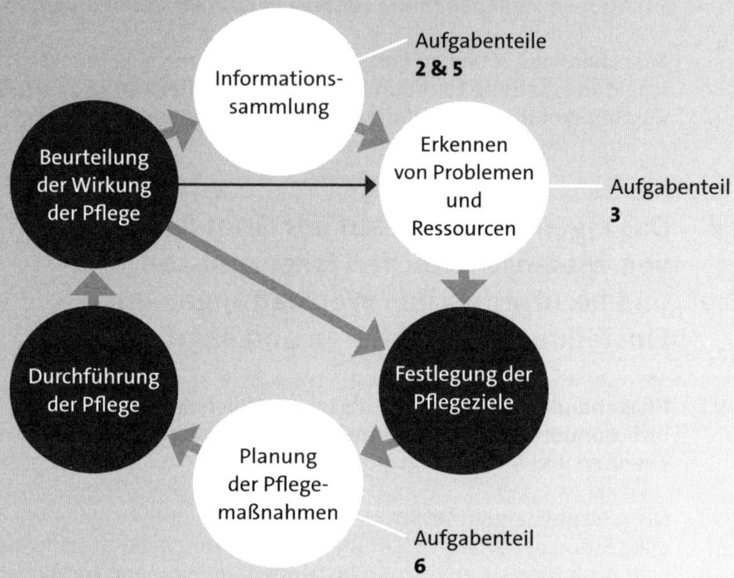

Bei dieser Aufgabe werden drei Phasen des Pflegeprozesses angesprochen:

Informationssammlung: Durch Beobachtung und Befragung erheben die Auszubildenden direkte und indirekte Daten zur Suizidgefahr. Zudem greifen sie auf die Dokumentation zurück, in der es möglicherweise bereits Hinweise zur Suizidalität gibt (Aufgabenteil 2). Die vorliegenden Assessmentinstrumente unterstützen die Datenerhebung und geben Hinweise auf mögliche Probleme. Zudem werden den Auszubildenden durch die Vergleiche der Assessmentinstrumente zentrale Elemente der Suizidalität deutlich (Aufgabenteil 5).

Erkennen von Problemen und Ressourcen: Durch die Auseinandersetzung mit der Fachliteratur bekommen die Auszubildenden Hinweise auf mögliche Ursachen von Suizidalität. Durch die Lektüre können sie Probleme und Ressourcen erkennen und in ihre Pflegeplanung aufnehmen (Aufgabenteil 3).

Planung der Pflegemaßnahmen: Im Aufgabenteil 6 beginnen die Auszubildenden, verschiedene Möglichkeiten zur Suizidprophylaxe zu planen. Der Blick soll auf die positiven Aspekte des Lebens geworfen werden und in der Planung unbedingt Berücksichtigung finden. Auch Gespräche gelten als Pflegemaßnahme. Dies als Kerninhalt psychiatrischer Pflege zu erkennen, fällt einigen Auszubildenden schwer, ist für die Suizidprophylaxe allerdings unabdingbar.

Arbeits- und Lernaufgabe 10

Suizidprophylaxe

Thema des Arbeits- und Lernangebotes	Aufgabenschwerpunkt	
Suizidprophylaxe in der psychiatrischen Pflege	Rechercheaufgabe	
Bearbeitungszeitpunkt	**Bearbeitungszeit**	**RAP**
Drittes Ausbildungsdrittel, Pflichteinsatz Psychiatrie	Ca. 3 Stunden	S. 77 ff.

Erläuterung

Akute Suizidalität ist einer der häufigsten psychiatrischen Notfälle. In solchen Fällen eine zugewandte und professionelle Beziehung aufzubauen, ist eine besondere Herausforderung in der psychiatrischen Pflege, aber unabdingbar. In der Beziehung soll Sicherheit, Zuversicht und Hoffnung vermittelt werden. An dieser Stelle setzt diese Lernaufgabe an. Es gilt, mögliche Suizidalität zu erkennen, darauf zu reagieren und vorbeugend zu handeln. Bearbeiten Sie diese Lernaufgabe nur, wenn Sie sich emotional sicher sind und sich mit diesem Themenfeld auseinandersetzen können.

Die Lernaufgabe dient der Vorbereitung auf Pflegesituationen mit Menschen, die suizidale Gedanken haben und wird nicht direkt an den Betroffenen erprobt.

Zu fördernde Kompetenzen

I.4	In lebensbedrohlichen sowie in Krisen- oder Katastrophensituationen zielgerichtet handeln
II.1	Kommunikation und Interaktion mit Menschen aller Altersstufen und ihren Bezugspersonen personen- und situationsbezogen gestalten und eine angemessene Information sicherstellen
II.3	Ethisch reflektiert handeln
III.2	Ärztliche Anordnungen im Pflegekontext eigenständig durchführen
III.3	In interdisziplinären Teams an der Versorgung und Behandlung von Menschen aller Altersstufen mitwirken und Kontinuität an Schnittstellen sichern

IV	Das eigene Handeln auf der Grundlage von Gesetzen, Verordnungen und ethischen Leitlinien reflektieren und begründen
V.1	Pflegehandeln an aktuellen wissenschaftlichen Erkenntnissen, insbesondere an pflegewissenschaftlichen Forschungsergebnissen, Theorien und Modellen ausrichten
V.2	Verantwortung für die Entwicklung (lebenslanges Lernen) der eigenen Persönlichkeit sowie das berufliche Selbstverständnis übernehmen

Aufgabenstellung

1. Recherchieren Sie zu dem Thema »Suizideinschätzung« und machen Sie sich Notizen. Welche Maßnahmen zur Suizidprophylaxe haben Sie gefunden? Nutzen Sie dafür Fachliteratur und fragen Sie Fachpersonen der Station.
2. Sammeln Sie die Informationen zu einer betroffenen Person. Welche Hinweise gibt es auf die Suizideinschätzung? Nutzen Sie hierfür Beobachtungen, Aussagen aus Gesprächen und die Dokumentation.
3. Überlegen Sie sich Fragen, mit denen Sie in einem Gespräch Hinweise auf eine mögliche Suizidgefahr bekommen können.
4. Welche Pflegemaßnahmen können Sie ergreifen, um die betroffene Person in der Situation zu unterstützen und die Suizidgefahr abzumildern? Begründen Sie, warum.
5. Füllen Sie die Assessmentinstrumente, die in Ihrem Einsatzort genutzt werden, aus. Beschreiben Sie die Vor- und Nachteile der Instrumente.

Reflexion

- Lesson learned: Was nehmen Sie für sich aus dieser Aufgabe mit?
- Haben sich Ihre Emotionen und Einstellungen in Bezug auf das Thema verändert?
- Welche noch offenen Fragen ergeben sich nach der Bearbeitung der Aufgabe?

Downloadmaterialien

- Arbeits- und Lernaufgabe 10: Suizidprophylaxe

Vertiefung

AWMF: S3-Leitlinie Umgang mit Suizidalität. Geplante Veröffentlichung 30.09.2024. https://register.awmf.org/de/leitlinien/detail/038-028

Kozel, B. (2014): Professionelle Pflege bei Suizidalität. Köln: Psychiatrie Verlag. Mit Downloadmaterialien, die verschiedene Instrumente wie die NGASR-Skala zur Einschätzung der Suizidalität mit Anleitung beinhalten.

11 | Skillstraining planen und durchführen

Skills sind ein Teil der DBT (Dialektisch-Behaviorale Therapie). Unter Skills versteht man Fertigkeiten, die ein Mensch einüben kann, um Verhaltensmuster zu durchbrechen. Skills können auf unterschiedliche Weise wirken. So können sie beruhigend wirken, indem die Personen in Stresssituationen Achtsamkeit anwenden, ihre Gedanken bewusst auf positive Aspekte lenken oder auch, indem Menschen Alternativen zu selbstverletzendem Verhalten anwenden. Es gibt vielfältige Situationen und unterschiedlichste Möglichkeiten, Skills einzusetzen. Skills dienen letztendlich der kurzfristigen Verhaltensänderung und wirken sich langfristig auf die psychische Gesundheit aus (Enning & Biermann 2023). Klassischerweise werden Skills insbesondere zum Schutz vor Selbstverletzung eingeübt, sie können jedoch in allen möglichen Anspannungssituationen Anwendung finden. So können sie auch hilfreich bei Suchtdruck sein oder im Rahmen von depressiven Stimmungszuständen zum Einsatz kommen.
Im Rahmen dieser Lernaufgabe lernen Auszubildende Skills und ihre Anwendungsgebiete kennen. Sie beginnen sich mit therapeutischen Möglichkeiten auseinanderzusetzen und diese anzuwenden. Zudem lernen sie, individuell auf Betroffene einzugehen und ihre Handlungen an den Bedarfen der betroffenen Menschen auszurichten.

Lernziele

- Auszubildende erkennen Pflegebedarfe, die ein angepasstes Skillstraining notwendig machen.
- Auszubildende setzen sich mit unterschiedlichen Skills auseinander.
- Auszubildende lernen unterschiedliche Techniken, um mit Spannungszuständen umzugehen.
- Auszubildende erlernen Möglichkeiten, mit ihrem eigenen Stresserleben umzugehen.
- Auszubildende planen und üben Beratungsgespräche.
- Auszubildende üben den Pflegeprozess in der psychiatrischen Pflege ein.

Unter Skills werden oft Maßnahmen verstanden, die dazu dienen, emotionalen Druck zu regulieren und damit Selbstverletzung zu minimieren. Hier sollte vorab klargestellt werden, dass Skills auch in anderen Situationen angewendet werden können. Sie spielen u. a. auch in Bezug auf Achtsamkeit und Beziehungsgestaltung eine Rolle.

Bedingungen der Lernaufgabe

Zeitpunkt	Drittes Ausbildungsdrittel
	Pflichteinsatz Psychiatrie, Vertiefungseinsatz
Einsatzsetting	In allen Settings möglich
Anforderungsniveau	Mittel
Aufgabenschwerpunkt	Recherche, Beobachtung, Durchführung, Reflexion
Voraussetzung	Zugang zu Dokumentation des Einsatzortes
Unterstützungsbedarfe	Überwachung durch eine Fachperson
	Möglichkeiten, Rückfragen an eine Fachperson zu stellen
Rahmenbedingungen	Begleitung durch Pflegeperson
	Rückzugsmöglichkeit zu Recherchezwecken
	Zugang zu Fachliteratur und Internet

Auszubildende benötigen für die Gespräche mit den betroffenen Personen die Begleitung einer Fachperson. Insbesondere Menschen, die zu Selbstverletzungen neigen, können Auszubildende in Gesprächen überfordern. Hier wird das Eingreifen der Fachperson notwendig.

Einordnung der Kompetenzen in den Rahmenausbildungsplan

I Die Pflege von Menschen aller Altersgruppen verantwortlich planen, organisieren, gestalten und evaluieren

I.2 Pflegeprozesse und Pflegediagnostik bei Menschen aller Altersstufen mit gesundheitlichen Problemlagen planen, organisieren, gestalten, durchführen, steuern und evaluieren unter dem besonderen Fokus von Gesundheitsförderung und Prävention

Zu Beginn des Skillstrainings soll insbesondere schädliches Verhalten erkannt werden. In einem weiteren Schritt sollen dann internalisierte Verhaltensmuster durchbrochen werden. Somit üben betroffene Personen Fertigkeiten ein, um Emotionen zu erkennen, zu deuten und mit neuen Verhaltensweisen darauf zu reagieren. Dementsprechend dienen Skills der Vorbeugung zukünftiger Krisen und stärken die Resilienz der betroffenen Personen. Die passenden Skills für die jeweilige Person zu finden, bedarf großer Kreativität und des Erfahrungswissens. Durch die Begleitung von Fachpersonen können Auszubildende von diesem Erfahrungswissen profitieren und erste eigene Ideen zu Skills entwickeln.

I.4 In lebensbedrohlichen sowie in Krisen- oder Katastrophensituationen zielgerichtet handeln

Skills sollen nicht nur Krisensituationen vorbeugen, sie können begleitet auch in Krisensituationen angewendet werden. Durch die Auseinandersetzung mit Skills und deren Einsatz bekommen Auszubildende einen Einblick in psychische Krisen. Sie beginnen, psychiatrische Notfallsituationen umzudeuten und erkennen diese auch als solche an. Mithilfe dieser Lernaufgabe werden Auszubildende im Umgang mit starken Spannungszuständen befähigt zu agieren.

I.5 Menschen aller Altersstufen bei der Lebensgestaltung unterstützen, begleiten und beraten

Die Skills müssen auf die jeweiligen Personen angepasst werden. Hier ist es notwendig, dass Auszubildende sich auch mit der Lebenssituation der Menschen auseinandersetzen. Nicht alle Skills sind für alle Personengruppen im Alltag anwendbar. Hier gilt es, die passende Maßnahme zu finden und mit dem Gegenüber auszuhandeln. Die Skills sollen es den Menschen ermöglichen, ihren Alltag nach ihren Vorstellungen zu gestalten.

II Kommunikation und Beratung personen- und situationsorientiert gestalten

II.2 Information, Schulung und Beratung bei Menschen aller Altersstufen verantwortlich organisieren, gestalten, steuern und evaluieren

Auszubildende planen im Rahmen dieser Lernaufgabe das Beratungsgespräch zu den Skills genau. Sie setzen sich aktiv mit Skills auseinander und testen sie auch selbst. Somit verfügen sie über einen Schatz an Wissen, das sie im Beratungsgespräch weitergeben sollen. Zudem werden mit den betroffenen Personen die Skills erprobt und als zukünftige Handlungsmöglichkeit festgehalten. Bestenfalls begleiten Auszubildende die betroffene Person weiter und erfragen den Umgang mit den erlernten Skills im Behandlungsverlauf und passen die Möglichkeiten der Anwendung auf die betroffene Person an.

II.3 Ethisch reflektiert handeln

Skills können auch mit Selbstverletzung einhergehen. An dieser Stelle müssen sich die Auszubildenden ethisch mit der Fragestellung des Nicht-Schadens auseinandersetzen. Auch ist es möglich, dass Personen Skills ablehnen, obwohl sie passend sind. An dieser Stelle erkennen Auszubildende die eigenen Grenzen ihres Handelns, mit denen sie sich ethisch auseinandersetzen müssen.

III Intra- und interprofessionelles Handeln in unterschiedlichen systemischen Kontexten verantwortlich gestalten und mitgestalten

III.3 In interdisziplinären Teams an der Versorgung und Behandlung von Menschen aller Altersstufen mitwirken und Kontinuität an Schnittstellen sichern

DBT und damit auch Skillstrainings werden im psychiatrischen Kontext in der Regel durch das interdisziplinäre Team eingesetzt. Durch die Auseinandersetzung mit Skills und das anschließende Beratungsgespräch nehmen Auszubildende somit eine aktive Rolle in der interdisziplinären Zusammenarbeit ein.

V Das eigene Handeln auf der Grundlage von wissenschaftlichen Erkenntnissen und berufsethischen Werthaltungen und Einstellungen reflektieren und begründen

V.1 Pflegehandeln an aktuellen wissenschaftlichen Erkenntnissen, insbesondere an pflegewissenschaftlichen Forschungsergebnissen, Theorien und Modellen ausrichten

Skillstraining ist ein Teil des DPT, das ein psychologisches Behandlungskonzept ist. In der Recherche zu Skillstrainings werden Auszubildende auf dieses Konzept stoßen und sich weiter damit auseinandersetzen. Somit wenden sie ein evidenzbasiertes Konzept der Bezugswissenschaft Psychologie an.

V.2 Verantwortung für die Entwicklung (lebenslanges Lernen) der eigenen Persönlichkeit sowie das berufliche Selbstverständnis übernehmen

Durch die selbstständige Erarbeitung dieser Lernaufgabe übernehmen Auszubildende Verantwortung für ihren Lernprozess. Sie üben die selbstständige Recherche zu Fachthemen ein. Zudem lernen Sie Möglichkeiten im Umgang mit Stress- und Drucksituationen kennen und können diese auf ihre eigene berufliche Tätigkeit übertragen.

Orientierung am Pflegeprozess

Bei dieser Aufgabe werden alle Phasen des Pflegeprozesses angesprochen:

Informationssammlung: Durch Aufgabenteil 3 sammeln Auszubildende über Beobachtungen und Gespräche mit den betroffenen Personen und Fachkräften Informationen zu den Menschen, die von einem Skillstraining profitieren können.
Auszubildende sammeln direkte Daten (Beobachtungen, Aussagen der Betroffenen) und indirekte Daten (Dokumentation, Hinweise von Fachpersonen).

Erkennen von Problemen und Ressourcen: Durch die Beobachtungen erkennen Auszubildende Pflegeprobleme bei den betroffenen Menschen, an denen sie mit dem Skillstraining ansetzen können (Aufgabenteil 3). Durch die Begründung, warum das Training hilfreich sein kann, formulieren Auszubildende die Probleme der zu pflegenden Person, die sie zuvor gefiltert haben.

Festlegung der Pflegeziele: Über die Begründung, warum Skills der betroffenen Person helfen können, legen Auszubildende auch Ziele fest (Aufgabenteil 3). Diese sollen im Gespräch mit der Praxisanleitung entsprechend benannt werden.

Planung der Pflegemaßnahmen: In Aufgabenteil 4 planen Auszubildende das Skillstraining für eine betroffene Person. Hierbei müssen sie den zeitlichen Rahmen, die Räumlichkeiten und benötigte Materialien bedenken. Zudem müssen sie alternative Skills bereithalten und verschiedene Ansatzpunkte einplanen (z. B. Unruhe, Traurigkeit, Verletzungsdruck).

Durchführung der Pflege: Im begleiteten Beratungsgespräch findet die eigentliche Pflegemaßnahme statt (Aufgabenteil 5).

Beurteilung der Wirkung der Pflege: Durch das Gespräch mit einer betroffenen Person können Auszubildende die Wirkung von Skillstrainings erfahren (Aufgabenteil 6). Das eigene Training wird an dieser Stelle nicht evaluiert, dies kann aber im Verlauf des Einsatzes erfolgen.

ABBILDUNG 21 **Verortung der Arbeits- und Lernaufgabe 11, Skillstraining planen und durchführen, im Pflegeprozess nach Fiechter und Meyer**

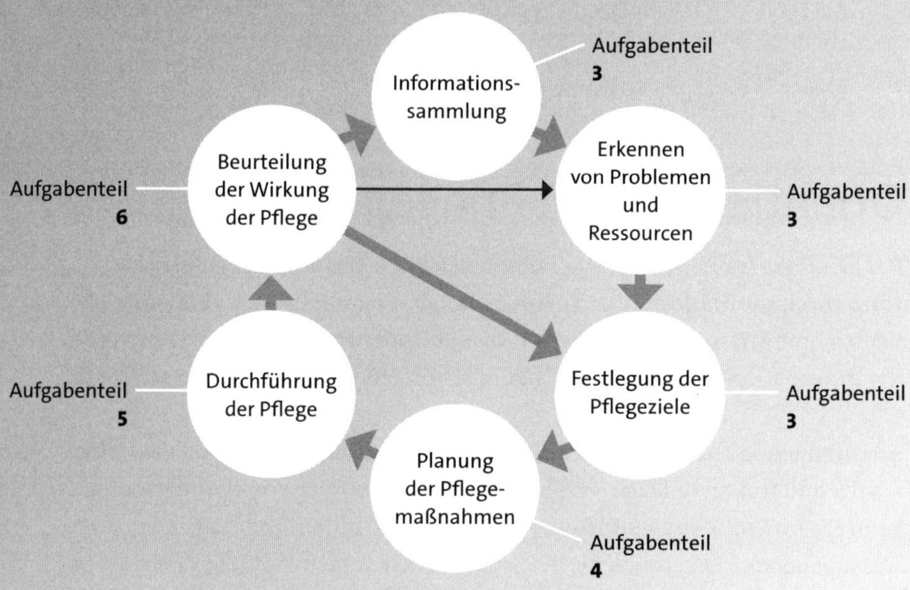

Arbeits- und Lernaufgabe 11

Skillstraining planen und durchführen

Thema des Arbeits- und Lernangebotes	Aufgabenschwerpunkt	
Skillstraining planen und durchführen	Durchführungsaufgabe	
Bearbeitungszeitpunkt	**Bearbeitungszeit**	**RAP**
Drittes Ausbildungsdrittel	Ca. 3 Stunden	S. 77 ff.

Erläuterung

Der Begriff Skills kommt aus dem englischen und bedeutet Fähigkeiten, Fertigkeiten, Kompetenzen. Im Kontext der psychiatrischen oder psychotherapeutischen Behandlung werden mithilfe von Skills aktuelle Spannungssituationen gelöst. Ziel eines Skillstrainings ist es, automatisierte Verhaltensmuster und innere Verarbeitungsprozesse zu durchbrechen und umzudeuten. Skills sind kurzfristig wirksam und schaden nicht.

Um den Betroffenen die passenden Skills nahezubringen, ist Kreativität gefragt. Man muss sich genau fragen, welche Fertigkeiten in welcher Situation für die Betroffenen hilfreich sein können und worauf die Person sich einlassen kann.

Insgesamt ist das Skillstraining jedoch nur ein Teilaspekt von komplexen psychiatrischen Behandlungen.

Zu fördernde Kompetenzen

I.2 Pflegeprozesse und Pflegediagnostik von Menschen aller Altersgruppen mit gesundheitlichen Problemlagen planen, organisieren, gestalten, durchführen, steuern und evaluieren unter dem besonderen Fokus von Gesundheitsförderung und Prävention

I.4 In lebensbedrohlichen sowie in Krisen- oder Katastrophensituationen zielgerecht handeln

I.5 Menschen aller Altersstufen bei der Lebensgestaltung unterstützen, begleiten und beraten

II.2 Information, Schulung und Beratung von Menschen aller Altersgruppen verantwortlich organisieren, gestalten, steuern und evaluieren

II.3. Ethisch reflektiert handeln

III.3 In interdisziplinären Teams an der Versorgung und Behandlung von Menschen aller Altersstufen mitwirken und Kontinuität an Schnittstellen sichern

V.1 Pflegehandeln an aktuellen wissenschaftlichen Erkenntnissen, insbesondere an pflegewissenschaftlichen Forschungsergebnissen, Theorien und Modellen ausrichten

V.2 Verantwortung für die Entwicklung (lebenslanges Lernen) der eigenen Persönlichkeit sowie das berufliche Selbstverständnis übernehmen.

Aufgabenstellung

1. Informieren Sie sich über Skills. Welche Arten von Skills gibt es? Welche werden in Ihrem Einsatzort angewendet? Treten Sie mit den Fachpersonen in Austausch.
2. Schauen Sie sich einen Skillskoffer gemeinsam mit Ihrer Praxisanleitung oder einer Fachperson an. Testen Sie unterschiedliche Skills. Was könnte aus Ihrer Perspektive wofür hilfreich sein?
3. Überlegen Sie: Welche betroffenen Personen in Ihrem Einsatzort können von Skills profitieren? Begründen Sie, warum. Suchen Sie sich zwei bis drei Personen dafür aus und nutzen Sie unterschiedliche Informationsquellen (Beobachtungen, Gespräche mit den Personen, Dokumentation etc.).
4. Planen Sie in Stichpunkten für eine Person ein Skillstraining.
5. Führen Sie ein Beratungsgespräch zu Skills in Begleitung einer Fachperson durch. Alternativ: Begleiten Sie ein Gespräch zur Anwendung von Skills. Wenn möglich bei der Person, für die Sie das Training geplant haben.
6. Sprechen Sie mit einer betroffenen Person, die bereits Erfahrung mit Skills hat. Welche Erfahrungen hat diese Person gemacht? In welchen Situationen sind Skills für diese Person hilfreich?

Reflexion

Besprechen Sie Ihre Ergebnisse mit Ihrer Praxisanleitung:

- Lesson learned: Welche Erkenntnisse haben Sie aus dieser Aufgabe gewonnen?
- Was fiel Ihnen leicht? Was empfanden Sie eher als schwierig?
- Welche Aspekte nehmen Sie aus den Gesprächen mit den Betroffenen mit?
- Sind Ihnen ethische Fragen aufgefallen, die bei der Anwendung von Skills zum Tragen kommen? Wie ordnen Sie diese für sich ein?

Downloadmaterialien

- Arbeits- und Lernaufgabe 11: Skillstraining planen und durchführen
- Planungstool für Skillstraining

Vertiefung

Ahrens, R. (2023): Emotionsregulierung. In: Sauter, D.; Abderhalden, C.; Needham, I. & Wolff, S. (Hg.): Lehrbuch Psychiatrische Pflege, S. 784–800. Bern: Hogrefe.

12 | Anamnesegespräche führen

Anamnesegespräche gehören zu den ersten Tätigkeiten, die nach einer Aufnahme auf betroffene Personen zukommen. Mitunter ist dies auch der erste Kontakt zwischen den Hilfe suchenden Menschen und den professionell Pflegenden, in denen sich beide Parteien im Einzelkontakt Zeit nehmen. Hier beginnt der erste Beziehungsaufbau und die therapeutische Beziehung (Hahn & Wolff 2023). Innerhalb von Aufnahme- oder Anamnesegesprächen können sehr viele Informationen erfasst werden. Neben dem offensichtlich gesagten, was häufig im Vordergrund steht, bieten diese Gespräche auch reichliche Ansatzpunkte zur weiteren Pflege. So kann die Körperhaltung und Mimik auf den aktuellen Zustand hinweisen. Wirkt der Mensch auf mich fröhlich und hoffnungsvoll oder traurig und gequält, reagiert er zögerlich oder gar verlangsamt, ist sein Auftreten gepflegt oder eher vernachlässigt, zeigt er Anzeichen von Verletzungen oder Schmerzen. All diese Aspekte sollten in den Aufnahmegesprächen Berücksichtigung finden und in die spätere Pflege miteingebunden werden. Dies jedoch zu erkennen ist eine Kunst und fällt insbesondere Auszubildenden oft schwer. Auch die Verknüpfung von Beobachtungen, Aussagen und bekannten Gesundheitsdaten können Auszubildende nur mit Mühe zusammenführen.

Lernziele

- Auszubildende führen Erstgespräche strukturiert durch.
- Auszubildende erfassen unterschiedliche Informationen zu der Person.
- Auszubildende erkennen und erheben direkte und indirekte Gesundheitsdaten von Personen mit psychischen Erkrankungen.
- Auszubildende gestalten Gesprächssituationen.
- Auszubildende erkennen verbale und nonverbale Kommunikation und wenden sie bewusst an.
- Auszubildende gestalten professionellen Kontaktaufbau und üben dies ein.

Auszubildende lernen stark am Vorbild. So schauen sie sich viele Handlungen von Fachpersonen ab, ohne zu verstehen, welche Grundgedanken dahinterstehen. Es kann hilfreich sein, wenn Auszubildende ein Aufnahmegespräch von Pflegenden begleiten. In einem anschließenden Gespräch sollten getätigte Beobachtungen und gestellte Fragen durch die Fachpersonen erläutert und begründet werden.

Um die Aufmerksamkeit während der Beobachtung zu steigern und zu lenken, hilft es, konkrete Aufträge zu erteilen, zum Beispiel:

- Bitte notiere, wie das Aussehen der Hilfe suchenden Person war.
- Notiere, mit welchen Begriffen ich paraphrasiert habe.
- Notiere, bei welchen Themen die betroffene Person stockt.
- Beschreibe die Körperhaltung der betroffenen Person und von mir und unsere Positionierung im Raum.

Bedingungen der Lernaufgabe

Zeitpunkt	In allen Ausbildungsdritteln möglich
Einsatzsetting	Alle Versorgungssettings
Anforderungsniveau	Niedrig
Aufgabenschwerpunkt	Durchführungsaufgabe
Voraussetzung	Neuaufnahmen von psychisch erkrankten Menschen im Hilfesystem
	Zugang zu personenbezogener Dokumentation
Unterstützungsbedarfe	Beratung zu und Begleitung von Aufnahmen bei Bedarf
Rahmenbedingungen	Zugang zu Berichten, Voraufenthalten, Aufnahmedokumentation etc.
	Rückzugsmöglichkeit zu Recherchezwecken
	Zugang zu Fachliteratur und Internet

Einordnung der Kompetenzen in den Rahmenausbildungsplan

I Die Pflege von Menschen aller Altersgruppen verantwortlich planen, organisieren, gestalten und evaluieren

I.1 Die Pflege von Menschen aller Altersstufen verantwortlich planen, organisieren, gestalten, durchführen, steuern und evaluieren

Das erste Gespräch mit betroffenen Personen bietet viele Hinweise auf den Pflegeprozess. Neben dem offensichtlichen Erheben von Informationen, bietet das Gespräch auch erste Hinweise auf Probleme und Ressourcen der betroffenen Person. Ebenso können in diesem Gespräch bereits erste Pflegeziele erfasst und abgesteckt werden. Somit gehen Anamnesegespräche deutlich über die Informationssammlung hinaus. Mithilfe dieser Lernaufgabe können Auszubildende den Wert von Erstgesprächen erkennen und den Prozess der Informationssammlung, Festlegung von Ressourcen und Problemen und das Wahrnehmen von Zielen der zu pflegenden Person einüben.

II Kommunikation und Beratung personen- und situationsorientiert gestalten

II.1 Kommunikation und Interaktion mit Menschen aller Altersstufen und ihren Bezugspersonen personen- und situationsbezogen gestalten und eine angemessene Information sicherstellen

Das Anamnesegespräch ist ein wichtiger Baustein, damit die betroffene Person sich gut angenommen und begleitet fühlt. Daher ist diese Situation sehr relevant für den weiteren Beziehungsaufbau. Neben diesem wichtigen Aspekt ist ein Aufnahmegespräch auch eine große Herausforderung für die Auszubildenden, da sie vorab kaum Informationen über die betroffenen Personen haben. Hier können die Auszubildenden ihre Kommunikationsfähigkeiten, ihre Wahrnehmung und Beobachtungfähigkeiten einüben und vertiefen.

II.2 Information, Schulung und Beratung bei Menschen aller Altersstufen verantwortlich organisieren, gestalten, steuern und evaluieren

Diese Kompetenz wird innerhalb der Lernaufgabe in Teilen abgedeckt. Hier müssen Auszubildende Beratungsbedarfe schnell erkennen und wichtige Informationen filtern. Die Bedarfe sind zu diesem Zeitpunkt noch sehr oberflächlich und beziehen sich zumeist auf den Aufnahmeprozess (wo findet der Betroffene was, was steht an dem Tag noch an, welche Unterlagen müssen ausgefüllt werden). Hier lernen Auszubildende, Informationen zu filtern und gezielt weiterzugeben.

II.3 Ethisch reflektiert handeln

Auszubildende lernen mithilfe dieser Aufgabe, sensible Daten zu erheben. Die große Herausforderung ist es, Fragen so zu stellen, dass sie Verständnis und Interesse zeigen und der Person Sicherheit und Offenheit vermitteln. Diese Lerneffekte sind in der Regel hochkomplex und finden unbewusst statt. Auszubildende brauchen ein Gefühl für ethische Konflikte bzw. Fragestellungen und können dies insbesondere in der Reflexion ausbauen.

III Intra- und interprofessionelles Handeln in unterschiedlichen systemischen Kontexten verantwortlich gestalten und mitgestalten

III.1 Verantwortung in der Organisation des qualifikationsheterogenen Pflegeteams übernehmen

Auf dem Anamnesegespräch basieren die Pflegehandlungen der ersten Tage. Die gewonnenen Erkenntnisse werden in der Zeit überprüft und angepasst. Das gewissenhafte Führen von Aufnahmegesprächen ist somit ein wichtiger Baustein. Dies zu verstehen, fällt vielen Auszubildenden schwer. Insbesondere, wenn die Tätigkeit nicht im weiteren Prozess vermittelt wird, sondern für sich steht. Mit dieser Lernaufgabe übernehmen Auszubildende nun die Verantwortung für die erste Informationssammlung und initiieren den weiteren Pflegeprozess.

V Das eigene Handeln auf der Grundlage von wissenschaftlichen Erkenntnissen und berufsethischen Werthaltungen und Einstellungen reflektieren und begründen

V.2 Verantwortung für die Entwicklung (lebenslanges Lernen) der eigenen Persönlichkeit sowie das berufliche Selbstverständnis übernehmen

Durch die intensive Auseinandersetzung und die Erstellung der Leitfragen setzen sich die Auszubildenden mit Aufnahmegesprächen auseinander. Hier lernen sie, sich konzentriert auf eine solche Aufgabe vorzubereiten. Mithilfe des bestehenden Assessments können sie sehen, dass nicht immer alle Assessments passend für alle Betroffenen sind. Hier lernen sie vom Regelwissen abzuweichen und das eigene Wissen auf die Personen anzupassen. Zudem müssen sie Verantwortung für den eigenen Lernprozess übernehmen und sich organisieren.

Orientierung am Pflegeprozess

ABBILDUNG 22 **Verortung der Arbeitsaufgabe 12, Anamnesegespräche führen, im Pflegeprozess nach Fiechter und Meyer**

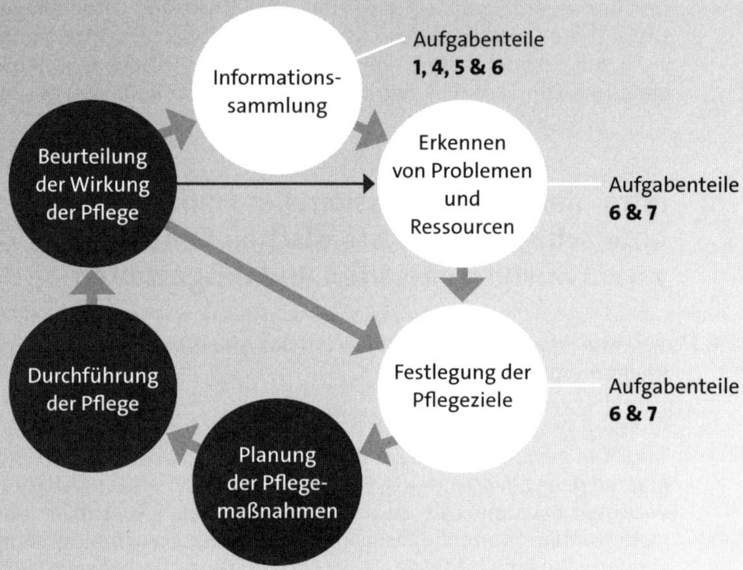

Bei dieser Aufgabe werden drei Phasen des Pflegeprozesses angesprochen:

Informationssammlung: Die Auszubildenden lernen, sich intensiv mit Anamnesegesprächen auseinanderzusetzen. Das Erstellen eines Leitfadens dient dazu, dass Auszubildende offene Gesprächsführung lernen. Sie müssen an dieser Stelle vom Abhaken von Items abweichen und auf das Gegenüber eingehen (Aufgabenteil 4 & 5).

Insgesamt dient diese Lernaufgabe der Erhebung von Informationen. Alle Aspekte, die innerhalb des Gesprächs beobachtet und besprochen werden geben Hinweise auf den Gesundheitszustand der Person. Die Auszubildenden lernen diese, zu erfassen.

Mithilfe der Lernaufgabe setzen sich Auszubildende intensiv mit indirekten Daten (Berichte, Diagnosen, Arztbriefe) auseinander (Aufgabenteil 1).

Im Gespräch kommen dann direkte Daten (Aussagen der Person, Aussehen, Hinweise auf das Gefühlsleben durch Mimik und Gestik) hinzu (Aufgabenteil 6).

Erkennen von Problemen und Ressourcen: Innerhalb des Gesprächs wird die betroffene Person auf die Lebensaspekte zu sprechen kommen, die sie gerade beschäftigen. Hier zeigen sich dann die Probleme, die für sie im Vordergrund stehen. Auszubildende lernen hier mögliche Probleme zu filtern und diese für die spätere Planung zu nutzen (Aufgabenteil 6).
Zudem zeigen sich Ressourcen, wie Konzentrationsspanne, Kommunikationsfähigkeit und Interaktion. Auch diese Aspekte sollen Berücksichtigung finden, sind jedoch oftmals nur schwer greifbar für Auszubildende (Aufgabenteil 6).
Abschließend müssen die Informationen gefiltert werden und an die Bezugspflegeperson übergeben werden (Aufgabenteil 7).

Festlegung der Pflegeziele: Aufnahmegespräche, Gespräche allgemein, sind selten frei von Interpretationen. Daher entstehen schon während dieses Gesprächs erste Ideen, was die Ziele der Person sein könnten. Diese zu filtern und in Worte zu fassen, ist eine Herausforderung. Innerhalb der Reflexion können die Ziele herausgearbeitet werden.

Arbeits- und Lernaufgabe 12

Anamnesegespräche führen

Thema des Arbeits- und Lernangebotes	Aufgabenschwerpunkt	
Anamnesegespräche führen	Durchführungsaufgabe	
Bearbeitungszeitpunkt	**Bearbeitungszeit**	**RAP**
Ab dem ersten Ausbildungsdrittel	Ca. 2 Stunden	S. 77 ff.

Erläuterung

Um die allgemeine Pflege angemessen planen zu können, müssen zuvor alle Informationen zu der betreffenden Person gesammelt werden. Dies ist der erste Schritt des Pflegeprozesses und dient einer umfangreichen und zielgerichteten Pflegeplanung. Die Informationssammlung besteht aus direkten und indirekten Daten. Beide Informationsquellen sollen für eine umfassende Informationssammlung genutzt werden. Betroffene Menschen bringen unterschiedlichste Ressourcen mit, haben individuelle Probleme und ihre Pflegeziele können stark von denen professionell Pflegender abweichen. Insbesondere das Aufnahmegespräch und damit die erste Anamnese dient der Orientierung zur Planung der Pflegemaßnahmen.

Zu fördernde Kompetenzen

I.1 Die Pflege von Menschen aller Altersstufen verantwortlich planen, organisieren, gestalten, durchführen, steuern und evaluieren

II.1 Kommunikation und Interaktion mit Menschen aller Altersstufen und ihren Bezugspersonen personen- und situationsbezogen gestalten und eine angemessene Information sicherstellen

II.2 Information, Schulung und Beratung bei Menschen aller Altersstufen verantwortlich organisieren, gestalten, steuern und evaluieren

II.3 Ethisch reflektiert handeln

III.1 Verantwortung in der Organisation des qualifikationsheterogenen Pflegeteams übernehmen

V.2 Verantwortung für die Entwicklung (lebenslanges Lernen) der eigenen Persönlichkeit sowie das berufliche Selbstverständnis übernehmen

Aufgabenstellung

1. Suchen Sie sich eine zu pflegende Person aus, mit der oder dem Sie ein Aufnahmegespräch führen möchten. Holen Sie sich zunächst alle wichtigen Informationen, die schon bekannt sind ein und notieren Sie diese.
2. Überlegen Sie vorab, ob es für das Aufnahmegespräch Besonderheiten gibt, die Sie beachten müssen.
3. Planen Sie das Gespräch:
   - Rahmenbedingungen (Ort, Zeit, Personen etc.)
   - Hilfsmittel (Dokumente, Notizmöglichkeiten, Laptop etc.)
4. Überlegen Sie, welche 4-5 Fragen Sie im Aufnahmegespräch stellen möchten. Stimmen Sie diese mit der Praxisanleitung ab und nutzen Sie diese als Leitfaden.
5. Vergleichen Sie Ihren Leitfaden mit dem Aufnahmeassessment. Gibt es Überschneidungen, Doppelungen oder Themen, die Sie bisher nicht bedacht haben? Ergänzen Sie diese.
6. Führen Sie das Gespräch. Nutzen Sie dafür das Aufnahmeassessment und ihren Leitfaden. Notieren Sie sich stichpunktartig wichtige Informationen aus dem Gespräch.
7. Übergeben Sie alle wichtigen Informationen, die Sie erlangt haben, an die zuständige Pflegekraft oder Ihre Praxisanleitung.

Reflexion

- Lesson learned: Was nehmen Sie aus der Aufgabe mit?
- Wie verlief das Gespräch? Gab es Aspekte, bei denen Sie nicht mehr weiterwussten? Gab es Fragen, die besonders wirkungsvoll waren?
- Konnten Sie mithilfe der Fragen ein umfassendes Bild des Gegenübers bekommen?
- Gab es Antworten, von denen Sie überrascht waren?
- Was konnten Sie bei Ihrem Gegenüber beobachten? Mimik, Gestik, Auftreten?
- Was würden Sie beim nächsten Mal anders machen?

Downloadmaterialien

- Arbeits- und Lernaufgabe 12: Anamnesegespräche führen
- Wimmelbild: direkte und indirekte Daten
- Formblatt zur Erhebung der Anamnesedaten

Vertiefung

Payk, T. & Brüne, M. (2021): Anamneseerhebung. In: Payk, T. & Brüne, M. (Hg.): Checkliste Psychiatrie und Psychotherapie. S. 22–26 Stuttgart: Thieme.

Wolff, S. (2023): Bedeutung der Kommunikation. In: Sauter, D.; Abderhalden, C.; Needham, I. & Wolff, S. (Hg.): Lehrbuch Psychiatrische Pflege, S. 363–375. Bern: Hogrefe.

13 | Entlastungsgespräche anbieten

Krisen in der Psychiatrie werden häufig mit Aggression und Selbstverletzung verknüpft. Bevor es aber zu solch massiven Ausmaßen kommt, empfinden Betroffene häufig emotionalen Druck. Mithilfe von Entlastungsgesprächen können Ausbrüche verhindert werden.

Diese Lernaufgabe soll den Auszubildenden verdeutlichen, dass empfundener emotionaler Druck stark von der Fremdeinschätzung abweichen kann und Krisen bereits vor dem Auftreten von Gewalt und Selbstverletzung bestehen können. Auszubildende sollen sich in die Menschen hineinversetzen können und befähigt werden zu reagieren. Zudem können Auszubildende durch die Beschäftigung mit diesem Themenfeld Vorbehalte und Vorannahmen prüfen und abbauen. Auch wenden sie in dieser Aufgabe die bisher theoretisch erlangten Kommunikationstechniken an und festigen dadurch das bisherige Wissen und Können in diesem Feld.

Zudem setzen sich Auszubildende vertieft mit Coping-Strategien auseinander. Sie erkennen den Unterschied zwischen emotionsfokussierten und problemfokussierten Coping-Strategien. Wobei in Gesprächen oft eine Mischform beider Strategien auftaucht, worauf die Auszubildenden reagieren müssen. Zudem gibt es Strategien, mit denen proaktiv auf belastende Situationen reagiert werden kann oder reaktiv Situationen bearbeitet werden können. Die Stärkung der hilfreichen Strategien (soziale Unterstützung, Neubewertung von Situationen, Akzeptanz) und die Bearbeitung von nicht hilfreichen Strategien (Verweigerung, Rückzug, Alkohol, Drogen) sollten im Gespräch eine Rolle finden.

Auszubildende im dritten Lehrjahr haben bereits viele Erfahrungen gesammelt im Umgang mit Stresssituationen und haben sicherlich auch schon kritische Situationen erlebt. Somit haben sie bereits vor dem Psychiatrieeinsatz einige Situationen kennengelernt, in denen Coping-Strategien Anwendung gefunden haben. Diese nun zu reflektieren und in einen fachlichen Bezug zu setzen, kann ihnen schwerfallen. Viele Coping-Strategien finden unbewusst und intransparent statt. Dies können beispielsweise Telefonate mit den Angehörigen, Wissensaneignung durch Internetrecherche oder Austausch mit Mitpatientinnen und -patienten sein. Sollten die Auszubildenden keine Ideen dazu haben,

können diese im Gespräch initiiert werden, in dem man nach beeindruckenden Fällen aus den letzten Einsätzen fragt und Hinweise auf mögliche Strategien aufdeckt.
Diese Lernaufgabe kann Auszubildenden letztendlich durch eine Übertragungsleistung auch helfen, Strategien im Umgang mit Stress, insbesondere im Hinblick auf die bevorstehenden Abschlussprüfungen und die spätere Berufstätigkeit zu entwickeln. Dies kann dazu beitragen, mit dem stressigen Berufsalltag umzugehen und die Gesunderhaltung zu fördern.

Diese Aufgabe hat ein sehr hohes Anforderungsniveau und sollte von Auszubildenden durchgeführt werden, die in ihrer persönlichen und fachlichen Entwicklung weit fortgeschritten sind. Diese Lernaufgabe bietet sich an, wenn sich Auszubildende sowohl mit dem Themenfeld Coping-Strategien und dem aktiven Zuhören auseinandergesetzt haben. Alternativ können sie sich vorab selbstständig mit den Themen auseinandersetzen oder eine erklärende Einheit durch die Fachpersonen bekommen.

Lernziele

- Auszubildende erkennen die Sinnhaftigkeit und Bedeutung von Entlastungsgesprächen für Betroffene.
- Auszubildende erkennen psychische Krisen und emotionalen Druck bei den Betroffenen.
- Auszubildende planen und führen Entlastungsgespräche durch.
- Auszubildende wenden bewusst aktives Zuhören an.
- Auszubildende übernehmen Verantwortung für die eigene Entwicklung.
- Auszubildende erkennen Coping-Strategien und können sie auf ihre eigene Situation übertragen.
- Auszubildende wenden Gesprächstechniken an.

Für die Durchführung von Entlastungsgesprächen eignet sich die Klientenzentrierte Gesprächsführung nach Rogers (Hahn & Wolff 2023). Auch die 10 Verpflichtungen des Gezeitenmodells von Barker und Buchanan-Barker eignen sich für die Vorbereitung auf Entlastungsgespräche (Barker & Buchanan-Barker 2020). Durch die Auseinandersetzung damit können Auszubildende Sicherheit gewinnen. Auch sollten sich Auszubildende vorab die Bedeutung verbaler und nonverbaler Kommunikation nochmals ins Gedächtnis rufen.

Bedingungen der Lernaufgabe

Zeitpunkt	Drittes Ausbildungsdrittel
	Pflichteinsatz Psychiatrie
Einsatzsetting	Stationäre Wohneinrichtung
	Klinische Psychiatrie
	Ambulantes Setting
Anforderungsniveau	Sehr hoch
Aufgabenschwerpunkt	Recherche, Planung, Durchführung
Voraussetzung	Zugang zu Dokumentation von der betreffenden Person
	Erledigung Aufgabe Coping-Strategien
Unterstützungsbedarfe	Begleitung und Überwachung durch eine Fachperson
	Vorab: Absprachen treffen
Rahmenbedingungen	Rückzugsmöglichkeit zu Recherchezwecken
	Zugang zu Fachliteratur und Internet
	Zugang zum Dokumentationssystem

Entlastungsgespräche können in Krisensituationen münden. Daher ist es wichtig, dass Auszubildende in ihrer Persönlichkeit gefestigt sind, bereits Erfahrungen im psychiatrischen Feld gesammelt haben, hohe kommunikative Kompetenzen entwickeln konnten und vorab klare Absprachen zum Verhalten (im Krisenfall) getroffen wurden.

Einordnung der Kompetenzen in den Rahmenausbildungsplan

I Die Pflege von Menschen aller Altersgruppen verantwortlich planen, organisieren, gestalten und evaluieren

I.3 Pflegeprozesse und Pflegediagnostik von Menschen aller Altersstufen in hoch belasteten und kritischen Lebenssituationen verantwortlich planen, organisieren, gestalten, durchführen, steuern und evaluieren

Mithilfe dieser Aufgabe lernen Auszubildende, Gespräche mit betroffenen Personen zu planen. Zudem müssen sie sich mit seelischen Krisen auseinandersetzen und lernen zu verstehen, dass Krisen nicht zwangsläufig mit Gewalt oder Tod einhergehen müssen. Zudem erleben Auszubildende, dass die emotionale oder problemorientierte Bearbeitung von Krisen pflegerische Aufgabe ist, und übernehmen dies als Aspekt professioneller Pflege in ihr Pflegehandeln.

II Kommunikation und Beratung personen- und situationsorientiert gestalten

II.1 Kommunikation und Interaktion mit Menschen aller Altersstufen und ihren Bezugspersonen personen- und situationsbezogen gestalten und eine angemessene Information sicherstellen

Kernelement dieser Aufgabe ist die Kommunikation. Hier lernen Auszubildende, eine zielführende offene Kommunikation zu gestalten und üben das aktive Zuhören ein. Sie sollen sich innerhalb dieser Aufgabe von den betroffenen Personen leiten lassen und innerhalb des Gesprächs als emotionale Stütze und als Wegweiser für den Umgang mit Krisen wirken. Ad hoc auf Aussagen und Wünsche der erkrankten Person einzugehen, ist sehr schwierig und eine Herausforderung in der Entwicklung der Auszubildenden.

II.3 Ethisch reflektiert handeln

Im Rahmen dieser Aufgabe müssen Auszubildende wertschätzend mit den Betroffenen kommunizieren. Sie müssen offen und zugewandt sein, um ein Entlastungsgespräch entsprechend den Bedarfen der Personen zulassen zu können. Hier ist viel Feingefühl gefragt, damit das Gespräch für die Betroffenen eine Entlastung darstellt. Auszubildende müssen den Grad der Belastung einschätzen können und daraus Schlüsse ziehen, welche Informationen für die weitere Behandlung relevant sind. Hier bewegen sie sich im Spannungsfeld zwischen Vertrauen der Person und Weitergabe von Informationen.

V Das eigene Handeln auf der Grundlage von wissenschaftlichen Erkenntnissen und berufsethischen Werthaltungen und Einstellungen reflektieren und begründen

V.1 Pflegehandeln an aktuellen wissenschaftlichen Erkenntnissen, insbesondere an pflegewissenschaftlichen Forschungsergebnissen, Theorien und Modellen ausrichten

Die Psychologie ist eine Bezugswissenschaft zur Pflegewissenschaft. Erkenntnisse, Methoden und Modelle der Stressforschung und der Kommunikation dienen somit auch der evidenzbasierten Praxis von psychiatrisch Pflegenden. Im Zusammenhang mit dieser Lernaufgabe sollen Auszubildende ihre Kommunikation überdenken und Möglichkeiten für eine zugewandte Kommunikation filtern.

V.2 Verantwortung für die Entwicklung (lebenslanges Lernen) der eigenen Persönlichkeit sowie das berufliche Selbstverständnis übernehmen

Durch das selbstständige Bearbeiten der Aufgabe und die dazugehörige Recherche entwickeln Auszubildende Verantwortung für ihren eigenen Lernprozess. Die Verantwortung zeigt sich letztendlich über die Gewissenhaftigkeit, mit der sie die Aufgaben bearbeiten.

Zudem lernen Auszubildende mithilfe dieser Aufgabe, sich selbst und die Situation zu reflektieren und somit eigene Überforderung zu erkennen. Dies zusammen mit dem Wissen, das sie zu Coping-Strategien entwickelt haben, hilft ihnen, mit Stress besser umzugehen und letztendlich in ihrer Berufstätigkeit resilienter zu werden und eigene Strategien für den stressigen Berufsalltag zu entwickeln.

Orientierung am Pflegeprozess

Bei dieser Aufgabe werden vier Phasen des Pflegeprozesses angesprochen:

Festlegung der Pflegeziele: Durch die Überlegungen, warum Coping-Strategien sinnvoll sind, beginnen Auszubildende die Sinnhaftigkeit von Gesprächen zu erkennen. Dies kann anschließend in ein Ziel formuliert werden. Im Rahmen des Aufgabenteils 2 beginnen Auszubildende ein Gespür für solche Tätigkeiten und deren Zielvorstellung zu entwickeln.

Planung der Pflegemaßnahmen: Die Auszubildenden können die Pflegemaßnahme nicht konkret planen, jedoch bereiten sie sich auf die Maßnahme vor, indem sie Techniken der Gesprächsführung wiederholen und sich mit dem

Themenfeld der Coping-Strategien auseinandersetzen. Somit entwickeln sie einen »Werkzeugkoffer« für die psychiatrische Pflege (Aufgabenteil 3).

Durchführung der Pflege: Um die vorab erarbeiteten Techniken dann in den Gesprächen anzuwenden (Aufgabenteil 4), bedarf es viel Fingerspitzengefühls. Auszubildende müssen abschätzen können, ob sie eine offene Haltung der Person gegenüber transportieren, aber gleichzeitig echt auf die Person wirken. Zudem müssen sie innerhalb des Gesprächs ein Gefühl dafür entwickeln, ob die Person sich emotional erleichtern möchte oder problemorientiert an der Situation arbeiten möchte.

Beurteilung der Wirkung der Pflege: In Aufgabenteil 5 beurteilen Auszubildende, welche Aspekte des Gesprächs der Person geholfen haben. Daraus können die Auszubildenden Rückschlüsse auf die Wirkung der Intervention ziehen. Auszubildende können demnach für kommende Gespräche ihre Pflege anpassen und sich auf die hilfreichen Anteile fokussieren.

ABBILDUNG 23 **Verortung der Arbeits- und Lernaufgabe 13, Entlastungsgespräche anbieten, im Pflegeprozess nach Fiechter und Meyer**

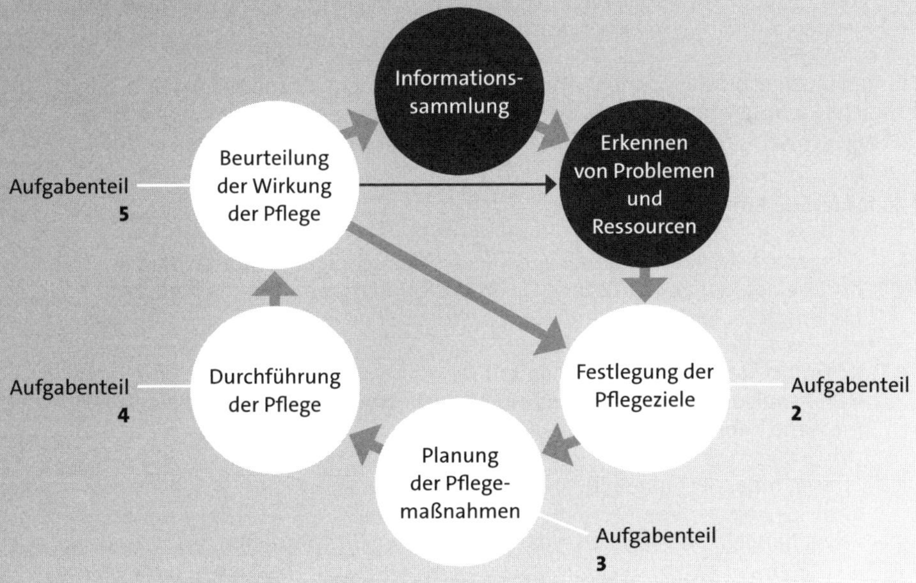

Arbeits- und Lernaufgabe 13

Entlastungsgespräche anbieten

Thema des Arbeits- und Lernangebotes	**Aufgabenschwerpunkt**	
Entlastungsgespräche anbieten	Durchführungsaufgabe	
Bearbeitungszeitpunkt	**Bearbeitungszeit**	**RAP**
Drittes Ausbildungsdrittel	Ca. 2 Stunden	S. 77 ff.

Erläuterung

In der Psychologie gibt es verschiedene Möglichkeiten, Coping-Strategien zu erkennen und zu fördern. Das Einüben von Coping-Strategien stärkt die Resilienz und hilft den Menschen dabei, mehr Widerstandskraft zu entwickeln. Dies ist eine Möglichkeit, Krisensituationen und empfundene seelische Belastung zu verarbeiten.

Hier setzen Entlastungsgespräche an. Sie zeichnen sich dadurch aus, dass Personen in diesem Moment seelischen Druck empfinden und Hilfe suchen. Dies kann sehr offensiv sein, indem beispielsweise Betroffene Fachpersonen direkt ansprechen, oder auch eher verdeckt, dadurch, dass sie sich viel in der Nähe der Pflegenden aufhalten und Kontakt suchen.

Entlastungsgespräche können sehr herausfordernd sein. Es können Aspekte zur Sprache kommen, die Sie überfordern können. Daher sprechen Sie sich mit Ihrer Bezugsperson vorher ab, sodass Sie bei Überforderung Hilfe dazuholen können.

Zu fördernde Kompetenzen

I.3 Pflegeprozesse und Pflegediagnostik von Menschen aller Altersstufen in hochbelasteten und kritischen Lebenssituationen verantwortlich planen, organisieren, gestalten, durchführen, steuern und evaluieren

II.1 Kommunikation und Interaktion mit Menschen aller Altersstufen und ihren Bezugspersonen personen- und situationsbezogen gestalten und eine angemessene Information sicherstellen

II.3 Ethisch reflektiert handeln

V.1 Pflegehandeln an aktuellen wissenschaftlichen Erkenntnissen, insbesondere an pflegewissenschaftlichen Forschungsergebnissen, Theorien und Modellen ausrichten

V.2 Verantwortung für die Entwicklung (lebenslanges Lernen) der eigenen Persönlichkeit sowie das berufliche Selbstverständnis übernehmen

Aufgabenstellung

1. Erinnern Sie sich: Haben Sie bereits Situationen erlebt, in denen zu pflegende Personen in Stresssituationen geraten sind? Beschreiben Sie, wie diese darauf reagiert haben.
2. Überlegen Sie, welchen Sinn Entlastungsgespräche haben. Beschreiben Sie die zwei unterschiedlichen Coping-Strategien, die hier Anwendung finden können.
3. Überlegen Sie, wie Sie aktives Zuhören in einer solchen Situation anwenden können, bezogen auf Ihren Einsatzort.
4. Führen Sie ein Entlastungsgespräch mit einer Person durch. Entlastungsgespräche werden i.d.R. durch die betroffene Person initiiert, daher kann es dauern, bis Sie Gelegenheit dazu bekommen.
5. Überlegen Sie anschließend, mit welchen Aspekten Sie der Person helfen konnten.

Reflexion

- Lesson learned: Welche Erkenntnisse nehmen Sie aus dieser Aufgabe mit?
- Was war gut an dem Gespräch? Was würden Sie beim nächsten Mal anders machen?
- Nachdem Sie sich mit Coping auseinandergesetzt haben: Welche Aspekte möchten Sie für Ihr eigenes Leben und den Umgang mit Stress übernehmen?

Downloadmaterialien

- Arbeits- und Lernaufgabe 13: Entlastungsgespräche anbieten
- Coping Scale

Vertiefung

Hahn, S. & Wolff, S. (2023): Konzepte und Theorien mit dem Schwerpunkt Beziehung. In: Sauter, D.; Abderhalden, C.; Needham, I. & Wolff, S. (Hg.): Lehrbuch Psychiatrische Pflege, 347–363. Bern: Hogrefe.

Barker, P. & Buchanan-Barker, P. (2020): Das Gezeiten-Modell. Der Kompass für eine recovery-orientierte, psychiatrische Pflege. Bern: Hogrefe.

14 | Psychiatrische Pflegeplanung

Der Pflegeprozess ist eine vorbehaltene Tätigkeit in der beruflichen Pflege (Pflegeberufegesetz § 4 Vorbehaltene Tätigkeiten). Die Ausbildung zur Pflegefachfrau/zum Pflegefachmann ist orientiert an diesem Prozess. So findet man ihn immer wieder in den Anforderungen, die an die Auszubildenden gestellt werden. Der Pflegeprozess und auch die Pflegeplanung werden innerhalb der zu erreichenden Kompetenzen und in der Gestaltung der Abschlussprüfung besonders sichtbar. Im Laufe ihrer Ausbildung gewinnen Auszubildende zunehmend Sicherheit in der Planung und Durchführung des Pflegeprozesses. Der weitere Schritt der Evaluation und Anpassung der Pflegeplanung bleibt oftmals jedoch aus. Im Rahmen dieser Lernaufgabe sollen Auszubildende diesen Schritt jedoch ebenfalls unternehmen. Hierdurch kann der Pflegeprozess den Auszubildenden klarer werden und sie erkennen, dass nicht alle Pflegeprobleme auf einmal bearbeitet werden müssen.
Eine Pflegeplanung für Menschen mit psychischen Problemlagen zu schreiben, fällt vielen Auszubildenden zu Beginn schwer. Hier müssen sie von den eingeübten Aspekten der Pflegeplanung abweichen und kreative Maßnahmen planen. Vielfach werden Pflegeplanungen anhand der somatisch orientierten Pflege geübt. So sind die hier vorherrschenden Pflegeprobleme Probleme wie Umgang mit Schmerzen, Sturzprophylaxe oder Selbstversorgungsdefizit. Die Maßnahmen sind oft mit Aktionen durch die Pflegenden selbst beschrieben. In der Psychiatrie hingegen stehen Gespräche oft im Zentrum der Pflege. Die Menschen sollen Möglichkeiten für den Umgang mit ihrer Erkrankung kennenlernen, ausprobieren und einüben, was viel Beratung und Reflexion in gemeinsamen Gesprächen erfordert. Dies als zentrale Pflegemaßnahmen zu erkennen, fällt den Auszubildenden in Teilen ebenso schwer.
Diese Lernaufgabe fördert das Verständnis für psychiatrische Pflege. Auszubildende müssen Pflegeprobleme in der Psychiatrie erkennen, Ziele setzen und realistische Maßnahmen planen. Hierüber nehmen sie die Perspektive der Betroffenen ein und lernen die unterschiedlichen Aspekte der Psychiatrie kennen. Die Aufgabe fordert den Auszubildenden die Verknüpfung unterschiedlicher Kompetenzbereiche ab und fördert somit eine umfassende und professionelle Pflege.

Lernziele

- Auszubildende üben die Pflegeplanung ein.
- Auszubildende erkennen Pflegebedarfe in der psychiatrischen Pflege.
- Auszubildende übernehmen Verantwortung im Behandlungsprozess.
- Auszubildende verknüpfen die Pflegeplanung mit ihrem täglichen Handeln.
- Auszubildende üben Gesprächsführung ein.
- Auszubildende erkennen den Pflegeprozess als handlungsleitend in der professionellen Pflege

Die Person, die für die Pflegeplanung ausgewählt wird, sollte einen mittleren Pflegebedarf haben. Das bedeutet, dass die Person stabil genug ist, um in Kontakt mit den Auszubildenden zu gehen und offen für die Bearbeitung der eigenen Gesundheitsanforderungen ist. Aber gleichzeitig sollte die Person offensichtliche psychiatrische Erfordernisse haben, sodass Auszubildende diese auch erkennen und mit ihnen arbeiten können.

Bedingungen der Lernaufgabe

Zeitpunkt	Drittes Ausbildungsdrittel
	Pflichteinsatz psychiatrische Versorgung, Vertiefungseinsatz
Einsatzsetting	Stationäre Wohneinrichtung
	Klinische Psychiatrie
	Ambulante psychiatrische Pflege
Anforderungsniveau	Hoch
Aufgabenschwerpunkt	Durchführung
Voraussetzung	Zugang zu Dokumentation von Betroffenen
	Zustimmung einer zu pflegenden Person zum Anamnesegespräch und weiteren pflegerischen Tätigkeiten
Unterstützungsbedarfe	Überwachung des Pflegeprozesses durch eine Fachperson

Rahmenbedingungen	Zeit zum Bearbeiten der Aufgabe
	Pflegediagnosenbuch
	Rückzugsmöglichkeit zu Recherchezwecken
	Zugang zu Fachliteratur und Internet

Einige Auszubildende neigen dazu, ihre Planung mit Maßnahmen zu überfrachten. Ganz nach dem Motto: Viel hilft viel. Dies kann viele Betroffene überfordern. Die Konzentration auf mehr als drei Probleme bzw. Maßnahmen parallel ist doch eine große Herausforderung. Dies zu erkennen, ist eine große Lernchance für die Auszubildenden, oft muss jedoch die Praxisanleitung an dieser Stelle steuernd eingreifen.

Beispiel für eine psychiatrische Pflegeplanung

Pflegediagnose oder Pflegeproblem	Eingeschränkte lebenspraktische Fertigkeiten
	Einflussfaktoren: • Herr B. leidet unter Antriebsarmut. • Herr B. setzt sich selbst unter Druck, den gesamten Haushalt zu schaffen.
Symptome	Beeinträchtigte Alltagsfertigkeit Umständliches Denken Überfordernde Erwartungshaltung
Pflegeziele	Nahziel: Herr B. erkennt Überforderung und kann diese benennen (bis Behandlungswoche 4).
	Fernziel: Herr B. akzeptiert ein für ihn angemessenes Aufgabenspektrum pro Tag (ab Entlassdatum).
Pflegemaßnahmen	Gemeinsam mit Herr. B. einen für ihn realistischen Haushaltsplan erstellen
	Gemeinsame lebenspraktisches Training, beginnen mit Wäsche waschen, Küchendienst, Einkaufstraining
Zeit	Behandlungswoche 1 : Gemeinsame Zielformulierung und Maßnahmenplanung mit Herr B. Behandlungswoche 2: Wäsche waschen Behandlungswoche 3: Di. & Do. Küchendienst Behandlungswoche 4: Einkaufstraining Während des Trainings regelmäßige Reflexion über sein Anforderungserleben

Einordnung der Kompetenzen in den Rahmenausbildungsplan

I Die Pflege von Menschen aller Altersgruppen verantwortlich planen, organisieren, gestalten und evaluieren

I.1 Die Pflege von Menschen aller Altersstufen verantwortlich planen, organisieren, gestalten, durchführen, steuern und evaluieren

Dieser Kompetenzbereich ist Kernstück der Lernaufgabe. Auszubildende durchlaufen den gesamten Prozess der Pflegeplanung für eine zu pflegende Person. Besonders hervorzuheben ist im Zusammenhang mit der psychiatrischen Pflegeplanung der Aspekt der Evaluation und Anpassung des Pflegeprozesses. Diesen Aspekt führen Auszubildende in der Regel nicht so häufig durch, sodass sich ihnen der Sinn einer Pflegeplanung nicht vollkommen erschließt. Eine Ausnahme bilden hier Einrichtungen der Altenpflege, in denen die Pflegeplanung regelmäßig evaluiert und angepasst wird.

I.2 Pflegeprozesse und Pflegediagnostik bei Menschen aller Altersstufen mit gesundheitlichen Problemlagen planen, organisieren, gestalten, durchführen, steuern und evaluieren unter dem besonderen Fokus von Gesundheitsförderung und Prävention

Pflegeplanungen sind individuell gestaltet. Dieser Kompetenzbereich findet sich je nach Pflegeproblemen und Pflegezielen in der Aufgabe wieder. So können Prävention und Gesundheitsförderung ebenso zentrale Bausteine der Pflegeplanung sein wie die Bearbeitung akuter Krankheitserfordernisse. Ein Beispiel ist an dieser Stelle Rauchentwöhnung oder Bearbeiten des Ernährungs- und Bewegungsverhaltens.

I.5 Menschen aller Altersstufen bei der Lebensgestaltung unterstützen, begleiten und beraten

Dieser Kompetenzbereich kommt zum Tragen, wenn Auszubildende mit den Betroffenen Pflegeprobleme bearbeiten, die sich auf ihren Alltag beziehen. Diese Pflegemaßnahmen können unterschiedlichste Aspekte des Lebens betreffen. Beispielsweise kann an dieser Stelle die Bearbeitung von Ängsten und das Einüben von Strategien zum Umgang damit Inhalt sein. Hierüber wird der Alltag der Betroffenen gestärkt. Dieser Kompetenzbereich ist der Kern der ambulanten psychiatrischen Betreuung und wird auch in stationären Einrichtungen der Eingliederungshilfe Wohnen stetig bearbeitet und gefördert.

I.6 Entwicklung und Autonomie in der Lebensspanne fördern

Dieser Kompetenzbereich knüpft ebenso an die Stärkung von Menschen mit seelischen Erkrankungen an wie der Kompetenzbereich I.5. Hier werden gemeinsam mit der betroffenen Person Aspekte des täglichen Lebens bearbeitet, die insbesondere langfristig zu einem selbstbestimmten Leben führen. Beispielhaft kann an dieser Stelle das Medikamentenmanagement genannt werden. Hier können Auszubildende mit den Betroffenen das Stellen von Medikamenten einüben, über Wirkung und Nebenwirkung aufklären und Strategien mit den Betroffenen entwickeln, mit Nebenwirkungen umzugehen. Dazu gehört auch die Betrachtung des Lebensalltags und beispielhaft die Anpassung der Einnahmezeitpunkte.

II Kommunikation und Beratung personen- und situationsorientiert gestalten

II.1 Kommunikation und Interaktion mit Menschen aller Altersstufen und ihren Bezugspersonen personen- und situationsbezogen gestalten und eine angemessene Information sicherstellen

Kommunikation ist ein großer Bestandteil dieser Lernaufgabe. Neben der Informationssammlung im Rahmen des Anamnesegesprächs, müssen die Auszubildenden auch die Pflegeprobleme mit dem Betroffenen besprechen. Hier müssen die Ziele überein gebracht werden und Maßnahmen erläutert werden. Auch beinhalten viele Pflegemaßnahmen in der psychiatrischen Pflege Kommunikation. Denkbar wäre hier Edukation, Entlastungsgespräche oder Befindlichkeitsgespräche. So nimmt die Kommunikation einen zentralen Stellenwert ein.

II.3 Ethisch reflektiert handeln

Die Pflegeplanung soll immer im Sinne der betroffenen Person, im besten Fall mit ihr gemeinsam, geschrieben werden. Hier können Auszubildende in den Konflikt zwischen Wunsch und Wirklichkeit kommen. Die Bedarfe und Wünsche von betroffenen Personen stimmen nicht immer mit dem Verständnis der professionell Pflegenden überein. Hier haben die Auszubildenden dann den Konflikt, dass sie entgegen ihren Vorstellungen und ethischen Wertehaltungen die Pflegeplanung anpassen müssen.

III Intra- und interprofessionelles Handeln in unterschiedlichen systemischen Kontexten verantwortlich gestalten und mitgestalten

III.1 Verantwortung in der Organisation des qualifikationsheterogenen Pflegeteams übernehmen

Für die Zeit, in der die Auszubildenden ihre Pflegeplanung umsetzen und die Maßnahmen durchführen, sind sie die Hauptansprechpartnerin bzw. der Hauptansprechpartner der betroffenen Person. Somit nehmen sie aktiv an der Behandlung teil und müssen ihr Wissen in das Team transportieren. Ebenso müssen sie mögliche Stolpersteine und eigene Überforderung in der Begleitung dieses Menschen erkennen und an die Personen des Teams weitergeben, die die Auszubildenden dann entsprechend unterstützen können.

III.2 Ärztliche Anordnungen im Pflegekontext eigenständig durchführen

Zu den Aufgaben psychiatrisch Pflegender gehört es, ärztliche Anordnungen durchzuführen. So sollen sich Anordnungen auch in der Pflegeplanung wiederfinden und umgesetzt werden. Ein klassisches Beispiel hierfür ist eine Veränderung der Medikation. Dies sollen Auszubildende berücksichtigen und die betroffene Person über die Änderung informieren, Hinweise zum Umgang mit den Medikamenten geben und zu Besonderheiten aufklären. Somit findet sich dieser Kompetenzbereich in der Lernaufgabe wieder und ist Teil des Pflegeprozesses.

III.3 In interdisziplinären Teams an der Versorgung und Behandlung von Menschen aller Altersstufen mitwirken und Kontinuität an Schnittstellen sichern

Psychiatrische Arbeit ist in allen Settings sehr interdisziplinär aufgestellt. Daher nehmen Auszubildende mithilfe dieser Aufgabe eine aktive Rolle im interdisziplinären Team ein. Sie übernehmen die Verantwortung für eine erkrankte Person und müssen Ergebnisse ihrer Arbeit entsprechend transparent machen und innerhalb der Pflege, aber auch an andere Berufsgruppen fachlich kommunizieren.

V Das eigene Handeln auf der Grundlage von wissenschaftlichen Erkenntnissen und berufsethischen Werthaltungen und Einstellungen reflektieren und begründen

V.1 Pflegehandeln an aktuellen wissenschaftlichen Erkenntnissen, insbesondere an pflegewissenschaftlichen Forschungsergebnissen, Theorien und Modellen ausrichten

Auszubildende nutzen für die Erledigung dieser Aufgabe Assessmentinstrumente und setzen sich daher mit evidenzbasierten Erhebungstools auseinander. Hieraus leiten sie Pflegeerfordernisse für ihre Pflegeplanung ab. Zudem wenden sie Gesprächstechniken und Behandlungstechniken der Psychiatrie an. Diese Techniken entstammen zumeist aus der Psychologie und somit aus einer Bezugswissenschaft der Pflegewissenschaft. Die Anwendung wissenschaftlicher Instrumente findet vielfach internalisiert statt und wird selten in Bezug zu wissenschaftlichen Erkenntnissen gesetzt.

V.2 Verantwortung für die Entwicklung (lebenslanges Lernen) der eigenen Persönlichkeit sowie das berufliche Selbstverständnis übernehmen

Mithilfe dieser Aufgabe setzen sich Auszubildende intensiv mit den Pflegeerfordernissen in psychiatrischen Settings auseinander. Somit entwickeln sie ein Verständnis für psychiatrische Pflegemaßnahmen und lernen, diese zu begründen. Dies hilft in der Entwicklung des beruflichen Selbstverständnisses. Zudem übernehmen sie die Verantwortung für das Gelingen dieser Lernaufgabe und entwickeln Kompetenzen in Bezug auf ihr lebenslanges Lernen.

Orientierung am Pflegeprozess

Bei dieser Aufgabe werden alle Phasen des Pflegeprozesses angesprochen:

Informationssammlung: Die Auszubildenden erheben direkte Informationen innerhalb des Anamnesegesprächs. Durch die Vorbereitung eines Leitfadens setzen die Auszubildenden sich intensiv mit Gesprächsführung auseinander (Aufgabenteil 2 & 3).

Auszubildende neigen in der Regel dazu, sehr viele Fragen zu entwickeln, die sehr eng gefasst sind. Hier sollte die Praxisanleitung darauf achten, dass die Auszubildenden eher offene Fragen stellen und artverwandte Fragen zusammenfassen.

Im zweiten Schritt sammeln Auszubildende auch indirekte Daten über Aussagen von Kolleginnen und Kollegen oder Eintragungen in der Dokumentation zu

ABBILDUNG 24 **Verortung der Arbeits- und Lernaufgabe 14, Psychiatrische Pflegeplanung, im Pflegeprozess nach Fiechter und Meyer**

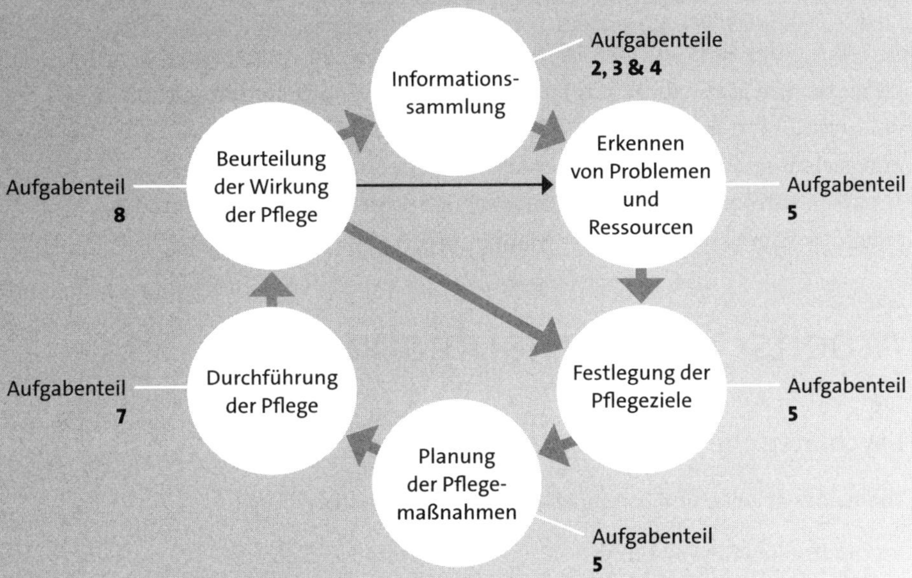

den Betroffenen. Weitere Daten erheben sie über die Assessmentinstrumente, Arztbriefe und Diagnosestellungen (Aufgabenteil 4).

Erkennen von Problemen und Ressourcen: Im Anamnesegespräch ergeben sich sicherlich erste Probleme, die die Person beschäftigen. Das Erkennen der Ressourcen fällt den Auszubildenden eher schwer. Ebenso fällt es den erkrankten Personen vielfach schwer ihre eigenen Ressourcen zu erkennen (Aufgabenteil 5). Hier kann Unterstützung notwendig werden.

Festlegung der Pflegeziele: Bei der Festlegung der Pflegeziele muss zwingend den Wünschen der Betroffenen entsprochen werden. Nicht alle Wünsche können so umgesetzt werden. Hier ist es sinnvoll, Zwischenziele zu setzen, um eine schrittweise Annäherung zu erreichen (Aufgabenteil 5). Diese Ziele müssen entsprechend mit den Betroffenen besprochen werden.

Planung der Pflegemaßnahmen: Nun planen die Auszubildenden die konkreten Maßnahmen (Aufgabenteil 5). Hier ist Unterstützung durch die Praxisanleitung wahrscheinlich. Auszubildende kennen in der Regel nicht die Möglichkeiten, die sie zur Bearbeitung der Probleme haben. Kreativ Maßnahmen zu planen und auszuprobieren, ist ebenso eine Herausforderung für die Auszubildenden.

Durchführung der Pflege: In Aufgabenteil 7 führen die Auszubildenden ihre geplanten Maßnahmen durch. Sie sollten wissen, dass sie sich für diese Maßnahmen und bei unvorhersehbaren Problemen in der Durchführung Hilfe dazuholen können.

Beurteilung der Wirkung der Pflege: Abschließend, in Aufgabenteil 8, reflektieren sie ihre Maßnahmen. Im Gespräch sollten sie begründen, warum etwas gut funktioniert hat und warum nicht. An dieser Stelle sollen sie die Übertragungsleistung erbringen, wie sie die Maßnahmen in einem nächsten Schritt anpassen würden. Zum Beispiel eine Erhöhung des Schwierigkeitsgrades oder eine Verkürzung der Dauer der Maßnahmen.

Arbeits- und Lernaufgabe 14

Psychiatrische Pflegeplanung

Thema des Arbeits- und Lernangebotes	Aufgabenschwerpunkt	
Psychiatrische Pflegeplanung	Durchführungsaufgabe	
Bearbeitungszeitpunkt	**Bearbeitungszeit**	**RAP**
Drittes Ausbildungsdrittel, Pflichteinsatz psychiatrische Versorgung, Vertiefungseinsatz	Ca. 7 Stunden	S. 77 ff.

Erläuterung

Seit 2020 sind in § 4 des Pflegeberufegesetzes Teile des Pflegeprozesses als Vorbehaltsaufgabe definiert. Somit gehören die Erhebung und Feststellung des individuellen Pflegebedarfs, die Organisation, Gestaltung und Steuerung des Pflegeprozesses und die Analyse, Evaluation, Sicherung und Entwicklung der Qualität der Pflege zu den Kernaufgaben professioneller Pflege. Auszubildende lernen dementsprechend bereits zu Beginn ihrer Ausbildung den Pflegeprozess und beschäftigen sich über den Ausbildungsverlauf eingehend damit. Für die Pflegeplanung in der Psychiatrie verändert sich der Fokus der Pflegeprobleme deutlich. Damit eignet sich das Feld der Psychiatrie sehr gut, die Pflegeplanung einzuüben.

Zu fördernde Kompetenzen

I.1 Die Pflege von Menschen aller Altersstufen verantwortlich planen, organisieren, gestalten, durchführen, steuern und evaluieren

I.2	Pflegeprozesse und Pflegediagnostik bei Menschen aller Altersstufen mit gesundheitlichen Problemlagen planen, organisieren, gestalten, durchführen, steuern und evaluieren unter dem besonderen Fokus von Gesundheitsförderung und Prävention
I.5	Menschen aller Altersstufen bei der Lebensgestaltung unterstützen, begleiten und beraten
I.6	Entwicklung und Autonomie in der Lebensspanne fördern
II	Kommunikation und Beratung personen- und situationsorientiert gestalten
II.1	Kommunikation und Interaktion mit Menschen aller Altersstufen und ihren Bezugspersonen personen- und situationsbezogen gestalten und eine angemessene Information sicherstellen
II.3	Ethisch reflektiert handeln
III.1	Verantwortung in der Organisation des qualifikationsheterogenen Pflegeteams übernehmen
III.2	Ärztliche Anordnungen im Pflegekontext eigenständig durchführen
III.3	In interdisziplinären Teams an der Versorgung und Behandlung von Menschen aller Altersstufen mitwirken und Kontinuität an Schnittstellen sichern
V.1	Pflegehandeln an aktuellen wissenschaftlichen Erkenntnissen, insbesondere an pflegewissenschaftlichen Forschungsergebnissen, Theorien und Modellen ausrichten
V.2	Verantwortung für die Entwicklung (lebenslanges Lernen) der eigenen Persönlichkeit sowie das berufliche Selbstverständnis übernehmen

Aufgabenstellung

1. Suchen Sie sich gemeinsam mit Ihrer Praxisanleitung oder einer Fachperson eine psychisch erkrankte Person für Ihre Pflegeplanung aus.
2. Überlegen Sie sich Fragen für ein Anamnesegespräch und stellen Sie diese Ihrer Praxisanleitung vor.
3. Führen Sie das Anamnesegespräch durch. Machen Sie sich während des Gesprächs Notizen.
4. Sammeln Sie weitere Informationen zu der Person. Nutzen Sie auch Assessmentinstrumente hierfür.
5. Schreiben Sie eine Pflegeplanung mit 3-4 Pflegeproblemen oder Pflegediagnosen.

6. Besprechen Sie Ihre Planung mit Ihrer Praxisanleitung oder der für die Person zuständigen Bezugsperson.
7. Führen Sie die Maßnahmen Ihrer Pflegeplanung mit der betroffenen Person durch.
8. Evaluieren Sie diese Maßnahmen und führen Sie die angepassten Maßnahmen weiter.

Reflexion

- Lesson learned: Was nehmen Sie aus dieser Lernaufgabe für sich mit?
- Was ist Ihnen gut gelungen? Was würden Sie beim nächsten Mal anders machen?
- Überlegen Sie: Welche Maßnahmen waren erfolgreich, welche würden sie beim nächsten Mal anpassen.
- Denken Sie an vorherige Pflegeplanungen – welche Unterschiede erkennen Sie im Vergleich zu Ihrer psychiatrischen Pflegeplanung?

Downloadmaterialien

- Arbeits- und Lernaufgabe 14: Psychiatrische Pflegeplanung
- Pflegeplanungsbogen

Vertiefung

Doenges, M.; Moorhouse, M. & Geissler-Murr, A. (2024): Pflegediagnosen und Pflegemaßnahmen. Göttingen: Hogrefe.
Abderhalden, C.; Sauter, D. & Needham, I. (2023): Der Pflegeprozess. In: Sauter, D.; Abderhalden, C.; Needham, I. & Wolff, S. (Hg.): Lehrbuch Psychiatrische Pflege, S. 383–431. Bern: Hogrefe.

15 | Bezugspflege gestalten

Die gelebte Bezugspflege in der Psychiatrie ist nach heutigem Stand der State of the Art in der therapeutischen Pflegebeziehung. So entspricht die Bezugspflege am ehesten dem Verständnis von professioneller Pflege und ermöglicht es Pflegenden, den Pflegeprozess konsequent anzuwenden (Needham & Abderhalden 2002). Die Bezugspflege bringt viele Vorteile mit sich wie höhere Pflegequalität, bessere Partizipationschancen, Integration des sozialen Umfelds in die Pflege, intensivere interdisziplinäre Zusammenarbeit, höhere Mitarbeitendenzufriedenheit und geringere Fehlzeiten (Brökling, 2018). Die prozessorientierte Pflege im Rahmen der Bezugspflege verlangt den professionell Pflegenden hohe Fertigkeiten und Kompetenzen in verschiedenen Bereichen ab. So müssen sie hohe fachliche Fähigkeiten haben, um Probleme zu erkennen und zu lösen, sie müssen analytisch und strukturiert denken können, Wechselwirkungen der Maßnahmen erfassen können, in stetigem Kontakt mit der zu pflegenden Person stehen, intensiv mit dem multidisziplinären Team zusammenarbeiten können und sich selbst in der Situation kritisch wahrnehmen können, um die Beziehung bestmöglich gestalten zu können (ebd.).

An dieser Stelle wird deutlich, welch hohe Anforderung die Bezugspflege mit sich bringt. Diesen Anforderungen sind nicht alle Auszubildenden gewachsen. Daher muss die Lernaufgabe mit Bedacht eingesetzt werden. Zudem bewegen sich Auszubildende noch nicht sicher im Pflegeprozess und haben noch nicht ausreichend Fachwissen und Erfahrung in der psychiatrischen Pflege sammeln können, um die Bezugspflege problemlos durchführen zu können. Nebenbei sollen die Auszubildenden auch noch kreativ auf Anforderungen durch die zu pflegenden Personen reagieren. Die Lernaufgabe ist somit geeignet für Auszubildende mit hoher Auffassungsgabe und mit Vorerfahrungen in psychiatrischen Versorgungssettings. Tendenziell empfiehlt es sich, betroffene Personen für die Aufgabe auszuwählen, die einen stabilen Gesundheitszustand haben und hohe Motivation, an der Behandlung mitzuwirken.

Aufgabe der begleitenden Fachperson ist es, den Auszubildenden Zutrauen entgegenzubringen und gleichzeitig unterstützend und steuernd tätig zu sein.

Zur Anbahnung dieser Lernaufgabe empfiehlt es sich vorab, die Aufgabe Tagesbeschäftigungsangebot, alltagspraktisches Training oder nicht-medikamentöse Schlafförderung durchführen zu lassen. Diese Aufgaben sind ebenso im

Pflegeprozess verortet, beziehen sich aber auf ein Pflegephänomen und führen schrittweise an die Planung der Pflege heran.
Alternativ kann die Aufgabe aufbauend auf die Arbeits- und Lernaufgabe »psychiatrische Pflegeplanung« gestaltet werden, da in der Aufgabe bereits eine Beziehung zu der betroffenen Person aufgebaut wurde und der Pflegeprozess bereits begonnen wurde. Auch hier ist es wieder zwingend nötig, dass die Fachpersonen das Anforderungsniveau abschätzen und steuernd in der professionellen Pflegebeziehung agieren.

Lernziele

- Auszubildende wenden den kompletten Pflegeprozess an.
- Auszubildende stellen die Bedarfe von Betroffenen ins Zentrum ihres Handelns.
- Auszubildende bauen eine vertrauensvolle Beziehung auf und halten diese.
- Auszubildende übernehmen Verantwortung für den gesamten Pflegeprozess.
- Auszubildende verstehen die Sinnhaftigkeit von Bezugspflegesystemen in der Psychiatrie.
- Auszubildende beginnen, die Relevanz von Pflegemaßnahmen in der Psychiatrie zu erkennen und zu verstehen.
- Auszubildende verstehen sich als professionelle Pflegepersonen im multiprofessionellen Team und nehmen eine verantwortungsvolle Haltung im Behandlungsprozess ein.

Die Bezugspflege soll möglichst von Aufnahme bis Entlassung der Betroffenen gestaltet werden. Da die Einsatzzeit der Auszubildenden mit 120 Pflichtstunden recht kurz ist, kann nicht immer gewährleistet werden, dass Auszubildende die Personen über den gesamten Zeitraum begleiten. Dies sollte mit den Personen transparent besprochen werden. Zudem empfiehlt sich ein Tandem mit einer Pflegeperson der Station, die nahtlos die Bezugspflege übernehmen kann und beratend und steuernd zur Seite steht. Dies hat auch den Vorteil, dass Auszubildende eine konkrete Ansprechperson für diese Aufgabe haben.

Bedingungen der Lernaufgabe

Zeitpunkt	Drittes Ausbildungsdrittel
	Ab dem Pflichteinsatz psychiatrische Versorgung, Vertiefungseinsatz
Einsatzsetting	Stationäre Wohneinrichtung
	Klinische Psychiatrie
	Ambulante psychiatrische Pflege
Anforderungsniveau	Sehr hoch
Aufgabenschwerpunkt	Durchführung
Voraussetzung	Zugang zu Dokumentation
	Gelebtes Bezugspersonensystem im Einsatzort
	Information an alle beteiligten Akteure
Unterstützungsbedarfe	Begleitung während der Bezugspflege
	Ansprechpersonen für Rückfragen
Rahmenbedingungen	Begleitung durch eine Pflegeperson
	Zugang zu Medikamentenplänen
	Rückzugsmöglichkeit zu Recherchezwecken
	Zugang zu Fachliteratur und Internet
	Erfahrungsberichte professionell Pflegender

Die Durchführung eines Aufnahmeassessments und auch der Pflegeplanung hilft den Auszubildenden, ihre Maßnahmen zu strukturieren und klar zu formulieren.

Die Bezugspflege in der psychiatrischen Pflege ist zur Personenorientierung das Mittel der Wahl. Die Gestaltung der Bezugspflege ist hier sehr schwierig. Man muss in Kontakt bleiben, eine vertrauensvolle Beziehung aufbauen und parallel kreativ auf Anforderungen reagieren. Hier benötigen Auszubildende einiges an Unterstützung und Überwachung, um die qualitativ hochwertige Pflege zu gewährleisten.

Einordnung der Kompetenzen in den Rahmenausbildungsplan

Die Bezugspflege orientiert sich strikt an den Bedarfen der zu pflegenden Personen. Daher können sich die einzelnen Kompetenzbereiche je nach betroffener Person deutlich ändern. So kann eine Person beispielsweise hohe Anforderungen zur Prävention aufweisen, während bei einer anderen Person die Umsetzung von medizinischen Anordnungen im Zentrum steht. Daher ist die Beurteilung und Einordnung in die Kompetenzbereiche hoch variabel.

I Die Pflege von Menschen aller Altersgruppen verantwortlich planen, organisieren, gestalten und evaluieren

I.1 Die Pflege von Menschen aller Altersstufen verantwortlich planen, organisieren, gestalten, durchführen, steuern und evaluieren

Dieser Kompetenzbereich ist Zentrum dieser Aufgabe. Im Rahmen der Bezugspflege werden alle Aspekte der Pflege durch eine Person organisiert und geplant. Die Durchführung der Pflege wird ebenso möglichst durch eine Person sichergestellt. Dies betrifft insbesondere Aufgaben und Aspekte, die einer vertrauensvollen Beziehung bedürfen. Letztendlich steht die auszubildende Person in der Verantwortung, die Pflege mit der Person gemeinsam zu planen, zu evaluieren und anzupassen. An dieser Aufgabe lernen die Auszubildenden den gesamten Pflegeprozess in seiner Paradedisziplin kennen und lernen ihn anzuwenden und in das zukünftige professionelle Handeln zu überführen.

I.2 Pflegeprozesse und Pflegediagnostik bei Menschen aller Altersstufen mit gesundheitlichen Problemlagen planen, organisieren, gestalten, durchführen, steuern und evaluieren unter dem besonderen Fokus von Gesundheitsförderung und Prävention

Je nach Bedarfen der zu pflegenden Personen tritt dieser Kompetenzbereich in den Vordergrund. Hier konzentriert sich die Pflege dann auf gesundheitsförderliche und präventive Aspekte der Gesundheitsfürsorge, die alle Schritte der Pflegeplanung berühren.

I.5 Menschen aller Altersstufen bei der Lebensgestaltung unterstützen, begleiten und beraten

Dies trifft ebenso auf diesen Kompetenzbereich zu. Je nach Anforderungen der zu pflegenden Person kann das Alltagsleben in den Vordergrund rücken. Dies findet insbesondere in der Eingliederungshilfe Wohnen, ambulant und stationär, statt.

II Kommunikation und Beratung personen- und situationsorientiert gestalten

II.1 Kommunikation und Interaktion mit Menschen aller Altersstufen und ihren Bezugspersonen personen- und situationsbezogen gestalten und eine angemessene Information sicherstellen

Die Kommunikation ist Handwerkszeug der professionell psychiatrischen Pflege. Somit lernen die Auszubildenden sehr intensiv, innerhalb dieser Aufgabe Informationen zu vermitteln, Behandlungsmöglichkeiten auszuhandeln und im stetigen Kontakt zu den Betroffenen zu sein. Hierüber lernen sie die Bedeutung ihrer kommunikativen Fähigkeiten kennen und diese gezielt einzusetzen.

II.3 Ethisch reflektiert handeln

Im Rahmen dieser Aufgabe werden Auszubildende auf ethische Fragestellungen stoßen, mit denen sie lernen müssen umzugehen. Ein klassisches Beispiel hierfür ist das Gesundheitsverhalten und Rauchen. Der ethische Konflikt, den sie hier für sich lösen müssen, ist das Einsetzen der Raucherpause als Mittel zum Beziehungsaufbau gegen das Wissen der gesundheitsschädigenden Wirkung von Zigaretten. Dies ist nur ein Beispiel von vielen, bei denen sich ethische Konflikte zeigen, mit denen Auszubildende lernen müssen umzugehen und sich zu positionieren.

III Intra- und interprofessionelles Handeln in unterschiedlichen systemischen Kontexten verantwortlich gestalten und mitgestalten

III.1 Verantwortung in der Organisation des qualifikationsheterogenen Pflegeteams übernehmen

Auszubildende übernehmen innerhalb des Pflegeteams die Verantwortung für eine Person und fungieren als Ansprechperson in allen Belangen der Bezugsperson. Sie übernehmen somit alle anfallenden Tätigkeiten, die die Versorgung der Person betreffen.

III.2 Ärztliche Anordnungen im Pflegekontext eigenständig durchführen

Visitenbegleitung und die Umsetzungen ärztlicher Anordnungen gehören ebenso ins Aufgabenspektrum einer Bezugsperson, wie die Gespräche mit der Person. Auszubildende brauchen entsprechend Unterstützung, um Anordnungen fachgerecht umzusetzen und dem internen Standard entsprechend zu erfüllen.

III.3 In interdisziplinären Teams an der Versorgung und Behandlung von Menschen aller Altersstufen mitwirken und Kontinuität an Schnittstellen sichern

Ein besonderes Merkmal der psychiatrischen Pflege ist die multidisziplinäre Zusammenarbeit. Durch das Bezugspersonensystem wird die Zusammenarbeit noch gefördert. Hier lernen Auszubildende die Bedeutung der multidisziplinären Zusammenarbeit kennen und lernen unterschiedliche Rollenprofile als Wesen personenzentrierter Behandlung zu schätzen.

IV Das eigene Handeln auf der Grundlage von Gesetzen, Verordnungen und ethischen Leitlinien reflektieren und begründen

V.1 Pflegehandeln an aktuellen wissenschaftlichen Erkenntnissen, insbesondere an pflegewissenschaftlichen Forschungsergebnissen, Theorien und Modellen ausrichten

Die Bezugspflege ist ein Organisationsmodell der Pflege. Somit wenden Auszubildende konkret pflegewissenschaftliche Erkenntnisse in der Praxis an.

V.2 Verantwortung für die Entwicklung (lebenslanges Lernen) der eigenen Persönlichkeit sowie das berufliche Selbstverständnis übernehmen

Im Rahmen dieser Lernaufgabe übernehmen die Auszubildenden Verantwortung für ihren eigenen Entwicklungsprozess und lernen ihre Kompetenzen entsprechend einzuschätzen. Aufgabe der Auszubildenden ist es, kritisch auf ihr eigenes Wirken zu schauen und sich bei Bedarf Unterstützung einzufordern. Somit entwickeln sie ein professionelles Selbstverständnis, dem stetige Entwicklung zugrunde liegt.

Orientierung am Pflegeprozess

Bei dieser Aufgabe werden alle Phasen des Pflegeprozesses angesprochen:

Informationssammlung: Im Zusammenhang mit dem Aufgabenteil 4 sollen sich die Auszubildenden intensiv mit der zu pflegenden Person auseinandersetzen. Sie erheben direkte Daten zu der Person (Aussagen und Beobachtung). Auszubildende können indirekte Daten (vorhandene Dokumentation und kollegiale Erfahrungen) in ihre Informationssammlung einfließen lassen.

Erkennen von Problemen und Ressourcen: Im Rahmen der Informationssammlung tauchen direkt Probleme und Ressourcen der Personen auf, die in die Planung der Maßnahmen mit einfließen. Auch Probleme, mit denen die betroffenen Personen hadern, sollen hier direkt Berücksichtigung finden (Aufgabenteil 4).

ABBILDUNG 25 **Verortung der Arbeits- und Lernaufgabe 15, Bezugspflege gestalten, im Pflegeprozess nach Fiechter und Meyer**

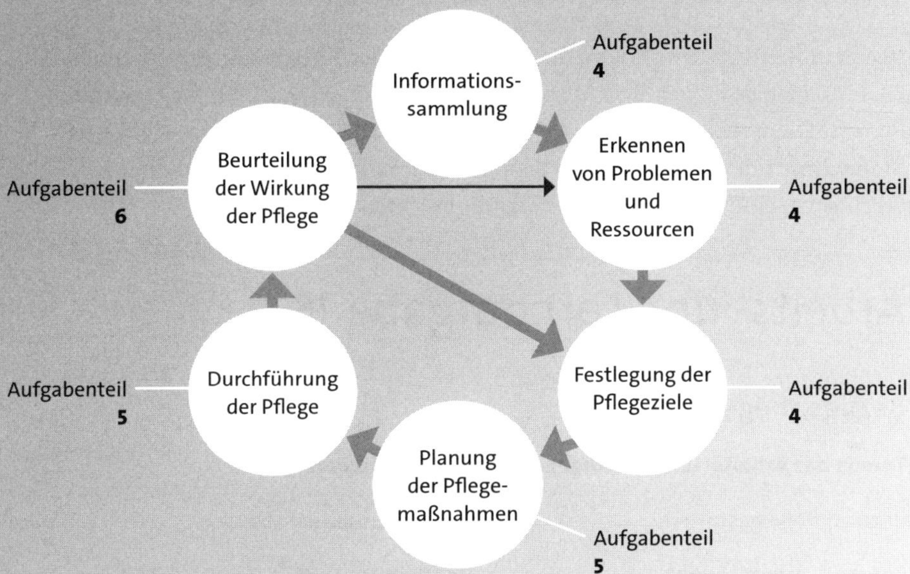

Festlegung der Pflegeziele: Die Festlegung der Pflegeziele findet sich im Aufgabenteil 4 wieder. Hier kristallisieren sich bereits im Gespräch die Wünsche der betroffenen Person heraus, die in der Planung unbedingt berücksichtigt werden müssen. Es ist möglich, dass die Wünsche der Person in der Behandlungszeit nicht erreicht werden können. In der Folge sollen die Auszubildenden die Pflegeziele anpassen und für die Personen erreichbar machen.

In der Regel können sich Betroffene nicht auf alle Probleme auf einmal konzentrieren. Daher sollen maximal fünf Probleme parallel in der Planung berücksichtigt werden, die dann nach und nach abgearbeitet werden können.

Planung der Pflege: Im Aufgabenteil 5 planen die Auszubildenden nun konkrete Maßnahmen im Zusammenhang ihrer Bezugspflege. Die Maßnahmen sollen möglichst ausgewogen sein und aufeinander abgestimmt sein.

Auch die strukturellen Anforderungen des Einsatzortes sollen hierfür genutzt werden (Kochgruppen, Achtsamkeitsgruppen, Visitenbegleitung, Therapieangebote etc.)

Durchführung der Pflegemaßnahme: Die geplanten Maßnahmen werden nun durch die Auszubildenden durchgeführt (Aufgabenteil 5).

Beurteilung der Wirkung der Pflege: Durch den Aufgabenteil 6 wird nach jeder Maßnahme reflektiert. Zur Reflexion gehört zunächst der Blick auf die eigene Rolle: Was ist gut gelaufen, was kann man verbessern? Dies findet im Kontakt mit der jeweiligen Bezugsperson statt.
In einem weiteren Schritt wird die Wirksamkeit der Pflegemaßnahme betrachtet. Einschlägige Fragen sind: War die Maßnahme angemessen für die betroffene Person? Dient sie der Zielsetzung? Daraus ergibt sich dann die Fortsetzung der Maßnahme oder die Anpassung der Maßnahme (Schwierigkeit erhöhen oder verringern, einüben der Verselbstständigung etc.).

Arbeits- und Lernaufgabe 15

Bezugspflege gestalten

Thema des Arbeits- und Lernangebotes	Aufgabenschwerpunkt	
Bezugspflege gestalten	Anwendungsaufgabe	
Bearbeitungszeitpunkt	**Bearbeitungszeit**	**RAP**
Drittes Ausbildungsdrittel, Pflichteinsatz psychiatrische Versorgung	Ca. 12 Stunden	S. 77 ff.

Erläuterung

Die Bezugspflege ist ein Organisationsmodell in der Pflege, wobei die zu pflegende Person im Zentrum des Handelns steht (Rixe & Steffen, 2023). Wichtige Kernmerkmale der Bezugspflege sind die Übernahme der Verantwortung des personenorientierten Pflege- und Beziehungsprozesses, die beständige Versorgung der Personen, die stetige Kommunikation zwischen der betroffenen Person und der Pflegeperson und die Sicherstellung der Rahmenbedingungen für die autonome Pflege im Bezugspflegesystem (Sahm et al. 2021). Hierüber soll eine passgenaue und aufeinander aufbauende und partizipative Behandlung psychisch erkrankter Menschen sichergestellt werden.

Zu fördernde Kompetenzen

I.1 Die Pflege von Menschen aller Altersstufen verantwortlich planen, organisieren, gestalten, durchführen, steuern und evaluieren

I.2 Pflegeprozesse und Pflegediagnostik bei Menschen aller Altersstufen mit gesundheitlichen Problemlagen planen, organisieren, gestalten, durchführen, steuern und evaluieren unter dem besonderen Fokus von Gesundheitsförderung und Prävention

I.5 Menschen aller Altersstufen bei der Lebensgestaltung unterstützen, begleiten und beraten

II.1 Kommunikation und Interaktion mit Menschen aller Altersstufen und ihren Bezugspersonen personen- und situationsbezogen gestalten und eine angemessene Information sicherstellen

II.3 Ethisch reflektiert handeln

III.1 Verantwortung in der Organisation des qualifikationsheterogenen Pflegeteams übernehmen

III.2 Ärztliche Anordnungen im Pflegekontext eigenständig durchführen.

III.3 In interdisziplinären Teams an der Versorgung und Behandlung von Menschen aller Altersstufen mitwirken und Kontinuität an Schnittstellen sichern

V.1 Pflegehandeln an aktuellen wissenschaftlichen Erkenntnissen, insbesondere an pflegewissenschaftlichen Forschungsergebnissen, Theorien und Modellen ausrichten

V.2 Verantwortung für die Entwicklung (lebenslanges Lernen) der eigenen Persönlichkeit sowie das berufliche Selbstverständnis übernehmen

Aufgabenstellung

1. Überlegen Sie: Welches Wissen haben Sie über Bezugspflege in der psychiatrischen Pflege? Machen Sie Notizen.
2. Welche Kriterien müssen erfüllt sein, damit Bezugspflege implementiert ist und eine positive Beziehung gestaltet werden kann? Recherchieren Sie hierfür.
3. Suchen Sie gemeinsam mit einer Pflegeperson eine Person aus, die für Ihre Bezugspflege in Betracht kommt.
4. Gehen Sie mit der Person ins Gespräch und holen Sie sich das Einverständnis zur Bezugspflege. Führen Sie die Bezugspflege bis zur Entlassung oder Ende Ihres Einsatzes durch. Beachten Sie dabei alle Aspekte (Informationssammlung, Planung, Dokumentation der Maßnahmen, Visiten, Therapieverantwortung etc.).
5. Überlegen Sie, welche Maßnahme Sie im Rahmen der Bezugspflege durchführen möchten (regelmäßige Gespräche, Therapiezielvereinbarung, soziales Training etc.) und beginnen Sie mit der Bezugspflege.
6. Reflektieren Sie regelmäßig Ihre Maßnahmen und den Verlauf der Beziehung mit Ihrer Praxisanleitung.

Reflexion

- Lesson learned: Was nehmen Sie aus der Aufgabe mit?
- Gibt es Aspekte, die Sie in der Bezugspflege überrascht haben? Denken Sie dabei an die zu pflegende Person, aber auch an Ihre eigene Rolle.
- Was ist Ihnen gut gelungen? Was würden Sie beim nächsten Mal anders machen?
- Welche Aspekte möchten Sie in Ihr zukünftiges professionell pflegerisches Handeln übernehmen?

Downloadmaterialien

- Arbeits- und Lernaufgabe 15: Bezugspflege gestalten
- Pflegeplanungsbogen

Vertiefung

Sahm, D.; von dem Berge, U.; Mayer, M.; Sauter, D. & Rixe, J. (2021): Primary Nursing/Bezugspflege. Positionspapier der DFPP. https://dfpp.de/primary-nursing-bezugspflege-in-der-psychiatrischen-pflege/ (24.11.2023).

Rixe, J. & Steffen, H. (2023): Personen-/fallorientiertes Vorgehen. In: Sauter, D.; Abdehalden C.;, Needham, I. & Wolff, S. (Hg.): Lehrbuch Psychiatrische Pflege, S. 660–679. Bern: Hogrefe.

Needham, I. & Abderhalden, C. (2002): Bezugspflege in der stationären psychiatrischen Pflege. Psych Pflege heute, 8(4): 189–193.

Brökling, J. (2018): Ein Win-Win-Konzept? Bezugspflege in der Akutpsychiatrie. Psychiatrische Pflege 4(3): 37–40.

16 | Begleitung einer ärztlichen Visite in der Psychiatrie

Ärztliche Visiten dienen dem Informationsaustausch mit den Patientinnen und Patienten, den Ärzten und dem Pflegepersonal. Alle Stimmen sollen hier gehört werden. Innerhalb von Visiten werden Befunde aktualisiert und das weitere Vorgehen besprochen (Hengesbach et al. 2019). Obwohl der Patient, die Patientin während der Visite im Mittelpunkt stehen sollte, bleibt dies vielfach aus. Viele Berufsgruppen sprechen oft eher über die Patientin, den Patienten, als mit ihm oder ihr und nutzen innerhalb der Visite Fachsprache (Füeßl & Middeke 2022). Dies führt letztendlich bei den Patientinnen und Patienten zu Verunsicherung (ebd.). Weber et al. beschreiben, dass Patientinnen und Patienten innerhalb von Visiten kaum die Gelegenheit haben Sorgen, Ängste und Befürchtungen zu äußern. Zudem werden zu viele Informationen in kurzer Zeit vermittelt und die Gelegenheit, vertiefende Rückfragen zu stellen und Erklärungen zu bekommen, fehlt ihnen ebenso häufig (Weber et al. 2019).

In psychiatrischen Kliniken findet die Visite häufig mit dem interdisziplinären Team in einem Gruppen- oder Visitenraum statt. Hier werden die Patientinnen und Patienten nach und nach hineingerufen. Auch dieses Setting kann sehr beängstigend auf die betroffenen Personen wirken. So berichten Betroffene, bei den Pflegenden das Gefühl zu haben, »vor einem Tribunal« zu stehen.

An dieser Stelle setzt die hier entwickelte Lernaufgabe an. Auszubildende begleiten die psychisch erkrankten Personen in die Visite und unterstützen sie dadurch emotional. Zudem werden Themen, die in der Visite angesprochen werden sollen, vorab aufgeschrieben und nach Priorität sortiert. Auszubildende, die den Mut haben, können während der Visite auch die Fragen der Betroffenen stellen, wenn diese nicht dazu kommen. Ein weiterer Baustein ist, anschließend zu erklären, was während der Visite besprochen wurde.

Diese Lernaufgabe stärkt vor allem die kommunikativen Kompetenzen und das Einfühlungsvermögen in die Situation der Patientinnen und Patienten.

Diese Form der Visite wird in der Regel in klinischen Psychiatrien praktiziert und ist daher für klinische Settings erstellt worden. Diese Aufgabe lässt sich allerdings auch auf Begleitung von Arztbesuchen übertragen.

Lernziele

- Auszubildende können sich in die betroffenen Personen hineinversetzen.
- Auszubildende lernen, wichtige Informationen zu filtern.
- Auszubildende üben Fachsprache ein.
- Auszubildende üben, Kommunikation auf Betroffene anzupassen.
- Auszubildende reflektieren und hinterfragen Strukturen und Durchführung von Visiten.
- Auszubildende lernen, eine professionelle und gleichzeitig zugewandte Haltung den Patientinnen und Patienten gegenüber einzunehmen.

Diese Aufgabe dient vor allem dazu, dass Auszubildende die Perspektive der betroffenen Personen einnehmen und ihre Rolle als Patientenfürsprecher wahrnehmen. Daher sollen sie den erkrankten Menschen begleiten und neben ihm oder ihr sitzen. Ziel dieser Aufgabe ist es, nicht als Teil des professionellen Teams aufzutreten.

Bedingungen der Lernaufgabe

Zeitpunkt	Drittes Ausbildungsdrittel
	Pflichteinsatz Psychiatrie, Vertiefungseinsatz
Einsatzsetting	Klinische Psychiatrie
Anforderungsniveau	Mittel
Aufgabenschwerpunkt	Durchführung
Voraussetzung	Visiten und deren Begleitung
Unterstützungsbedarfe	Vor- und Nachbesprechung der Lernaufgabe
Rahmenbedingungen	Patientinnen und Patienten, die sich bereit erklären, in der Visite begleitet zu werden
	Zeit, um die Visite vor- und nachzubesprechen
	Information an das interdisziplinäre Team über die Teilnahme und Rolle der Auszubildenden

Einordnung der Kompetenzen in den Rahmenausbildungsplan

II Kommunikation und Beratung personen- und situationsorientiert gestalten

II.1 Kommunikation und Interaktion mit Menschen aller Altersstufen und ihren Bezugspersonen personen- und situationsbezogen gestalten und eine angemessene Information sicherstellen

Die Lernaufgabe zielt insbesondere auf diese Kompetenz ab. Auszubildende müssen lernen, wichtige von nicht so wichtigen Informationen zu filtern. Auch Informationen zu priorisieren ist ein relevantes Lernfeld dieser Aufgabe. Hierfür ist Fachwissen und Empathie nötig. Auszubildende müssen zum einen wissen, was für die Behandlung relevant ist und zum anderen müssen sie filtern können, was die drängenden Themen der Menschen sind. Zudem müssen sie die Fachsprache so übersetzen, dass Betroffene sie verstehen können und die Informationen auf die psychisch erkrankten Menschen entsprechend anpassen. Dieser Kompetenzbereich ist im Rahmen dieser Lernaufgabe sehr komplex.

II.2 Information, Schulung und Beratung bei Menschen aller Altersstufen verantwortlich organisieren, gestalten, steuern und evaluieren

Im Rahmen der Nachbesprechung gewinnt auch dieser Kompetenzbereich an Bedeutung. Der Beratungsbedarf orientiert sich an den vermittelten Inhalten der Visite. Neben den direkt vermittelten Inhalten kann der Beratungsbedarf auch weit darüber hinausgehen. Je nach Komplexität der zu beratenden Themen sollten Auszubildende diesen Prozess in Begleitung einer Fachperson weiterverfolgen.

II.3 Ethisch reflektiert handeln

Auszubildende lernen in dieser Aufgabe, die Position und die Sichtweise der Betroffenen einzunehmen. Sie erkennen, wie schwer es sein kann, vor einer Gruppe von Menschen zu reden und zudem über persönlichste Empfindungen zu sprechen. Sie erkennen den Erwartungsdruck, der von allen Seiten an die Visite gestellt wird. Sie lernen, sich selbst in der Rolle der Patientenfürsprecher zu sehen und wirken unterstützend auf die betroffene Person ein.

III Intra- und interprofessionelles Handeln in unterschiedlichen systemischen Kontexten verantwortlich gestalten und mitgestalten

III.1 Verantwortung in der Organisation des qualifikationsheterogenen Pflegeteams übernehmen

Während dieser Lernaufgabe übernehmen die Auszubildenden die Funktion als Bezugsperson für den Teilbereich der Visite. Somit übernehmen sie die Verantwortung für den reibungslosen Informationsfluss in beide Richtungen. Zudem sind sie dafür verantwortlich, am ungehinderten Ablauf der Visite teilzunehmen.

III.2 Ärztliche Anordnungen im Pflegekontext eigenständig durchführen

Im Rahmen von Visiten wird der aktuelle Behandlungsverlauf besprochen. Hier kann es zu ärztlichen Anordnungen kommen, die die Auszubildenden im Anschluss an die Visite mit den Fachpersonen ausarbeiten können. Auch für die Behandlung wichtige Aspekte können innerhalb der Visite angesprochen werden, woraufhin ärztliche Anordnungen folgen können, die die Genesung fördern. Somit lernen Auszubildende die Bedeutung von Visiten kennen und erleben den Behandlungsverlauf aus unterschiedlichen Perspektiven.

III.3 In interdisziplinären Teams an der Versorgung und Behandlung von Menschen aller Altersstufen mitwirken und Kontinuität an Schnittstellen sichern

Im Rahmen der interdisziplinären Visite nehmen die Auszubildenden die Rolle als emotionale Unterstützung und Sprachrohr für die Patientinnen und Patienten ein.

Sie begleiten eine Person in die Visite und können darüber die Informationsweitergabe, die in der Visite von allen Berufsgruppen stattfindet, an die betroffene Person übertragen. Dies geschieht in beide Richtungen: Wichtige Aspekte können sie in der Visite zur Sprache bringen und vermittelte Inhalte im Anschluss in Ruhe erklären und den Betroffenen entsprechend vermitteln.

V Das eigene Handeln auf der Grundlage von wissenschaftlichen Erkenntnissen und berufsethischen Werthaltungen und Einstellungen reflektieren und begründen

V.2 Verantwortung für die Entwicklung (lebenslanges Lernen) der eigenen Persönlichkeit sowie das berufliche Selbstverständnis übernehmen

Im Rahmen dieser Lernaufgabe lernen Auszubildende, die Perspektive zu wechseln. Hierdurch können sie das Verhalten von Betroffenen besser nachvollziehen und nehmen eine empathische und zugewandte Haltung ein. Zugleich lernen sie, als professionell Pflegende aufzutreten und zum einen Fachsprache zu verwenden und zum anderen die Position von betroffenen Personen zu vertreten und ihnen Raum einzufordern. Konnten sie nicht alle Anliegen der Person in der Visite einbringen, lernen sie daraus, wie schwierig es sein kann, sich auch als professionell Pflegende Gehör zu verschaffen. Hieraus entsteht eine neue Lernchance zur Festigung der eigenen professionellen Position.

Orientierung am Pflegeprozess

ABBILDUNG 26 **Verortung der Arbeits- und Lernaufgabe 16, Begleitung einer ärztlichen Visite, im Pflegeprozess nach Fiechter und Meyer**

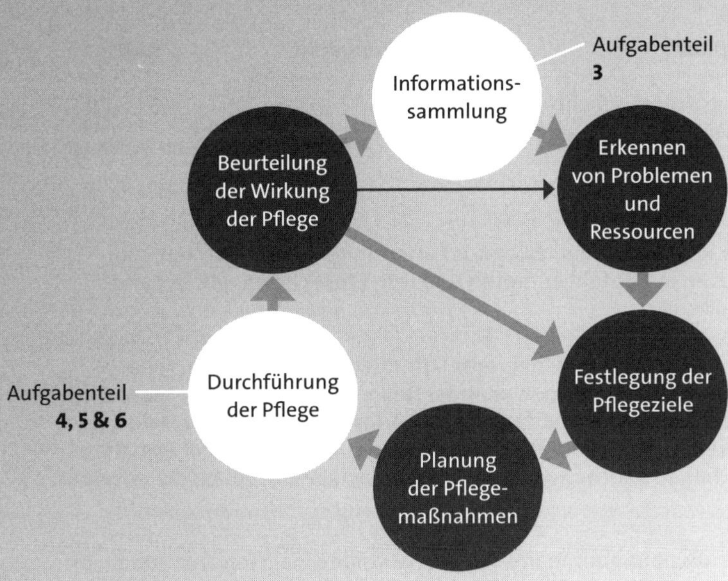

Bei dieser Aufgabe werden zwei Phasen des Pflegeprozesses angesprochen:

Informationssammlung: Im Rahmen der Vorbereitung auf die Visite sammeln und clustern die Auszubildenden Informationen zu den Patientinnen und Patienten. Sie hören sich alle Fragen und Sorgen der Personen an und formulieren sie in entsprechende Fragen (Aufgabenteil 3).

Durchführung der Pflege: Die Begleitung und anschließende Beratung der Betroffenen ist letztendlich die eigentliche Pflegemaßnahme, die unterschiedliche Dimensionen (Aufgabenteile 4, 5 & 6) hat:

- Beziehungsaufbau
- Vermittlung von Sicherheit
- Informationssicherung
- Beratung

Arbeits- und Lernaufgabe 16

Begleitung einer ärztlichen Visite

Thema des Arbeits- und Lernangebotes	Aufgabenschwerpunkt	
Begleitung einer ärztlichen Visite in der Psychiatrie	Durchführungsaufgabe	
Bearbeitungszeitpunkt	**Bearbeitungszeit**	**RAP**
Drittes Ausbildungsdrittel, Pflichteinsatz Psychiatrie, Vertiefungseinsatz	Ca. 3 Std	S. 241 ff.

Erläuterung

Visiten sind in der Regel die Möglichkeit für Patientinnen und Patienten, mit Ärztinnen und Ärzten in Kontakt zu treten und ihre Wünsche an den Behandlungsverlauf zu äußern.

Visiten in der Psychiatrie sind üblicherweise interdisziplinär gestaltet, sodass viele unterschiedliche Berufsgruppen an ihnen teilnehmen. Dies kann Menschen mit psychischen Erkrankungen überfordern und ängstigen, da sie ihre Anliegen vor vielen Menschen preisgeben sollen. Zudem haben sie nicht so viel Zeit, diese Anliegen entsprechend zu formulieren. Auch kurz und konkret sollen die Informationen sein.

Innerhalb des interdisziplinären Teams hingegen werden viele Informationen, oft in Fachsprache ausgetauscht, die die Betroffenen vielfach nicht verstehen und greifen können.

Die Begleitung durch eine Bezugsperson in die Visite kann hier helfen, Unsicherheiten bei den Betroffenen abzubauen. Die Vorbereitung auf die Visite kann die Fragen konkretisieren, die die Menschen mit psychischen Erkrankungen haben und zudem können sie im Rahmen der Nachbesprechung einige Informationen noch verstehen.

Zu fördernde Kompetenzen

II.1	Kommunikation und Interaktion mit Menschen aller Altersstufen und ihren Bezugspersonen personen- und situationsbezogen gestalten und eine angemessene Information sicherstellen
II.2	Information, Schulung und Beratung bei Menschen aller Altersstufen verantwortlich organisieren, gestalten, steuern und evaluieren
II.3	Ethisch reflektiert handeln
III.1	Verantwortung in der Organisation des qualifikationsheterogenen Pflegeteams übernehmen
III.2	Ärztliche Anordnungen im Pflegekontext eigenständig durchführen
III.3	In interdisziplinären Teams an der Versorgung und Behandlung von Menschen aller Altersstufen mitwirken und Kontinuität an Schnittstellen sichern
V.2	Verantwortung für die Entwicklung (lebenslanges Lernen) der eigenen Persönlichkeit sowie das berufliche Selbstverständnis übernehmen

Aufgabenstellung

1. Welche Vorerfahrungen haben Sie mit Visiten im Krankenhaus gemacht? Welche Erwartungen haben Sie an die Visite in der Psychiatrie?
2. Suchen Sie sich gemeinsam mit Ihrer Praxisanleitung eine betroffene Person aus, die Sie in der Visite begleiten möchten. Fragen Sie die Person, ob sie damit einverstanden ist.
3. Erstellen Sie vorab gemeinsam mit der betroffenen Person eine Liste der zu besprechenden Anliegen und beraten Sie den Betroffenen bezüglich der Reihenfolge und der Gewichtung dieser Anliegen.
4. Begleiten Sie die Visite. Ergänzen Sie ggf. Anliegen der Person, falls diese nicht zur Sprache kommen.
5. Besprechen Sie die Visite mit der Person nach. Wurde alles gesagt? Hat die Person alles verstanden?
6. Beraten Sie die Person zu den erhaltenen Informationen und erläutern Sie die Informationen aus der Visite.

7. Übergeben Sie der Bezugspflegeperson die Ergebnisse und die Beratung der Visite. Dokumentieren Sie die Inhalte im Dokumentationssystem der Station.
8. Setzen Sie medizinische Anordnungen zu der Person gemeinsam mit einer Fachperson um.
9. Reflektieren Sie: Wie habe ich mich in der Visite gefühlt? Was macht aus Ihrer Sicht die Situation mit den Betroffenen?
10. Stellen Sie Ihre Ergebnisse Ihrer Praxisanleitung vor und reflektieren Sie die Lernaufgabe.

Reflexion

- Lesson learned: Welche Erkenntnisse konnte ich aus dieser Aufgabe gewinnen?
- Was ist mir gut gelungen? Was würde ich beim nächsten Mal anders machen?
- Welche Erkenntnisse möchten Sie in Ihr zukünftiges professionelles Handeln überführen?

Downloadmaterialien

- Arbeits- und Lernaufgabe 16: Begleitung einer ärztlichen Visite

Vertiefung

Die Gesellschaft für Qualitätsmanagement in der Gesundheitsversorgung e.V. (GQMG) hat Arbeitshilfen für eine bessere Kommunikation in unterschiedlichen Situationen erstellt. In dieser Arbeitshilfe wird die vorherrschende Literatur zu einem Leitfaden zusammengefasst.

Weber, H.; Dröge, D.; Heun, S.; Holtel, M.; Pilz, S.; Stapenhorst, K.; Tatzel, C. & Scharnojahn, I. (2019): Arbeitshilfe bessere Kommunikation 4: Kommunikation bei der Visite. https://www.gqmg.de/media/redaktion/Publikationen/Arbeitshilfen/GQMG_ABK_04.2._Kommunikation_bei_der_Visite_20.10.19.pdf (25.11.2023).

17 | Professionell pflegerisch handeln im Nachtdienst

Bereits während der Pflegeausbildung müssen Auszubildende ab dem zweiten Ausbildungsdrittel zwischen 80 und 120 Nachtdienststunden absolvieren (BAFzA 2019). So kommt es in unterschiedlichsten Einsätzen dazu, dass Auszubildende Nachtdienste begleiten. Dementsprechend kann es auch sein, dass Auszubildende im Pflichteinsatz psychiatrische Versorgung Nachtdienste machen.

Nachtdienste in der Psychiatrie unterscheiden sich von Nachtdiensten in somatischen Fachgebieten dadurch, dass in der Regel allgemeinpflegerische Versorgungstätigkeiten, wie Positionierung von pflegebedürftigen Personen, Inkontinenzversorgung, Begleitungen zu Toilettengängen etc. wegfallen. Der Kern der nächtlichen Tätigkeiten im psychiatrischen Setting besteht tendenziell eher aus Kriseninterventionen, Unterstützung zum Tag-Nacht-Rhythmus oder spontanen Entlastungsgesprächen.

Für Auszubildende bieten Nachtdienste viele Lernchancen, denn Patientinnen und Patienten haben hier andere Pflegebedarfe als tagsüber. So kämpfen viele Betroffene mit Schlafstörungen, innerer Unruhe oder Gedankenkreisen. An dieser Stelle können sich Auszubildende intensiv mit den Pflegebedarfen auseinandersetzen. Auch werden in vielen Fällen nachts Medikamente gestellt. Mit diesem Handlungsfeld kommen Auszubildende innerhalb der Ausbildung eher selten in Kontakt und können dies dementsprechend einüben.

Lernziele

- Auszubildende erkennen Pflegebedarfe, die im Nachtdienst vorherrschen.
- Auszubildende erkennen strukturelle Bedingungen und können Aufgaben nach ihrer Sinnhaftigkeit beurteilen und akzeptieren.
- Auszubildende planen Pflegemaßnahmen und Möglichkeiten zur Umsetzung der Pflegebedarfe im Nachtdienst.
- Auszubildende üben den verantwortungsbewussten Umgang mit Medikamenten ein.
- Auszubildende reflektieren Rahmenbedingungen des Einsatzsettings.

Die Lernaufgabe sollte auf mehrere Nächte aufgeteilt werden. Die Konzentrationsfähigkeit von Menschen lässt in der Nacht deutlich nach, sodass sich Fehler einschleichen können. Um einen entsprechenden Lernerfolg zu bekommen, sollten sich die Auszubildenden die Aufgabe entsprechend ihrer Konzentrationsfähigkeit einteilen können.

Bedingungen der Lernaufgabe

Zeitpunkt	Zweites und drittes Ausbildungsdrittel
	Ab dem dritten Ausbildungsdrittel, Pflichteinsatz psychiatrische Versorgung, Vertiefungseinsatz
Einsatzsetting	Stationäre Wohneinrichtung
	Klinische Psychiatrie
Anforderungsniveau	Niedrig
Aufgabenschwerpunkt	Recherche, Beobachtung, Reflexion, Durchführung
Voraussetzung	Zugang zu Patientinnen und Patienten, Dokumentation
Unterstützungsbedarfe	Überwachung des Stellens der Medikamente
Rahmenbedingungen	Begleitung einer Pflegeperson
	Zugang zu Medikamentenplänen
	Zugang zu Recherchematerial (Rote Liste, Internetrecherche, Beipackzettel etc.)

Auszubildende sollten nur für eine begrenzte Anzahl (ein bis zwei) zu pflegender Personen Medikamente vorbereiten. Innerhalb der Ausbildung können sie kaum Routinen einüben, sodass das Tablettenstellen sehr viel Konzentration kostet und entsprechend lange dauert. Mit anhaltender Dauer sinkt die Konzentration und es kann vermehrt zu Fehlern kommen.

Einordnung der Kompetenzen in den Rahmenausbildungsplan

I Die Pflege von Menschen aller Altersgruppen verantwortlich planen, organisieren, gestalten und evaluieren

I.1 Die Pflege von Menschen aller Altersstufen verantwortlich planen, organisieren, gestalten, durchführen, steuern und evaluieren

Innerhalb dieser Lernaufgabe befassen sich Auszubildende konkret mit Pflegeproblemen, die vor allem den gesunden Schlaf betreffen. Hier können sie Wissen über den Umgang mit schlaffördernden Maßnahmen und den Einsatz dieser kennenlernen. Zudem lernen sie weitere Bedarfe kennen, die im Nachtdienst auftreten. Durch die offen gehaltene Fragestellung orientiert sich die Lernaufgabe an den betroffenen Personen. Weitere Pflegeprobleme könnten beispielsweise Schmerzen, Grübelneigung, Unruhe, Suchtdruck oder Ängste sein. Mithilfe des Auseinandersetzens mit diesen Pflegeproblemen lernen die Auszubildenden, Pflegemaßnahmen im Nachtdienst zu planen, Maßnahmen orientiert an die Tageszeit durchzuführen, zu steuern und zu evaluieren.

I.2 Pflegeprozesse und Pflegediagnostik bei Menschen aller Altersstufen mit gesundheitlichen Problemlagen planen, organisieren, gestalten, durchführen, steuern und evaluieren unter dem besonderen Fokus von Gesundheitsförderung und Prävention

Ein gesunder und erholsamer Schlaf ist für den Genesungsprozess ein zentraler Baustein. Menschen mit psychischen Problemen leiden besonders häufig unter Schlafstörungen und insbesondere im Krankenhaus, da dies ein eher unruhiger Ort ist, der Schlafprobleme noch verstärken kann. Auszubildende lernen mithilfe dieser Aufgabe eine unzureichende Nachtruhe als pflegerisches Problem kennen und erlernen Maßnahmen, um die Schlafhygiene zu fördern.

I.5 Menschen aller Altersstufen bei der Lebensgestaltung unterstützen, begleiten und beraten

Die Auszubildenden erlangen über diese Aufgabe Wissen zu unterschiedlichen Pflegeproblemen. Dieses Wissen benötigen Sie, um Menschen in ihrer Lebensgestaltung zu unterstützen und beraten.

II Kommunikation und Beratung personen- und situationsorientiert gestalten

II.1 Kommunikation und Interaktion mit Menschen aller Altersstufen und ihren Bezugspersonen personen- und situationsbezogen gestalten und eine angemessene Information sicherstellen

Auszubildende setzen sich neben den Pflegeproblemen auch mit Medikamenten auseinander. Hierüber erlangen sie Wissen, das sie im Rahmen der Beratung von Betroffenen einsetzen können. Auch beraten sie Menschen im stationären Setting zu Möglichkeiten, mit typischen Pflegeproblemen umzugehen.

II.2 Information, Schulung und Beratung bei Menschen aller Altersstufen verantwortlich organisieren, gestalten, steuern und evaluieren

Mithilfe dieser Lernaufgabe erlangen Auszubildende Fachwissen zu Medikamenten und Pflegemaßnahmen bei besonderen Pflegeproblemen. Dieses Fachwissen bildet die Grundlage, um Betroffene zu diesen Themenfeldern beraten zu können. Anschließend an die Lernaufgabe können Auszubildende sowohl zu schlafördernden Maßnahmen, Unterbrechungen von Grübelneigungen, plötzlich auftretendem Juckreiz oder Schmerz und vielen weiteren Pflegeproblemen beraten.

II.3 Ethisch reflektiert handeln

Auszubildende beginnen einerseits, die Sinnhaftigkeit von Tätigkeiten im System Krankenhaus und stationären Wohneinrichtungen zu reflektieren, und erleben andererseits den Konflikt zwischen systemischer Notwendigkeit und Personenorientierung. Die Aufgabe bietet somit den ersten Anstoß, Konflikte zu erkennen, sie zu benennen und Alternativen dafür zu finden.

III Intra- und interprofessionelles Handeln in unterschiedlichen systemischen Kontexten verantwortlich gestalten und mitgestalten

III.2 Ärztliche Anordnungen im Pflegekontext eigenständig durchführen

Über die Vorbereitung der Medikamente setzen Auszubildende ärztliche Anordnungen um und tragen die Verantwortung für diese Tätigkeit. Zudem beginnen sie, über die Auseinandersetzung mit den Medikamenten vertiefendes Wissen zu den einzelnen Arzneimitteln zu entwickeln und ihr Verhalten dementsprechend anzupassen.

IV Das eigene Handeln auf der Grundlage von Gesetzen, Verordnungen und ethischen Leitlinien reflektieren und begründen

IV.1 Die Qualität der pflegerischen Leistungen und der Versorgung in den verschiedenen Institutionen sicherstellen

Durch die Beobachtung der Pflegefachpersonen lernen die Auszubildenden, welche Maßnahmen zur Qualitätssicherung im Zusammenhang mit Nachtdiensten getroffen werden, z. B. das Vier-Augen-Prinzip im Zusammenhang der Medikamentenvorbereitung. Zudem stellen sie Qualität her, indem sie typische nächtliche Pflegeprobleme erfassen und Maßnahmen dagegen planen und in einem weiteren Schritt anwenden.

V Das eigene Handeln auf der Grundlage von wissenschaftlichen Erkenntnissen und berufsethischen Werthaltungen und Einstellungen reflektieren und begründen

V.2 Verantwortung für die Entwicklung (lebenslanges Lernen) der eigenen Persönlichkeit sowie das berufliche Selbstverständnis übernehmen

Didaktisch zielt die Aufgabe darauf ab, dass Auszubildende lernen, das Handeln von Pflegepersonen zu beobachten, für sich einzuordnen und zu adaptieren. Zudem lernen sie durch den Abschnitt mit der Recherche zu Medikamenten, sich Informationen zu konkreten Fragestellungen zu erarbeiten. Auf diese Weise erschließt sich für die Auszubildenden die Notwendigkeit lebenslangen Lernens. Auch die Auseinandersetzung mit ethischen Fragestellungen wird durch diese Lernaufgabe gefördert. Hier steht vor allem der Ablauf im Stations- oder Wohnbereichsalltag den Erwartungen der betroffenen Personen gegenüber, die durch die Auszubildenden eingeordnet werden müssen.

Zudem können nicht-medikamentöse Maßnahmen zur Förderung der Schlafhygiene den Auszubildenden helfen, mit eigenen Schlafproblemen umzugehen, die insbesondere durch Schichtdienst und Leistungsdruck, dem die Auszubildenden ausgesetzt sind, entstehen können. Somit dient diese Aufgabe auch der persönlichen Gesundheitsförderung und somit der Verantwortungsübernahme für die eigene Gesunderhaltung.

Orientierung am Pflegeprozess

ABBILDUNG 27 **Verortung der Arbeits- und Lernaufgabe 17, Professionell pflegerisch handeln im Nachtdienst, im Pflegeprozess nach Fiechter und Meyer**

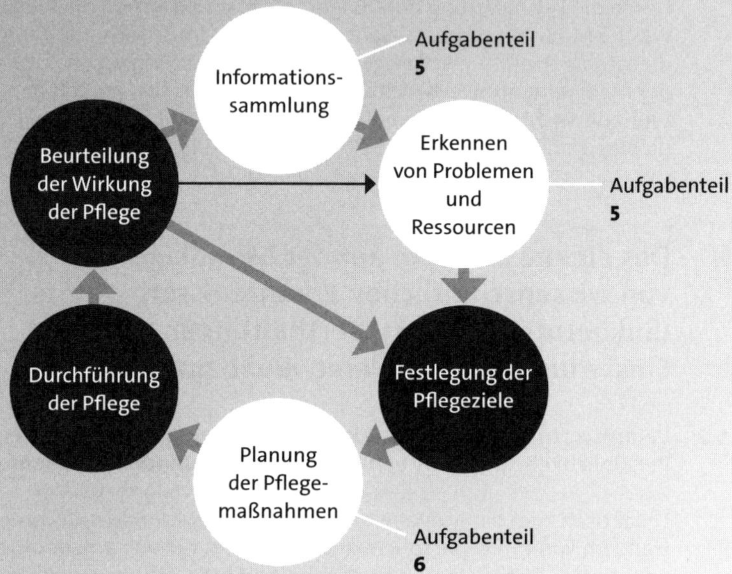

Bei dieser Aufgabe werden drei Phasen des Pflegeprozesses angesprochen:

Informationssammlung: Über die Beobachtung und Äußerungen der Patientinnen und Patienten im Nachtdienst erheben die Auszubildenden direkte und indirekte Daten zu den Pflegeproblemen (Aufgabenteil 5).

Erkennen von Problemen und Ressourcen: Durch die Beschreibung der erkannten Pflegeprobleme müssen Auszubildenden die direkten und indirekten Daten der Betroffenen zu einzelnen Pflegeproblemen zusammenführen. Hierüber können sie lernen, einzelne Symptome zusammenzufassen (Aufgabenteil 5).

Planung der Pflegemaßnahmen: Durch die Reflexion der Struktur des Nachtdienstes und die Überlegungen zu Präventionsmöglichkeiten planen die Auszubildenden bereits Pflegemaßnahmen (Aufgabenteil 6). Die Planung kann auf individueller Ebene für einzelne Betroffene oder auch auf struktureller Ebene stattfinden.

Arbeits- und Lernaufgabe 17

Professionell pflegerisch handeln im Nachtdienst

Thema des Arbeits- und Lernangebotes	Aufgabenschwerpunkt	
Professionell pflegerisch handeln im Nachtdienst	Recherche- und Beobachtungsauftrag	
	Durchführungsauftrag	
Bearbeitungszeitpunkt	**Bearbeitungszeit**	**RAP**
Ab dem zweiten Ausbildungsdrittel	Ca. 3–4 Stunden	S. 77 ff.
	Auf zwei Nachtdienste verteilt	

Erläuterung

In Krankenhäusern, aber auch Wohneinrichtungen muss rund um die Uhr die Versorgung von Patientinnen und Patienten sichergestellt sein. Daher gehören Nachtdienste zu den regelmäßigen Aufgaben von Pflegefachpersonen.

Naturgemäß unterscheidet sich der Nachtdienst stark vom Trubel der Tagdienste. Ziel dieser Aufgabe ist es, die Besonderheiten des Nachtdienstes im Bereich des Einsatzes zu erfassen und darüber Tätigkeiten professionell Pflegender zu erkennen und zu begründen.

Zu fördernde Kompetenzen

I	Pflegeprozesse und Pflegediagnostik in akuten und dauerhaften Pflegesituationen verantwortlich planen, organisieren, gestalten, durchführen, steuern und evaluieren
I.1	Die Pflege von Menschen aller Altersstufen verantwortlich planen, organisieren, gestalten, durchführen, steuern und evaluieren
I.2	Pflegeprozesse und Pflegediagnostik bei Menschen aller Altersstufen mit gesundheitlichen Problemlagen planen, organisieren, gestalten, durchführen, steuern und evaluieren unter dem besonderen Fokus von Gesundheitsförderung und Prävention
I.5	Menschen aller Altersstufen bei der Lebensgestaltung unterstützen, begleiten und beraten
II	Kommunikation und Beratung personen- und situationsorientiert gestalten
II.1	Kommunikation und Interaktion mit Menschen aller Altersstufen und ihren Bezugspersonen personen- und situationsbezogen gestalten und eine angemessene Information sicherstellen

II.2	Information, Schulung und Beratung bei Menschen aller Altersstufen verantwortlich organisieren, gestalten, steuern und evaluieren
II.3	Ethisch reflektiert handeln
III	Intra- und interprofessionelles Handeln in unterschiedlichen systemischen Kontexten verantwortlich gestalten und mitgestalten
III.2	Ärztliche Anordnungen im Pflegekontext eigenständig durchführen
IV	Das eigene Handeln auf der Grundlage von Gesetzen, Verordnungen und ethischen Leitlinien reflektieren und begründen
IV.1	Die Qualität der pflegerischen Leistungen und der Versorgung in den verschiedenen Institutionen sicherstellen
V	Das eigene Handeln auf der Grundlage von wissenschaftlichen Erkenntnissen und berufsethischen Werthaltungen und Einstellungen reflektieren und begründen
V.2	Verantwortung für die Entwicklung (lebenslanges Lernen) der eigenen Persönlichkeit sowie das berufliche Selbstverständnis übernehmen

Aufgabenstellung

1. Welche Aufgaben gehören zum Nachtdienst? Erfassen Sie diese und begründen Sie, warum diese im Nachtdienst stattfinden.
2. In vielen Bereichen werden nachts Medikamente gestellt. Suchen Sie sich eine zu pflegende Person aus. Recherchieren Sie zu den Medikamenten: Warum bekommt dieser Mensch die Medikamente? Welche Applikationsform wurde verordnet? Gibt es Besonderheiten bei der Verabreichung?
3. Stellen Sie die Medikamente für diese Person, sofern Sie bereits eine Anleitung dazu hatten. Machen Sie dies unter Aufsicht einer Pflegefachperson.
4. Begleiten Sie eine Pflegefachperson beim Abenddurchgang. Welche Aspekte stehen hier im Vordergrund? Gibt es Besonderheiten, die Ihnen aufgefallen sind?
5. Welche Pflegeprobleme sind Ihnen während Ihres Nachtdienstes bei den zu pflegenden Personen besonders aufgefallen? Welche dieser Pflegeprobleme sind für den Nachtdienst spezifisch?
6. Was könnte man ändern, um diesen Pflegeproblemen im Nachtdienst vorzubeugen? Wie könnte man auf der Station eine schlaffördernde Umgebung sicherstellen?
7. Stellen Sie die Ergebnisse Ihrer Praxisanleitung vor.

Reflexion

- Lesson learned: Was sind Ihre Erkenntnisse aus dieser Lernaufgabe?
- Medikamente stellen: Was fiel Ihnen leicht? Was würden Sie jetzt anders machen?
- Abenddurchgang: Gibt es Aspekte, die Ihnen besonders gut gefallen haben? Was würden Sie in Ihr eigenes Handeln übernehmen? Was würden Sie anders machen? Begründen Sie.

Downloadmaterialien

- Arbeits- und Lernaufgabe 17: Professionell pflegerisch handeln im Nachtdienst
- 6-R-Regel

Vertiefung

Riemann, D.; Frase, L.; Mayer, G.; Heidbreder, A.; Herkenrath, S.; Randerath, W.; Rodenbeck, A.; Hajak, G.; Wetter, T.; Weber, F.; Brandt, M.; Ritter, P. & Cohrs, S. (2021): Schlaf-Wach-Störungen – Insomnie, S. 846-851. In: Bauer, M.; Meyer-Lindenberg, A.; Kiefer, F.; Philipsen, A. (Hg.): Referenz Psychische Störungen. Stuttgart: Thieme.

18 | Gruppendynamiken bei Kindern und Jugendlichen verstehen

Kinder und Jugendliche, die seelische Erkrankungen haben, sind ganz besonders vulnerabel und müssen daher besonders geschützt werden. Mithilfe dieser Arbeits- und Lernaufgabe können Auszubildende beginnen, sich mit der Gruppe der Kinder und Jugendlichen auseinanderzusetzen. Hierüber können sie Verhaltensweisen identifizieren, die im Rahmen einer Pflegeplanung berücksichtigt werden können. Zudem können sich Auszubildende darüber bewusst werden, dass Kinder und Jugendliche andere Bedarfe im Zusammenhang einer Behandlung haben als Erwachsene. Sie brauchen beispielsweise mehr Freiheiten, um zu spielen, klare Regeln und haben ein stärkeres Sicherheitsbedürfnis. Auch ist die Emotionsregulation insbesondere bei Kindern noch nicht so ausgeprägt, sodass sie in Teilen unerwartet reagieren können.

Verhaltens- und Erlebensprobleme treten bei Kindern und Jugendlichen häufig auf, wobei Angst am häufigsten als Problematik vorkommt, gefolgt von dissozialem Verhalten (DGKJP 2016). Symptome von psychischen Auffälligkeiten sind unter anderem: Verhaltensauffälligkeiten (Wutanfälle, Streitlust, Stehlen, Lügen), Hyperaktivitätsprobleme (Unruhe, Unkonzentriertheit, Ablenkung), Probleme mit Gleichaltrigen (schikaniert werden, Außenseiter sein), emotionale Probleme (Nervosität, starke Sorgen, Ängstlichkeit, unglücklich sein) und übermäßig sozial angepasstes Verhalten (Karg, Rathmann & Dadaczynski 2021). Aggressives Verhalten ist dabei ein Leitsymptom und zeigt sich in Gruppen am häufigsten. Dabei fällt auf, dass Kinder und Jugendliche, die Straftaten begehen, häufig mit Kindern und Jugendlichen befreundet sind, die ebenfalls Straftaten begehen, wobei sie sich gegenseitig negativ bestärken (AWMF 2016). Diese Spirale gilt es zu durchbrechen. Die Stellung in einer Gruppe hat eine überaus große Bedeutung für die seelische Gesundheit von Kindern und Jugendlichen. So führt Ablehnung in einer Gruppe zu impulsivem und aggressivem Verhalten, wodurch wiederum die Ablehnung in der Gruppe verstärkt wird (Gasteiger-Klicpera & Klicpera 1997).

Die Entwicklungsmöglichkeiten und Lebensqualität von Kindern und Jugendlichen ist durch seelische Verletzungen in hohem Maße eingeschränkt (Karg,

Rathmann & Dadaczynski 2021). Kinder- und Jugendpsychiatrien versuchen hier anzusetzen und durch unterschiedlichste Behandlungsangebote Themen zu bearbeiten und eine möglichst unbeschwerte Kindheit zu ermöglichen.
Ziel dieser Lernaufgabe ist es, dass sich Auszubildende mit für das jeweilige Alter entsprechenden Verhaltensweisen von Kindern und Jugendlichen auseinandersetzen – und auch mit Abweichungen des Verhaltens. Sie beobachten zudem das Verhalten in Gruppen und Veränderungen innerhalb der Gruppe. Hier können sie gesundes und nicht-gesundes Verhalten beobachten, wobei die Dynamik der Gruppe einen hohen Einfluss auf das Verhalten hat. Ab der mittleren Kindheit nehmen Kontakte, die nicht der Kernfamilie entspringen, deutlich an Bedeutung zu und beeinflussen die kindliche Entwicklung (Deutscher Kinderschutzbund Bundesverband e.V. 2021).

Viele Auszubildende sind noch sehr jung und vielfach erst im Übergang vom Jugend- ins Erwachsenenalter. Daher können sie sich den betroffenen Jugendlichen sehr nah fühlen und bedürfen entsprechender Begleitung, um sich im Setting professionell verhalten zu können.

Lernziele

- Auszubildende erkennen die Bedarfe von Kindern und Jugendlichen, die sich stark von Erwachsenen unterscheiden.
- Auszubildende verstehen die Bedeutung von Gruppen für die Entwicklung und die Genesung von Kindern und Jugendlichen.
- Auszubildende beginnen, ihre Pflegeplanung auf die Bedarfe von Kindern und Jugendlichen anzupassen.
- Auszubildende befassen sich mit institutionellen Einflussfaktoren auf Kinder und Jugendliche.
- Auszubildende lernen, dosiert Pflegemaßnahmen einzusetzen, um Kinder und Jugendliche zu stärken.

Die Auszubildenden sollten während der Beobachtung der Gruppe für die Kinder und Jugendlichen nicht allzu sichtbar sein. Wenn sich die Gruppe beobachtet fühlt, ändert sich die Dynamik und die Gruppe verhält sich anders. Zur neutraleren Beobachtung sollten die Auszubildenden an den Spielen auch nicht aktiv teilnehmen. Natürlich ist die Teilnahme an Spielen aber auch möglich, muss dann allerdings als Einflussfaktor auf die Gruppendynamik beachtet werden.

An dieser Stelle ist Feingefühl gefragt. Beobachten Auszubildende die Gruppe, sollte dies für die Kinder und Jugendlichen nicht ersichtlich sein. Sie könnten sich dadurch bloßgestellt fühlen. Es empfiehlt sich, beispielsweise bei Kochgruppen parallel zu spülen, im Aufenthaltsraum die Spiele aufzuräumen oder bei offener Tür zu dokumentieren. Eine zugewandte und positive Haltung der Auszubildenden ist hier zwingend erforderlich.

Bedingungen der Lernaufgabe

Zeitpunkt	Zweites und drittes Ausbildungsdrittel
	Pflichteinsatz psychiatrische Versorgung
	Pflichteinsatz pädiatrische Versorgung
Einsatzsetting	Klinisches Setting
	Tagesklinisches Setting
	Stationäre Langzeitpflege
Anforderungsniveau	Niedrig
Aufgabenschwerpunkt	Beobachtung
Voraussetzung	Kinder und Jugendliche, die in einer Gruppe zusammenkommen, in der sie frei interagieren können
Unterstützungsbedarfe	Praxisanleitung und Fachpersonen für Rückfragen
Rahmenbedingungen	Beobachtungsmöglichkeit, ohne dass die Auszubildenden zu präsent wirken in der Gruppe (z. B. im Garten, einem verwinkelten oder großen Aufenthaltsraum)

Vorab sollte mit den Auszubildenden besprochen werden, wie sie sich verhalten sollen, sollte es zu Streit in der Gruppe kommen. Hier muss eine Fachperson als Ansprechperson zur Verfügung stehen.

Einordnung der Kompetenzen in den Rahmenausbildungsplan

I Die Pflege von Menschen aller Altersgruppen verantwortlich planen, organisieren, gestalten und evaluieren

I.3 Pflegeprozesse und Pflegediagnostik von Menschen aller Altersstufen in hochbelasteten und kritischen Lebenssituationen verantwortlich planen, organisieren, gestalten, durchführen, steuern und evaluieren

Über die Beobachtung der Gruppe können Auszubildende Verhaltensweisen und Persönlichkeitsmerkmale erkennen, die sich als Probleme oder Ressourcen in der eigentlichen Pflegeplanung wiederfinden. Zudem können Sie darüber Maßnahmen finden, an denen sie die möglichen Pflegeprobleme der Kinder und Jugendlichen bearbeiten können.

I.4 In lebensbedrohlichen sowie in Krisen- oder Katastrophensituationen zielgerichtet handeln

Insbesondere in Gruppen von Kindern und Jugendlichen kann es zu Streit kommen. Hier können Emotionen hochkochen. Auszubildende können mithilfe der Aufgabe lernen, solche Situationen frühzeitig zu erkennen. Über die beobachtete Interaktion von Fachpersonen mit den Kindern und Jugendlichen können die Auszubildenden auch am Vorbild lernen, wie man auf Konflikte und sich anbahnende Krisen professionell reagieren kann. Solche Situationen müssen zwingend nachbesprochen werden, damit Auszubildende die Intention der Handlung verstehen und einordnen können.

II Kommunikation und Beratung personen- und situationsorientiert gestalten

II.1 Kommunikation und Interaktion mit Menschen aller Altersstufen und ihren Bezugspersonen personen- und situationsbezogen gestalten und eine angemessene Information sicherstellen

Dies ist ein besonderes Handlungsfeld im Bereich der Kinder und Jugendpsychiatrien. Die Kommunikation altersgerecht zu gestalten, stellt hierbei eine besondere Herausforderung dar. Hinzu kommt noch die besondere Bedeutung der Kommunikation in der Psychiatrie. Hier müssen Gesprächstechniken in schwierigen Situationen mit einer altersgerechten Sprache übereingebracht werden. Auszubildende können über die Beobachtung von Fachpersonen diese komplexen Skills kennenlernen. Auch über die Kommunikation innerhalb der Gruppe können die Auszubildenden lernen, wie eine altersgerechte Sprache aussehen kann.

II.3 Ethisch reflektiert handeln

Über die Beobachtung von Kindern und Jugendlichen können Auszubildende die besonderen Bedarfe von Kindern und Jugendlichen erkennen und können darüber Rückschlüsse auf die besondere Schutzbedürftigkeit von jungen Menschen ziehen, insbesondere wenn diese eine psychische Erkrankung haben.

IV Das eigene Handeln auf der Grundlage von Gesetzen, Verordnungen und ethischen Leitlinien reflektieren und begründen

IV.2 Versorgungskontexte und Systemzusammenhänge im Pflegehandeln berücksichtigen und dabei ökonomische und ökologische Prinzipien beachten

Die Auszubildenden befassen sich mit den generellen Rahmenbedingungen von Kinder- und Jugendpsychiatrien und erkennen das besondere Zusammenspiel zwischen Schulpflicht und Versorgungsauftrag. Zudem werden sie innerhalb der Aufgabe auf strukturelle Grenzen unterschiedlichen Ausmaßes treffen. Beispielsweise könnten sie feststellen, dass es keine ausreichenden Rückzugsräume für die Kinder und Jugendlichen gibt, Pflegende unterschiedliche Auffassungen von Fürsorge und Erziehungsauftrag haben oder Ähnliches.

V Das eigene Handeln auf der Grundlage von wissenschaftlichen Erkenntnissen und berufsethischen Werthaltungen und Einstellungen reflektieren und begründen

V.1 Pflegehandeln an aktuellen wissenschaftlichen Erkenntnissen, insbesondere an pflegewissenschaftlichen Forschungsergebnissen, Theorien und Modellen ausrichten

Im Verlauf der Recherche und den Ausführungen erfahren Auszubildende, dass Gruppendynamiken besondere Situationen darstellen. Hier gibt es eine Schnittstelle zum Forschungsgebiet der Entwicklungspsychologie. Zudem können sie auf hausinterne Standards zurückgreifen, die die Behandlung von Kindern und Jugendlichen anhand des State of the Art regeln.

V.2 Verantwortung für die Entwicklung (lebenslanges Lernen) der eigenen Persönlichkeit sowie das berufliche Selbstverständnis übernehmen

Auszubildende können über den Einsatz in einer Kinder- und Jugendpsychiatrie einen alternativen Behandlungsauftrag kennenlernen, der sich im Spannungsfeld zwischen Fürsorge, Therapie, Beziehung und Erziehung bewegt. Somit erkennen sie unterschiedliche Zielsetzungen in der Pflege und können ihr berufliches Selbstverständnis erweitern.

Die Lernaufgabe bietet die Möglichkeit, selbstgesteuert zu lernen. Sowohl die Informationsbeschaffung als auch die Verantwortungsübernahme und Selbstorganisation der Auszubildenden stellen eine große Lernchance dar.

Orientierung am Pflegeprozess

ABBILDUNG 28 **Verortung der Arbeits- und Lernaufgabe 18, Gruppendynamiken bei Kindern und Jugendlichen, im Pflegeprozess nach Fiechter und Meyer**

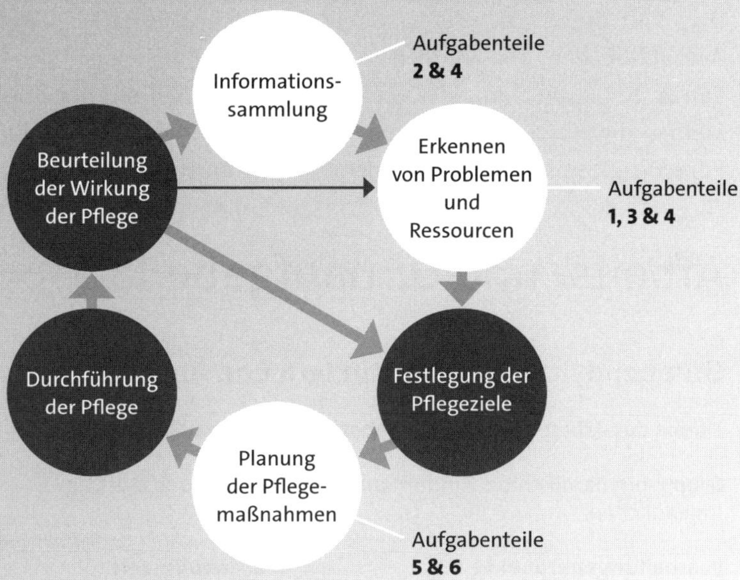

Bei dieser Aufgabe werden drei Phasen des Pflegeprozesses angesprochen:

Informationssammlung: Über die Beobachtung der Gruppe erheben die Auszubildenden direkte Daten, die Einfluss auf die Gruppendynamik haben (Aufgabenteil 2).

Durch die Beschreibung von Merkmalen fassen die Auszubildenden ihre Beobachtungen in Worte, die wiederum Informationen preisgeben. Die bisherigen vielleicht auch schwer greifbaren Beobachtungen werden konkretisiert (Aufgabenteil 4).

Erkennen von Problemen und Ressourcen: Mithilfe der Vorabüberlegungen zu institutionellen und personellen Einflussfaktoren beginnen Auszubildende Aspekte zu erfassen, die sich mit möglichen Problemen und Ressourcen auseinandersetzen (Aufgabenteil 1).

Auszubildende lernen, über Beobachtungskriterien Rückschlüsse auf Ressourcen und Pflegeprobleme zu ziehen. Hier werden im Rahmen der Zuordnung zu den Kriterien »Präsenz« und »zurückhaltend« mögliche Probleme und Ressourcen geclustert und greifbar gemacht, jedoch nicht gewertet (Aufgabenteil 3).

Über die Beschreibung der Verhaltensweise lernen die Auszubildenden, Ressourcen und Probleme genau zu benennen. Zudem werden unterschiedliche Merkmale dargestellt zu je zwei Kindern bzw. Jugendlichen, was das Spektrum erweitert (Aufgabenteil 4).

Planung der Pflegemaßnahmen: Mithilfe der Überlegungen, wie man die positiven Verhaltensweisen der Kinder und Jugendlichen stärken kann, lernen die Auszubildenden, Maßnahmen zu formulieren (Aufgabenteil 5).

Durch die Besprechung der geplanten Maßnahmen mit der Praxisanleitung können die Auszubildenden am Vorbild lernen und neue Maßnahmen zur Förderung von Ressourcen kennenlernen (Aufgabenteil 6).

Arbeits- und Lernaufgabe 18

Gruppendynamiken bei Kindern und Jugendlichen

Thema des Arbeits- und Lernangebotes	Aufgabenschwerpunkt
Gruppendynamiken bei Kindern und Jugendlichen	Beobachtungsauftrag

Bearbeitungszeitpunkt	Bearbeitungszeit	RAP
Ab dem zweiten Ausbildungsdrittel	Ca. 4 Stunden	S. 67 ff.
		S. 77 ff.
		S. 87 ff.

Erläuterung

Unter Gruppendynamik versteht man die Rollen, das Auftreten und die Machtverteilung, mitsamt deren Auswirkungen in sozialen Gruppen. Kinder und Jugendliche reagieren ausgeprägt auf ihre Umwelt. Sie nehmen äußere Umstände stark wahr und reagieren mit ihrem Verhalten darauf. Sie sind in vielen Fällen in ihrer Persönlichkeit noch nicht so gefestigt und lassen sich durch Gruppen stark beeinflussen. Somit ist die Gruppendynamik in Einrichtungen für Kinder und Jugendliche von großer Bedeutung und kann enorm zum Genesungsprozess beitragen. Mithilfe dieser Aufgabe sollen Auszubildende die Gruppendynamik bewusst wahrnehmen und Aspekte im Verhalten von Kindern und Jugendlichen erkennen, die gestärkt werden sollen. Auch hinderliches Verhalten soll erkannt werden und Möglichkeiten gefunden werden, dies zu bearbeiten.

Zu fördernde Kompetenzen

I.1	Die Pflege von Menschen aller Altersstufen verantwortlich planen, organisieren, gestalten, durchführen, steuern und evaluieren
I.5	Menschen aller Altersstufen bei der Lebensgestaltung unterstützen, begleiten und beraten
I.6	Entwicklung und Autonomie in der Lebensspanne fördern
II.1	Kommunikation und Interaktion mit Menschen aller Altersstufen und ihren Bezugspersonen personen- und situationsbezogen gestalten und eine angemessene Information sicherstellen
II.3	Ethisch reflektiert handeln
IV	Das eigene Handeln auf der Grundlage von Gesetzen, Verordnungen und ethischen Leitlinien reflektieren und begründen

Aufgabenstellung

1. Überlegen Sie vorab: Welche Aspekte auf personeller und institutioneller Ebene können die Dynamik der Gruppe der Kinder- und Jugendlichen beeinflussen?
2. Beobachten Sie die Gruppe: Was fällt Ihnen auf? Welche Besonderheiten gibt es in dieser Konstellation?
3. Ordnen Sie die Kinder und Jugendlichen ein. Wer ist besonders präsent in der Gruppe? Wer ist zurückhaltend? Beachten Sie dabei den Datenschutz!
4. Überlegen Sie, welche Merkmale und Verhaltensweisen bei diesen Kindern und Jugendlichen dazu beitragen, dass sie so präsent bzw. zurückhaltend sind. Betrachten Sie je zwei zurückhaltende und zwei präsente Kinder.

5. Wie kann man positive Verhaltensweisen bei diesen Kindern und Jugendlichen stärken?

6. Besprechen Sie die Ergebnisse mit Ihrer Praxisanleitung. Überlegen Sie gemeinsam: Welche Maßnahmen zur Stärkung positiver Verhaltensweisen könnten Sie umsetzen?

Reflexion

- Lesson learned: Was nehmen Sie aus dieser Aufgabe mit?
- Was fiel mir an der Einschätzung der Gruppendynamik leicht? Was fiel mir eher schwer?
- Welche Erkenntnisse ziehe ich aus der Aufgabe für die Arbeit mit Kindern und Jugendlichen?

Downloadmaterialien

- Arbeits- und Lernaufgabe 18: Gruppendynamiken bei Kindern und Jugendlichen verstehen
- Bogen zur Präsenzbeobachtung
- Bogen zur Beschreibung von Merkmalen und Verhaltensweisen

Vertiefung

DGKJP – Deutsche Gesellschaft für Kinder- und Jugendpsychiatrie, Psychosomatik und Psychotherapie (2016): Störungen des Sozialverhaltens: Empfehlungen zur Versorgung und Behandlung. https://register.awmf.org/assets/guidelines/028-020l_S3_Stoerungen_des_Sozialverhaltens_2018-09_1.pdf (25.11.2023).

Deutscher Kinderschutzbund Bundesverband e.V. (Hg.) (2011): Stärkung der psychischen Gesundheit von Kindern und Jugendlichen im Rahmen des Elternbildungsprogramms Starke Eltern – Starke Kinder. https://www.bundesgesundheitsministerium.de/fileadmin/Dateien/5_Publikationen/Praevention/Sonstiges/Projektbericht_Handbuch_Staerkung_der_psychischen_Gesundheit_von_Kindern_und_Jugendlichen_im_Rahmen_des_Elternbildungsprogramms_Starke_Eltern_-_Starke_Kinder.pdf (25.11.2023).

19 | Spieleangebot für Kinder und Jugendliche planen

Spielen ist in vielen Settings der Kinder- und Jugendpsychiatrie ein zentraler Bestandteil der Behandlung. Insbesondere Kinder entwickeln sich durch Spiele stark und sie verarbeiten Erlebnisse (Deutscher Kinderschutzbund Bundesverband e.V. 2011). Was gespielt wird, hat da eher eine nachgeordnete Rolle. So spielen kleinere Kinder eher Rollenspiele und versetzen sich dadurch in andere Menschen. Etwas ältere Kinder toben sich gerne beim Spielen auf einem Spielplatz aus, während Jugendliche komplexere Gesellschaftsspiele bevorzugen, wobei sie in soziale Interaktion treten. Wichtig ist, dass Kinder und Jugendliche sich unterschiedlich entwickeln und individuelle Vorlieben haben (Thiesen 2022). Während des Spielens lernen sie, in Gruppen zu agieren, sie setzen sich mit anderen auseinander und lernen so die Vielfältigkeit von Menschen kennen, sie lernen Koordination bei sportlichen Spielen und Feinmotorik und Konzentration bei Brettspielen (ebd.).

So unterschiedlich die Spiele sind, so individuell sind auch die Kinder und Jugendlichen. Ein passendes Angebot nach Alter und Interesse zu finden, kann eine Herausforderung für die Auszubildenden darstellen. Durch die vorab erledigte Lernaufgabe »Dynamik unter Kindern und Jugendlichen« setzen sich die Auszubildenden bereits mit der Gruppe auseinander. Somit haben sie ein Gefühl für die Bedarfe der Kinder und Jugendlichen entwickeln können und wissen bereits, welche Kinder und Jugendlichen gut miteinander spielen können. An dieser Stelle können sie gezielt Ressourcen fördern.

Die Gruppe, die an dem Spieleangebot teilnimmt, kann unterschiedlich groß sein. So kann es Sinn machen, sich mit einem Kind allein zu beschäftigen oder auch mit der gesamten Gruppe.

Lernziele

- Auszubildende erkennen Spielen als einen wichtigen Bereich der Entwicklung von Kindern und Jugendlichen.
- Auszubildende können Spieleangebote an die Gruppe anpassen und entsprechende Angebote machen.

- Auszubildende üben den Pflegeprozess ein.
- Auszubildende erkennen Merkmale von Ressourcen und Problemen bei Kindern und Jugendlichen.
- Auszubildende planen ein Gruppenangebot.
- Auszubildende übernehmen die Leitung einer Gruppe.
- Auszubildende evaluieren ihre Pflegemaßnahme mithilfe von Beobachtungen und Aussagen der Kinder und Jugendlichen.
- Auszubildende üben fachliche Übergaben ein.

Auszubildende können sich in der Planung des Spieleangebots unsicher fühlen. In der Regel haben sie wenig Kontakt zu Einrichtungen der Kinder- und Jugendpsychiatrie. Daher ist eine intensive Vorbesprechung und Begleitung der Planung sehr hilfreich für die Auszubildenden. Ebenso die Sicherheit, dass eine Fachperson während der Bearbeitung und Durchführung der Lernaufgabe als Unterstützung ansprechbar ist.

Bedingungen der Lernaufgabe

Zeitpunkt	Ab dem zweiten Ausbildungsdrittel
	Pflichteinsatz pädiatrische Versorgung
	Pflichteinsatz psychiatrische Versorgung
	Pflichteinsatz in der kinder- und jugendpsychiatrischen Versorgung
Einsatzsetting	Stationäre Wohneinrichtung
	Klinische Psychiatrie
	Tagesklinische Einrichtungen
Anforderungsniveau	Hoch
Aufgabenschwerpunkt	Planung, Durchführung, Reflexion
Voraussetzung	Bearbeitete Lernaufgabe »Dynamik unter Kindern und Jugendlichen«
	Sicherheit der Auszubildenden in der Gruppe von Kindern und Jugendlichen zu agieren
Unterstützungsbedarfe	Besprechung und Überwachung der Planung des Spieleangebots

Rahmenbedingungen	Begleitung durch Pflegepersonen für Rückfragen
	Vorhandenes Spielmaterial
	Zeitliche Ressourcen zur Planung
	Rückzugsmöglichkeit zu Recherchezwecken
	Zugang zu Fachliteratur und Internet

Spielen ist für Kinder ein maßgeblicher Teil des Heranwachsens und zentral für ihre Entwicklung. Sie benötigen Zeit, um sich im Spiel frei entfalten zu können. Durch die Lernaufgabe lernen Auszubildende, gezielt Fähigkeiten von Kindern und Jugendlichen zu fördern. Jedoch kann durch zu viele Angebote die Zeit für freies Spielen eingeschränkt werden. Auszubildende sollten hier unterstützt werden, Spieleangebote mit Augenmaß anzubieten.

Einordnung der Kompetenzen in den Rahmenausbildungsplan

I Die Pflege von Menschen aller Altersgruppen verantwortlich planen, organisieren, gestalten und evaluieren

I.1 Die Pflege von Menschen aller Altersstufen verantwortlich planen, organisieren, gestalten, durchführen, steuern und evaluieren

Die Auszubildenden planen für ein Kind oder einen Jugendlichen die Bearbeitung eines Pflegeproblems oder einer Pflegediagnose. Hier sollen sie sich auf das Spieleangebot konzentrieren. Es können unterschiedliche Aspekte gefördert werden. Auch eine gemeinsame Reflexion des Spiels mit der Gruppe oder Einzelnen ist möglich und wünschenswert. Dies soll jedoch in Anwesenheit der Bezugsperson geschehen. Hierdurch lernen Auszubildende Pflegeprobleme kennen, die von den erlernten Pflegeproblemen, wie Thromboseprophylaxe oder Selbstversorgungsdefizit, abweichen und entwickeln ein umfassenderes Verständnis für Pflegeinterventionen. Sie lernen, kreativ auf die persönlichen Bedarfe von unterschiedlichen Personengruppen einzugehen.

I.6 Entwicklung und Autonomie in der Lebensspanne fördern

Kinder und Jugendliche befinden sich noch in der Entwicklung und Persönlichkeitsfindung. Diese Entwicklung ist insbesondere bei Kindern und Jugendlichen mit seelischen Verletzungen gefährdet. Auszubildende sollen im Rahmen dieser Lernaufgabe erkennen, dass gemeinsame Aktivitäten viele und vielfältige Ressourcen stärken können. So können durch gemeinsame Erlebnisse die Beziehungen unter den Kindern und Jugendlichen gestärkt werden oder auch durch Bewegung das eigene Körperbewusstsein geschärft werden. Solche Aspekte sollen den Auszubildenden durch diese Aufgabe ins Bewusstsein gerufen werden.

II Kommunikation und Beratung personen- und situationsorientiert gestalten

II.1 Kommunikation und Interaktion mit Menschen aller Altersstufen und ihren Bezugspersonen personen- und situationsbezogen gestalten und eine angemessene Information sicherstellen

Im Rahmen des Spieleangebots übernehmen die Auszubildenden die Spielleitung. So müssen sie vorab Spielregeln altersgemäß erklären, auf Fragen eingehen und während des Spiels die Gruppe entsprechend führen. Sie müssen zudem auf angemessene Kommunikation innerhalb der Gruppe achten und auf Hinweise angemessen reagieren, wenn ein Kind oder Jugendlicher die Regeln nicht versteht oder einhält. Hier ist ein hohes Maß an Empathie gefragt, um das Angebot für alle angemessen gestalten zu können.

II.3 Ethisch reflektiert handeln

Im Umgang mit Kindern und Jugendlichen ist immer eine hohe ethische Reflexionsfähigkeit gefragt. Einrichtungen der Kinder- und Jugendpsychiatrie sollen immer ein Schutzraum für seelisch verletzte Kinder und Jugendliche sein. Es handelt sich um eine besonders schutzbedürftige Gruppe. Daher müssen die Auszubildenden während des Angebots immer die Integrität der Kinder und Jugendlichen wahren. So müssen sie sensibel auf Überforderungen achten, Gerechtigkeit herstellen und sensibel für ausschließende Gruppendynamiken sein.

III Intra- und interprofessionelles Handeln in unterschiedlichen systemischen Kontexten verantwortlich gestalten und mitgestalten

III.1 Verantwortung in der Organisation des qualifikationsheterogenen Pflegeteams übernehmen

Im Rahmen des Spieleangebots übernehmen Auszubildende Verantwortung im Behandlungsprozess von Kindern und Jugendlichen. Sie sind aktiv Teil des Pflegeteams und sprechen sich vorab mit den Kolleginnen und Kollegen ab. Zudem müssen Sie nach dem Angebot eine Übergabe an die Bezugspersonen gestalten, in der sie alle Besonderheiten weitergeben. Das Spieleangebot soll so in den Arbeitsalltag eingeplant sein, dass es in das Gesamtkonzept passt.

V Das eigene Handeln auf der Grundlage von wissenschaftlichen Erkenntnissen und berufsethischen Werthaltungen und Einstellungen reflektieren und begründen

V.2 Verantwortung für die Entwicklung (lebenslanges Lernen) der eigenen Persönlichkeit sowie das berufliche Selbstverständnis übernehmen

Durch die eigenständige Planung und die Auseinandersetzung mit dem Themenfeld übernehmen die Auszubildenden Verantwortung für ihre Pflegemaßnahmen. Sie können so Planungen einüben und die Begründung von Pflegemaßnahmen verinnerlichen.

Durch die Auseinandersetzung mit einem Themenfeld der Kinder- und Jugendpsychiatrie, das in der Pflegeausbildung nur wenig Berücksichtigung findet, erweitern sie ihr Verständnis von professioneller Pflege und erkennen für sich mögliche Arbeitsfelder.

Orientierung am Pflegeprozess

ABBILDUNG 29 **Verortung der Arbeits- und Lernaufgabe 19, Spieleangebot für Kinder und Jugendliche planen, im Pflegeprozess nach Fiechter und Meyer**

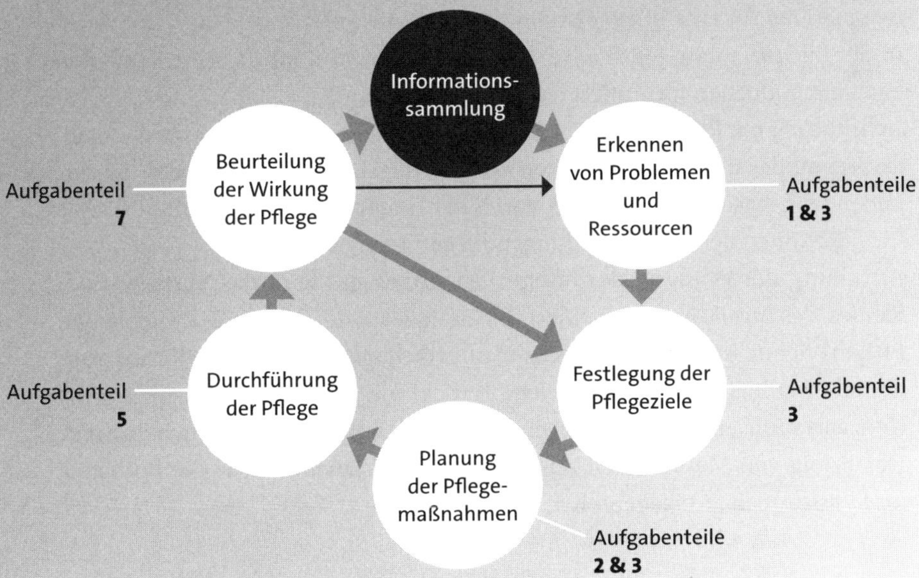

Bei dieser Aufgabe werden fünf Phasen des Pflegeprozesses angesprochen:

Erkennen von Problemen und Ressourcen: Mithilfe der Überlegungen, welchen Zweck ein Spieleangebot haben kann, können Auszubildende Ressourcen bei Kindern und Jugendlichen erkennen. Hier können sie durch Übertragung von sich selbst auf die Kinder und Jugendlichen schließen. Dieser Aufgabenteil ist orientiert an dem Spiel (Aufgabenteil 1).
Dies formulieren sie dann an einem konkreten Fall und finden neben den Ressourcen noch Probleme, die sie bearbeiten möchten. Beispielhaft könnte dies der Rückzug eines Kindes sein, der spielerisch durchbrochen werden soll (Aufgabenteil 3).

Festlegung der Pflegeziele: Im Rahmen der Pflegeplanung müssen sich Auszubildende mit den Zielen, die sie verfolgen, auseinandersetzen. Diese können einen langfristigeren Effekt haben, wie der Aufbau einer vertrauensvollen Beziehung, oder auch kurzfristig wirken, wie Freude oder Ablenkung im Klinikalltag. Die Ziele sind individuell anhand des Kindes bzw. Jugendlichen zu planen (Aufgabenteil 3).

Ziele sollen möglichst nach den SMART-Kriterien gestaltet sein. Dies fällt den Auszubildenden häufig schwer und ist nicht immer möglich. Jedoch sollten einzelne SMART-Kriterien in der Planung Berücksichtigung finden.

Planung der Pflegemaßnahmen: Das Spieleangebot wird durch die Auszubildenden anhand von Leitfragen genau geplant. Dies ist ein Teil der Maßnahmenplanung für eine Pflegeplanung (Aufgabenteil 2).
In der Pflegeplanung selbst wird die Maßnahme dann für das eine Kind, den einen Jugendlichen formuliert (Aufgabenteil 3).

Durchführung der Pflege: Die Durchführung der Pflegemaßnahme ist das Spieleangebot, das die Auszubildenden konkret durchführen. Hier sollen Auszubildende insbesondere auf das Agieren der Gruppe achten und auf Hinweise für Emotionen der Kinder und Jugendlichen (Aufgabenteil 5).

Beurteilung der Wirkung der Pflege: Anschließend wird das Verhalten des Kindes, des Jugendlichen evaluiert in Hinblick auf die Wirkung der geplanten Pflege. Wichtig ist, dass nicht das Kind oder die Jugendliche beurteilt wird, sondern die Maßnahme. Für erfolgreiche Maßnahmen spricht dann beispielsweise Konzentration, einhalten der Regeln oder auch lachen und Gelöstheit im Spiel. Der Erfolg von Maßnahmen zeigt sich ebenso individuell wie die Probleme und Ressourcen (Aufgabenteil 7).

Arbeits- und Lernaufgabe 19

Spieleangebot für Kinder und Jugendliche planen

Thema des Arbeits- und Lernangebotes	Aufgabenschwerpunkt
Spieleangebot für Kinder und Jugendliche planen	Durchführungsaufgabe

Bearbeitungszeitpunkt	Bearbeitungszeit	RAP
Ab dem zweiten Ausbildungsdrittel, Pflichteinsatz pädiatrische Versorgung, Pflichteinsatz psychiatrische Versorgung	Ca. 4 Stunden	S. 67 ff.
		S. 77 ff.
		S. 87 ff.

Erläuterung

Spielen ist für Kinder und Jugendliche ein wesentlicher Aspekt der Entwicklung und des Heranwachsens. Spielen ist für die Entwicklung von Kindern sogar so wichtig, dass das Recht darauf bereits 1989 in der UN-Kinderrechtskonvention verankert wurde.

Spiele können unterschiedlich gestaltet sein und daher verschiedene Aspekte fördern. So kann ein Spieleangebot, wie Fangen oder Fußball, einen Ausgleich zum Schulalltag bieten, während Fang den Spitz, die Konzentration und Reaktion fördern kann. Die Spiele müssen aber unbedingt altersgemäß gestaltet sein.

Zu fördernde Kompetenzen

I.1	Die Pflege von Menschen aller Altersstufen verantwortlich planen, organisieren, gestalten, durchführen, steuern und evaluieren
I.6	Entwicklung und Autonomie in der Lebensspanne fördern
II.1	Kommunikation und Interaktion mit Menschen aller Altersstufen und ihren Bezugspersonen personen- und situationsbezogen gestalten und eine angemessene Information sicherstellen
II.3	Ethisch reflektiert handeln
III.1	Verantwortung in der Organisation des qualifikationsheterogenen Pflegeteams übernehmen
V.2	Verantwortung für die Entwicklung (lebenslanges Lernen) der eigenen Persönlichkeit sowie das berufliche Selbstverständnis übernehmen

Aufgabenstellung

1. Überlegen Sie vorab: Warum bietet man für Kinder und Jugendliche Spieleangebote an? Welche Ressourcen kann man mit einem Spieleangebot fördern?
2. Planen Sie das Spieleangebot. Machen Sie sich Stichpunkte über den Ablauf des Spieleangebots, den Zeitpunkt und Zeitumfang, Ort und benötigte Materialien für das Angebot. Welche und wie viele Kinder bzw. Jugendliche nehmen an dem Spiel teil? Bedenken Sie auch mögliche Stolpersteine.
3. Schreiben Sie für ein Kind eine Pflegeplanung. Beschreiben sie ein Pflegeproblem bzw. eine Pflegediagnose, die mit dem Angebot bearbeitet werden soll.
4. Besprechen Sie Ihre Planung mit der zuständigen Praxisanleitung und informieren Sie das Team über Ihre geplante Maßnahme.
5. Führen Sie das Angebot durch.
6. Übergeben Sie Aspekte, die Ihnen während des Angebots aufgefallen sind, an die zuständigen Bezugspersonen.
7. Evaluieren Sie die Wirkung Ihrer Maßnahme anhand Ihrer Pflegeplanung.

Reflexion

- Lesson learned: Welche Erkenntnisse nehmen Sie aus dieser Aufgabe mit?
- Was ist Ihnen während des Angebots im Verhalten der Kinder aufgefallen? Gab es neue Erkenntnisse, die Sie in Ihre Arbeit einfließen lassen können?
- Wie haben Sie sich bei dem Spieleangebot gefühlt?
- Was ist Ihnen gut gelungen? Was würden Sie beim nächsten Mal anders machen?

Downloadmaterialien

- Arbeits- und Lernaufgabe 19: Spieleangebot für Kinder und Jugendliche planen
- Pflegeplanungsbogen
- Planung eines Spieleangebots

Vertiefung

Thiesen, B. (2022): Arbeitsbuch Spiel: Für die Praxis in Kindergarten, Hort, Grundschule, Heim und Kindergruppe. Köln: Westermann. https://c.wgr.de/d/9d0b78a0e630e40d13f8a8ac19ad8b82609e260854009acead0f8a9cd0b413e4.pdf/978-3-427-10603-6_09.pdf (14.03.2024).

20 | Pflege von Menschen mit Essstörungen

Insbesondere Frauen im Alter von 19–35 Jahren haben ein hohes Risiko, eine Essstörung zu entwickeln. Dies wird zumeist auf den Schlankheitsdruck in der Gesellschaft zurückgeführt (DGPM u.a. 2018, S. 9 f.). Essstörungen sind schwerwiegende Erkrankungen, die einen langfristigen Behandlungsverlauf aufweisen, in dem es immer wieder zu Rückschlägen kommen kann (Sauter & Benz 2023, S. 818 ff.).
Besonders gefährdet, an einer Essstörung zu erkranken (vor allem an Anorexia nervosa) sind Frauen mit einem gering ausgeprägten Selbst- und Körperwertgefühl (AWMF 2018, S. 9f). Dies ist somit ein wichtiger Ansatzpunkt für eine therapeutische Behandlung. Innerhalb des Krankenhausaufenthaltes soll eine positive und stärkende Beziehung zu den betroffenen Personen aufgebaut werden.
Mithilfe dieser Lernaufgabe gehen Auszubildende in Kontakt mit Betroffenen und beginnen somit, mit ihnen in Beziehung zu treten. Die Lernaufgabe ist ausgelegt auf Erleben von Behandlungsstrategien (hier: Führen eines Essprotokolls), Hineinversetzen in Betroffene und ethische Auseinandersetzung mit den widersprüchlichen Gefühlen der Betroffenen. Obwohl Zwangsernährung gegen den Willen der Betroffenen erst dann angeordnet wird, wenn eine Lebensbedrohung besteht, ist dies doch ein Themenfeld, auf das Auszubildende stoßen, wenn sie sich mit den ethischen Fragestellungen im Zusammenhang mit Essstörungen auseinandersetzen.

Lernziele

- Auszubildende planen pflegetherapeutische Gespräche und üben diese ein.
- Auszubildende setzen sich mit ethischen Fragestellungen zu Konsens vs. Zwang auseinander.
- Auszubildende erkennen den Druck, unter dem Betroffene leiden, und entwickeln Verständnis für die Personen.
- Auszubildende reflektieren ihr eigenes Handeln im professionellen Kontext.
- Auszubildende erlangen Fachkenntnisse zu Ernährungsstörungen, Ernährungsassements und Behandlungsmöglichkeiten.

Im Rahmen der Ernährung gibt es viele unterschiedliche Assessmentinstrumente und Pflegediagnosen. Daher eignet sich dieser Bereich besonders für eine Übung zu Pflegeplanungen, die im Anschluss an diese Lernaufgabe erstellt werden kann (siehe Arbeits- und Lernaufgabe 14, Psychiatrische Pflegeplanung).

Bedingungen der Lernaufgabe

Zeitpunkt	Drittes Ausbildungsdrittel
	Pflichteinsatz psychiatrische Versorgung, Vertiefungseinsatz
Einsatzsetting	Stationäre Wohneinrichtung
	Klinische Psychiatrie
Anforderungsniveau	Mittel
Aufgabenschwerpunkt	Anwendungsaufgabe, Reflexion
Voraussetzung	Zugang zur Dokumentation
	Zugang zu Assessments und Ernährungstagebüchern
Unterstützungsbedarfe	Reflexionsgespräche innerhalb der Aufgabe
Rahmenbedingungen	Begleitung durch eine Pflegeperson
	Rückzugsmöglichkeit zu Recherchezwecken
	Zugang zu Fachliteratur und Internet, zu hausinternen Standards und zum DNQP Expertenstandard

Vor dieser Aufgabe können sich Auszubildende noch mal mit Kommunikationstechniken und -theorien auseinandersetzen. Hierüber entwickeln sie eine professionelle Haltung und können den Menschen zugewandt und offen gegenübertreten. Hierfür eignet sich das Kapitel »Konzepte und Theorien mit dem Schwerpunkt Beziehung« des Lehrbuchs psychiatrische Pflege.

Die Pflege ist ein klassischer Frauenberuf. Daher sind unter den Auszubildenden viele junge Frauen, die ein Risiko haben, ebenfalls an einer Essstörung zu erkranken. Bei Verdacht sollte vorab mit den Auszubildenden gesprochen werden, ob sie sich in der Lage fühlen, diese Aufgabe zu bewältigen.

Einordnung der Kompetenzen in den Rahmenausbildungsplan

I Die Pflege von Menschen aller Altersgruppen verantwortlich planen, organisieren, gestalten und evaluieren

I.1 Die Pflege von Menschen aller Altersstufen verantwortlich planen, organisieren, gestalten, durchführen, steuern und evaluieren

Mithilfe der Assessmentinstrumente erheben Auszubildende Daten zu den zu pflegenden Personen. Durch die Unterstützung beim Führen des Essprotokolls nehmen sie aktiv an der Behandlung der Betroffenen teil. Durch das Ausfüllen eines Essprotokolls durch die Auszubildenden selbst, können sie auf Stolpersteine hinweisen und können sich emotional in die Personen hineinversetzen.

I.6 Entwicklung und Autonomie in der Lebensspanne fördern

Das Führen eines Ernährungstagebuchs kann den Personen helfen, sich des eigenen Essverhaltens bewusst zu werden. Dies kann zu einer langfristigen Verhaltensänderung führen, die sich auf ein selbstgesteuertes Leben auswirkt. Insbesondere im Zusammenhang mit Ernährung gibt es große Potenziale, sich zu entwickeln und Lebensqualität herzustellen.

II Kommunikation und Beratung personen- und situationsorientiert gestalten

II.1 Kommunikation und Interaktion mit Menschen aller Altersstufen und ihren Bezugspersonen personen- und situationsbezogen gestalten und eine angemessene Information sicherstellen

Die Auszubildenden gehen mit betroffenen Personen in Kontakt und gestalten eine Kommunikationssituation so, dass die Person sich öffnen kann. Sie müssen ein Vertrauensverhältnis herstellen und ein offenes Gesprächsumfeld gestalten. Innerhalb des Gesprächs müssen sie sich auf die Person einlassen und erkennen, welche Nachfragen sie stellen müssen und wo sie etwas aus ihren Erfahrungen preisgeben sollen. Diese Art der Kommunikation bedarf großen Feingefühls.

II.2 Information, Schulung und Beratung bei Menschen aller Altersstufen verantwortlich organisieren, gestalten, steuern und evaluieren

Kern dieser Aufgabe ist die Beratung und intensive Auseinandersetzung mit der Ernährung. Hier muss sowohl die Anwendung des Ernährungstagebuchs entsprechend besprochen werden als auch die Zielsetzung dieser Maßnahme mitsamt den daraus resultierenden Handlungsansätzen. Für die Beratung in dieser Situation brauchen die Auszubildenden Fingerspitzengefühl, Fachwissen und Einfühlungsvermögen, um die Informationen zielgenau vermitteln zu können.

II.3 Ethisch reflektiert handeln

Auszubildende reflektieren und erleben das Spannungsfeld zwischen Fremd- und Selbstwahrnehmung der Betroffenen und dem Druck, unter dem sie leiden. In der Auseinandersetzung mit der Erkrankung erkennen Auszubildende Konflikte der Betroffenen bei sich selbst wieder, das Schwanken zwischen rationalen Lösungen (Verhalten anpassen wollen) und dem emotionalen Druck (wenn sie es nicht können). Zudem setzen sie sich mit möglicher Zwangsernährung auseinander und ordnen die Folgen aus Entscheidungen zu Zwang für sich ein.

V Das eigene Handeln auf der Grundlage von wissenschaftlichen Erkenntnissen und berufsethischen Werthaltungen und Einstellungen reflektieren und begründen

V.1 Pflegehandeln an aktuellen wissenschaftlichen Erkenntnissen, insbesondere an pflegewissenschaftlichen Forschungsergebnissen, Theorien und Modellen ausrichten

Die Anwendung von Assessments ist die Umsetzung von wissenschaftlichen Ergebnissen in der Praxis. Auszubildende sollen lernen, mit Assessments umzugehen und Bezüge zu ihrer Arbeit herzustellen. Zum vertieften Verständnis kann der DNQP-Expertenstandard »Ernährungsmanagement zur Sicherung und Förderung der oralen Ernährung in der Pflege« genutzt werden. Medizin und Psychologie sind Bezugswissenschaften in Pflegeberufen.

V.2 Verantwortung für die Entwicklung (lebenslanges Lernen) der eigenen Persönlichkeit sowie das berufliche Selbstverständnis übernehmen

Mithilfe der selbstständigen Bearbeitung übernehmen Auszubildende Verantwortung für ihr lebenslanges Lernen. Zudem üben sie die Recherche zu Fachthemen und den kritischen Umgang mit Quellen ein.

Der Umgang mit der eigenen Hilflosigkeit bietet einen Anstoß, sich innerhalb des beruflichen Selbstverständnisses zu positionieren und eine professionelle Haltung einzunehmen. Auszubildende reflektieren in diesem Zusammenhang die Verantwortungsübernahme, das Selbstbestimmungsrecht und Schutzauftrag helfender Berufe.

Orientierung am Pflegeprozess

ABBILDUNG 30 **Verortung der Arbeits- und Lernaufgabe 20, Pflege von Menschen mit Essstörungen, im Pflegeprozess nach Fiechter und Meyer**

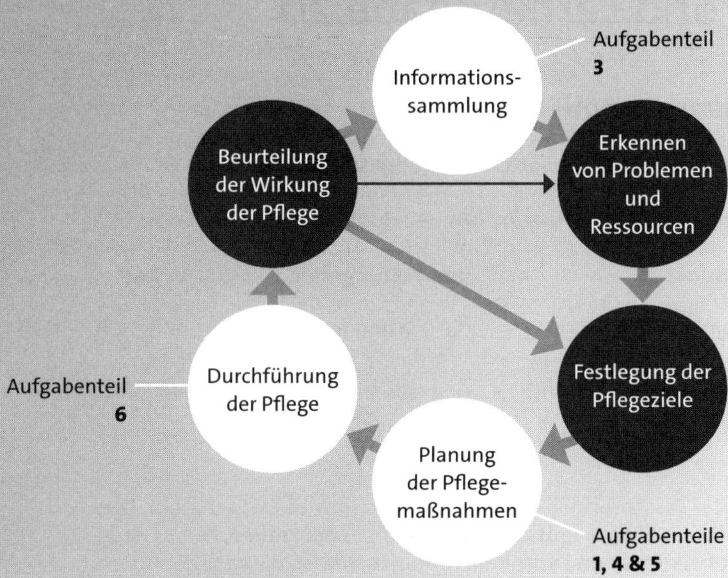

Bei dieser Aufgabe werden drei Phasen des Pflegeprozesses angesprochen:

Informationssammlung: In Aufgabenteil 3 erheben die Auszubildenden mithilfe von Ernährungsassessments Daten zu den Betroffenen, die sie ohne diese Instrumente nicht so intensiv wahrnehmen würden. Dadurch stoßen sie auf neue oder überraschende Informationen zu den zu pflegenden Personen.

Planung der Pflegemaßnahmen: Die Auszubildenden recherchieren zu den pflegerischen Interventionen bei Essstörungen. Somit bekommen sie einen Werkzeugkoffer an Behandlungsmöglichkeiten in der Pflege von betroffenen Menschen (Aufgabenteil 1).

Durch die Selbsterfahrung im Umgang mit dem Essprotokoll beginnen Auszubildende zu reflektieren. Sie können die Erkenntnisse daraus in die Gesprächssituation übertragen und beginnen dadurch, die Gesprächssituation zu planen (Aufgabenteil 4).

In Vorbereitung auf das Gespräch planen die Auszubildenden ihre Pflegemaßnahme. Hierfür kann ein Anstoß der Praxisanleitung notwendig werden, um die Auszubildenden auf Aspekte der Gesprächsführung aufmerksam zu machen (Aufgabenteil 5).

Durchführung der Pflege: Auszubildende begleiten und unterstützen die Betroffenen bei der Bearbeitung des Problems mithilfe des Ernährungsprotokolls (Aufgabenteil 6).

Arbeits- und Lernaufgabe 20

Pflege von Menschen mit Essstörungen

Thema des Arbeits- und Lernangebotes	Aufgabenschwerpunkt	
Pflege von Menschen mit Essstörungen	Anwendungsaufgabe	
Bearbeitungszeitpunkt	**Bearbeitungszeit**	**RAP**
Drittes Ausbildungsdrittel	Ca. 3 Stunden	S. 77 ff.
Pflichteinsatz psychiatrische Versorgung		

Erläuterung

Menschen, die unter Essstörungen leiden, zeigen abnormes Essverhalten. Dies kann unterschiedlich ausfallen und zeigt sich häufiger bei Frauen. Mit Essstörungen gehen häufig soziale und körperliche Folgen einher, die maßgeblichen Einfluss auf die Lebensqualität haben. Die Folgen können bei schweren Verläufen bis zum Tod durch Unterernährung führen.

Essstörungen können mit zusätzlichen seelischen Erkrankungen einhergehen oder sie folgen aus einer Essstörung. Somit können Essstörungen ein Lösungsversuch, Flucht oder Ausweg für tiefergehende seelische Probleme sein oder ein Ersatz für verdrängte Gefühle und Bedürfnisse sein. Auch die Gewichtsabnahme und der Wunsch nach Kontrolle können eine Essstörung begünstigen.

Ursachen für Essstörungen sind so vielfältig wie die Betroffenen selber. Individuelle Aspekte bei der Therapie und Pflege sollten in jedem Fall berücksichtigt werden.

Zu fördernde Kompetenzen

I.1 Die Pflege von Menschen aller Altersgruppen verantwortlich planen, organisieren, gestalten, durchführen, steuern und evaluieren

I.6 Entwicklung und Autonomie in der Lebensspanne fördern

II.1 Kommunikation und Interaktion mit Menschen aller Altersgruppen und ihren Bezugspersonen personen- und situationsbezogen gestalten und eine angemessene Information sicherstellen

II.2 Information, Schulung und Beratung von Menschen aller Altersgruppen verantwortlich organisieren, gestalten, steuern, evaluieren

II.3 Ethisch reflektiert handeln

V.I Pflegehandeln an aktuellen wissenschaftlichen Erkenntnissen, insbesondere an pflegewissenschaftlichen Forschungsergebnissen, Theorien und Modellen ausrichten

V.2 Verantwortung für die Entwicklung (lebenslanges Lernen) der eigenen Persönlichkeit sowie das berufliche Selbstverständnis übernehmen

Aufgabenstellung

1. Recherchieren Sie zu den unterschiedlichen Krankheitsbildern von Essstörungen und Behandlungsmöglichkeiten. Konzentrieren Sie sich hier auf pflegerische Interventionen.
2. Suchen Sie gemeinsam mit einer Fachperson eine betroffene Person aus, die unter einer Essstörung leidet.
3. Füllen Sie für diese Person die im Einsatzort verwendeten Assessments zu Ernährung aus und berechnen Sie den BMI.
4. Führen Sie für einen Tag bei Ihnen selbst ein Essprotokoll durch, setzen Sie sich vor allem mit Ihren eigenen Gefühlen und Gedanken auseinander. Machen Sie sich Notizen dazu.
5. Schauen Sie sich gemeinsam mit einer Fachperson Ihr Essprotokoll an. Besprechen Sie, was Ihnen aufgefallen ist. Stellen Sie Überlegungen an, warum das so ist und wie sich Betroffene dabei fühlen.
6. Unterstützen Sie die von Ihnen ausgesuchte betroffene Person bei der Führung eines Essprotokolls. Sprechen Sie mit der Person über die Emotionen, die sie beim Führen des Essprotokolls hat.
7. Überlegen Sie, welche ethischen Konflikte es in der Behandlung von Menschen mit Essstörungen gibt.

Reflexion

- Lesson learned: Was nehmen Sie aus der Aufgabe mit?
- Wie haben Sie sich beim Führen des eigenen Essprotokolls gefühlt? Ist es Ihnen leicht oder eher schwer gefallen?
- Welche Aspekte dieser Aufgabe können Sie in Ihr professionelles Handeln übernehmen?
- Was war gut? Was würden Sie beim nächsten Mal anders machen?

Downloadmaterialien

- Arbeits- und Lernaufgabe 20: Pflege von Menschen mit Essstörungen

Vertiefung

DGPM – Deutsche Gesellschaft für Psychosomatische Medizin und Ärztliche Psychotherapie, DGESS – Deutsche Gesellschaft für Essstörungen, DGPPN – Deutsche Gesellschaft für Psychiatrie und Psychotherapie, Psychosomatik und Nervenheilkunde, DGKJP – Deutsche Gesellschaft für Kinder- und Jugendpsychiatrie, Psychosomatik und Psychotherapie, DKPM – Deutsches Kollegium für Psychosomatische Medizin, DGPs – Deutsche Gesellschaft für Psychologie (Hg.) (2018): S3-Leitlinie Diagnostik und Behandlung der Essstörungen. https://register.awmf.org/de/leitlinien/detail/051-026 (14.03.2024).

DNQP – Deutsches Netzwerk für Qualitätsentwicklung in der Pflege (Hg.) (2017): Expertenstandard Ernährungsmanagement zur Sicherung und Förderung der oralen Ernährung in der Pflege. https://www.dnqp.de/fileadmin/HSOS/Homepages/DNQP/Dateien/Expertenstandards/Ernaehrungsmanagement_in_der_Pflege/Ernaehrung_Akt_Auszug.pdf (25.11.2023).

Sauter, D. & Benz, J. (2023): Essstörungen. In: Sauter, D.; Abderhalden, C.; Needham, I. & Wolff, S. (Hg.): Lehrbuch Psychiatrische Pflege, S. 818–831. Bern: Hogrefe.

21 | Pflege von Menschen mit Angst

Mit 15,4% aller Diagnosen stellen Angsterkrankungen die häufigste psychiatrische Diagnosegruppe dar (DGPPN 2023). Die meisten Angststörungen können ambulant behandelt werden, jedoch gibt es auch so schwere Verläufe, dass sie stationär behandelt werden müssen. Insbesondere, wenn Komorbiditäten mit Erkrankungen wie Depressionen, somatoformen Störungen oder Alkoholkonsum auftreten (ebd.). Die Rolle der Pflege ist es im stationären Kontext, Menschen auf Situationen, in denen Ängste aufkommen, vorzubereiten und ihnen Möglichkeiten im Umgang damit aufzuzeigen und diese in einem geschützten Setting einzuüben. Die weitere Auseinandersetzung mit dem Thema findet dann in ihrem Wohnumfeld statt, in dem die Menschen die erlernten Möglichkeiten vertiefen und in ihrer Lebensrealität einüben. Letztendlich steigert dies die Resilienz von Betroffenen und ist damit ein wirksames Mittel für die psychische Gesunderhaltung. Hier ist eine professionelle Begleitung und Unterstützung sehr hilfreich.

Angsterkrankungen können dazu führen, dass Menschen ihren Alltag nicht mehr bewältigen können. Dementsprechend wichtig ist es für Auszubildende, sich mit Angsterkrankungen und Möglichkeiten zum Umgang damit auseinanderzusetzen. Diese Lernaufgabe ermöglicht den Auszubildenden, den Menschen empathisch zu begegnen und ihre Behandlung auf den Lebensalltag der Betroffenen auszurichten.

Lernziele

- Auszubildende können sich in Menschen mit Angsterkrankungen hineinversetzen.
- Auszubildende lernen Möglichkeiten kennen, mit Angsterkrankungen umzugehen.
- Auszubildende kennen die Symptome und Verläufe von Angst- und Panikattacken.
- Auszubildende lernen Maßnahmen zum Umgang mit Angst kennen und können diese auf ihre eigene Situation übertragen.

Bedingungen der Lernaufgabe

Zeitpunkt	Drittes Ausbildungsdrittel
	Pflichteinsatz psychiatrische Versorgung, Vertiefungseinsatz
Einsatzsetting	In allen Settings möglich
Anforderungsniveau	Gering
Aufgabenschwerpunkt	Beobachtung
Voraussetzung	Behandlung von Menschen mit Angsterkrankungen
Unterstützungsbedarfe	Ggf. Begleitung eines Bezugspersonengesprächs
Rahmenbedingungen	Begleitung einer Pflegeperson
	Zugang zu Angsttagebüchern
	Rückzugsmöglichkeit zu Recherchezwecken
	Zugang zu Fachliteratur und Internet

Einordnung der Kompetenzen in den Rahmenausbildungsplan

I Die Pflege von Menschen aller Altersgruppen verantwortlich planen, organisieren, gestalten und evaluieren

I.2 Pflegeprozesse und Pflegediagnostik bei Menschen aller Altersstufen mit gesundheitlichen Problemlagen planen, organisieren, gestalten, durchführen, steuern und evaluieren unter dem besonderen Fokus von Gesundheitsförderung und Prävention

Im Rahmen dieser Lernaufgabe praktizieren Auszubildende pflegediagnostische Verfahren durch Beobachtung und Reflexion des Verhaltens der betroffenen Person. Hierüber filtern sie die Pflegeprobleme, die sich in das Leben der betroffenen Personen ziehen. Auszubildende beobachten Fachpersonen in der Interaktion mit diesen Menschen und adaptieren Möglichkeiten im Umgang mit Angst für die Personen. Da Angst ein Phänomen ist, das Menschen allgemein begleitet, finden sich die Maßnahmen in der allgemeinen Lebensgestaltung wieder. Daher sollten Maßnahmen und Möglichkeiten im Umgang mit Ängsten so gestaltet werden, dass sie den Lebensalltag der Betroffenen widerspiegeln.

I.5 Menschen aller Altersstufen bei der Lebensgestaltung unterstützen, begleiten und beraten

Insbesondere im ambulanten Setting zielt die Behandlung von Angsterkrankungen auf die Lebensgestaltung ab. Hier sollen Betroffene lernen, mit Symptomen ihrer Angst umzugehen und sich Situationen auszusetzen, die für die Lebensgestaltung relevant sind. Hierauf sollte letztendlich auch der Umgang mit der Erkrankung ausgerichtet sein. Auch die Begleitung der Menschen im stationären Kontext soll die Lebenswirklichkeit der betroffenen Personen in den Fokus setzen. Dementsprechend sollen die Personen zum Umgang mit Angst in zukünftigen Situationen beraten werden.

II Kommunikation und Beratung personen- und situationsorientiert gestalten

II.1 Kommunikation und Interaktion mit Menschen aller Altersstufen und ihren Bezugspersonen personen- und situationsbezogen gestalten und eine angemessene Information sicherstellen

Personen mit Angststörungen sind in einer Angstattacke nur schwer zu erreichen. Hier sind ausgeprägte kommunikative Fähigkeiten gefragt. Auszubildende müssen sehr empathisch sein und lernen, die Situation während der Attacke auszuhalten. Vor und nach Akutsituationen gilt es dann, empathisch die Situationen nachzubesprechen und sich auf zukünftige Ereignisse vorzubereiten. Hier sollen Auszubildende die Situation analysieren und zu Möglichkeiten des Umgangs damit beraten. Hier müssen sie auch abschätzen, in welcher Situation welche Kommunikationsform gefragt ist. Zugewandtheit und Ruhe während der Attacke und beratende Tätigkeiten nach der Attacke, wenn die Person dafür offen ist.

II.2 Information, Schulung und Beratung von Menschen aller Altersgruppen verantwortlich organisieren, gestalten, steuern und evaluieren

Neben der allgemeinen Begleitung und Beratung sollen die Auszubildenden auch lernen, passende Maßnahmen zu filtern und ein personenorientiertes Beratungsgespräch zu führen. Hier ist nicht nur das Bereitstellen von Informationen wichtig, auch die Möglichkeit, Emotionen und Wünschen der Betroffenen Raum zu geben, soll in der Planung des Gesprächs Berücksichtigung finden.

V Das eigene Handeln auf der Grundlage von wissenschaftlichen Erkenntnissen und berufsethischen Werthaltungen und Einstellungen reflektieren und begründen

V.1 Pflegehandeln an aktuell wissenschaftlichen Erkenntnissen, insbesondere an pflegewissenschaftlichen Forschungsergebnissen, Theorien und Modellen ausrichten

Die hier vorgestellten Möglichkeiten zur Analyse und zur Behandlung von Angsterkrankungen orientieren sich an aktuellen Erkenntnissen aus der Psychotherapie und Pflegewissenschaft.

V.2 Verantwortung für die Entwicklung (lebenslanges Lernen) der eigenen Persönlichkeit sowie das berufliche Selbstverständnis übernehmen

Diese Lernaufgabe fördert durch die selbstständige Bearbeitung die Verantwortungsübernahme für eigene Lernprozesse. Sie hilft, einen analytischen und gleichzeitig empathischen Blick auf betroffene Personen zu setzen.

Zudem sind Auszubildende auch in ihrem späteren Beruf mit vielen Stresssituationen konfrontiert, die Ängste auslösen können. Durch die Bearbeitung dieser Lernaufgabe können Auszubildende Strategien entwickeln, um mit solchen Situationen umzugehen.

Orientierung am Pflegeprozess

Bei dieser Aufgabe werden drei Phasen des Pflegeprozesses angesprochen:

Informationssammlung: Die Beobachtung von Menschen, die unter Angsterkrankungen leiden, dient der Pflegeanamnese. Hier können Symptome gefiltert werden und zugleich auch Strategien, die die Person anwendet, erkannt werden (Aufgabenteil 2).
Im Rahmen der Gespräche werden direkte Daten erhoben, wie der Umgang mit Angsterkrankungen erlebt wird. Dieser Teil der Aufgaben kann mit der Person direkt stattfinden oder durch Übertragungsleistung von anderen Personen passieren (Alternative). Die Individualität der Personen sollte dabei unbedingt betont werden (Aufgabenteil 4).

Planung der Pflegemaßnahmen: Über die Reflexion des eigenen Angsterlebens und dem Umgang damit können Auszubildende Maßnahmen für Betroffene ableiten und übertragen. Hierfür müssen die Auszubildenden verstehen, warum ihnen die Strategie geholfen hat (z. B. hat sich das Sicherheitsgefühl erhöht, soziale Einbindung und Austausch gelangen über eine Situation, Aufgabenteil 1).

ABBILDUNG 31 **Verortung der Arbeits- und Lernaufgabe 21, Pflege von Menschen mit Angst, im Pflegeprozess nach Fiechter und Meyer**

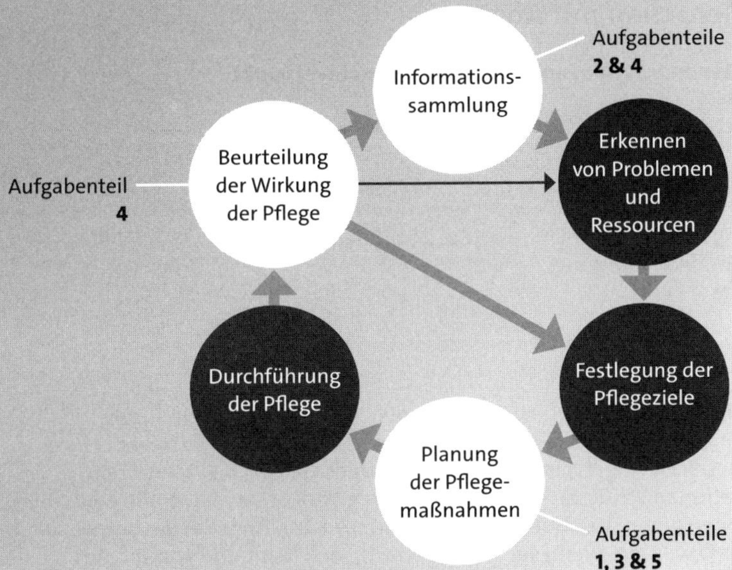

Die Maßnahmen, die Auszubildende beobachten, verdeutlichen ihnen den professionellen Umgang mit Angst (Aufgabenteil 3).
Auch ein Angsttagebuch ist eine Maßnahme und dient der Analyse von Maßnahmen (Aufgabenteil 5).

Beurteilung der Wirkung der Pflege: Teil des Gesprächs mit betroffenen Personen ist auch die Ermittlung der Wirkung der Maßnahmen gegen Ängste und Strategien im Umgang mit Attacken. Hier wird konkret aus Betroffenensicht die Pflege evaluiert und eingeschätzt (Aufgabenteil 4).

Arbeits- und Lernaufgabe 21

Pflege von Menschen mit Angst

Thema des Arbeits- und Lernangebotes	Aufgabenschwerpunkt	
Pflege von Menschen mit Angst	Beobachtungsauftrag	
Bearbeitungszeitpunkt	**Bearbeitungszeit**	**RAP**
Drittes Ausbildungsdrittel, Pflichteinsatz psychiatrische Versorgung, Vertiefungseinsatz	Ca. 2 Stunden	S. 77 ff.

Erläuterung

Angst ist ein seelisches und körperliches Phänomen. Sie führt zu einem intensiven Gefühl der Bedrohung und des Ausgeliefertseins, sowie zu vegetativen Symptomen. Generell ist Angst ein überlebenswichtiges Gefühl, das Menschen vor Gefahrensituationen schützen soll. Sie kann durch Verlust von Kontrolle oder dem Nicht-Verstehen einer Situation entstehen. Jedoch kann Angst in bestimmten Fällen krankhaft werden, wenn sie allgegenwärtig erscheint und somit zum Mittelpunkt des Lebens wird. In diesen Fällen verliert die Angst ihre Schutzwirkung und schränkt die Lebensqualität stark ein. Betroffene Personen leiden dann unter einer Angststörung.

Zu fördernde Kompetenzen

I.2	Pflegeprozesse und Pflegediagnostik bei Menschen aller Altersgruppen mit gesundheitlichen Problemlagen planen, organisieren, gestalten, durchführen, steuern und evaluieren unter dem besonderen Fokus von Gesundheitsförderung und Prävention
I.5	Menschen aller Altersstufen bei der Lebensgestaltung unterstützen, begleiten und beraten
II.1	Kommunikation und Interaktion mit Menschen aller Altersgruppen und ihren Bezugspersonen personen- und situationsbezogen gestalten und eine angemessene Information sicherstellen
II.2	Information, Schulung und Beratung von Menschen aller Altersgruppen verantwortlich organisieren, gestalten, steuern und evaluieren
V.1	Pflegehandeln an aktuell wissenschaftlichen Erkenntnissen, insbesondere an pflegewissenschaftlichen Forschungsergebnissen, Theorien und Modellen ausrichten
V.2	Verantwortung für die Entwicklung (lebenslanges Lernen) der eigenen Persönlichkeit sowie das berufliche Selbstverständnis übernehmen

Aufgabenstellung

1. Erinnern Sie sich an eine Situation, in der Sie Angst hatten, zurück. Wie konnten Sie mit der Situation umgehen? Haben Sie Strategien angewendet? Beschreiben Sie die Situation und Strategien in Stichpunkten.
2. Beobachten Sie eine Person, die unter einer Angststörung leidet. Welches Verhalten fällt Ihnen in Situationen, in der sie Angst hat, auf? Besprechen Sie Ihre Patientenauswahl im Vorfeld mit einer Pflegeperson oder Ihrer Praxisanleitung.
3. Welche Maßnahmen wenden die Fachpersonen bei der von Ihnen ausgewählten Person an und warum?
4. Falls möglich, setzen Sie sich mit einer bereits stabilen Person zusammen und lassen Sie sich von den Erfahrungen in Bezug auf das Thema berichten. Was hat ihm oder ihr besonders geholfen und was nicht? Alternativ beobachten Sie ein Bezugspersonengespräch. Was hat die betroffene Person als besonders hilfreich erachtet, was nicht?
5. Schauen Sie sich ein Angsttagebuch an und überlegen Sie sich, ob das Tagebuch für die von Ihnen ausgewählte Person anwendbar und hilfreich sein kann. Begründen Sie Ihre Entscheidung.
6. Besprechen Sie die Ergebnisse mit der zuständigen Praxisanleitung.

Reflexion

- Lesson learned: Welche Aspekte möchten Sie in Ihre zukünftige Arbeit überführen? Was können Sie auch in anderen Fachbereichen anwenden?
- Was gelang Ihnen an der Aufgabe gut? Was würden Sie beim nächsten Mal anders machen?
- Welche Strategien können Sie auf sich selber übertragen? Was könnte Ihnen bei Angst helfen?

Downloadmaterialien

- Arbeits- und Lernaufgabe 21: Pflege von Menschen mit Angst
- Beobachtungsbogen Angst
- Beispiel für ein Angsttagebuch

Vertiefung

Rother, K. (2023): Die Angst überwinden. Interventionen im akutpsychiatrischen Setting. Psychiatrische Pflege 8(3): 5–35.

22 | Reflexion des Pflichteinsatzes in der psychiatrischen Versorgung

Für viele Auszubildende ist der Psychiatrieeinsatz ein sehr neues und aufregendes Arbeitsfeld. Sie müssen im dritten Ausbildungsdrittel stark von den mühsam erlernten Routinen abweichen. Eine Tätigkeit, die bisher von Aktionismus und schwerer körperlicher Arbeit geprägt war, muss nun in Ruhebewahren und Motivieren übersetzt werden. Auszubildende müssen lernen, Situationen auszuhalten. Dies ist für viele Auszubildende eine Herausforderung und sie brauchen Zeit, sich an die neuen Abläufe, Arbeitsinhalte und Behandlungsaufträge anzupassen.
Zudem haben Auszubildende häufig Ängste und von Vorurteilen geprägte Vorstellungen von psychisch erkrankten Menschen, sofern sie noch keinen Kontakt mit dem Arbeitsfeld oder betroffenen Personen hatten.
Diese Lernaufgabe zielt auf das Verständnis der psychiatrischen Arbeit ab, soll helfen, Vorurteile abzubauen und das Erlernte in spätere (auch nicht-psychiatrische) Arbeitsfelder zu übertragen. Durch die Bearbeitung zu Beginn und zum Ende des Einsatzes erkennen die Auszubildenden direkt ihre Entwicklung. Sie erkennen, was sie in dem Einsatz lernen konnten, wobei sie Sicherheit gewonnen haben sowie eine mögliche Haltungsänderung psychisch kranken Menschen gegenüber.

Lernziele

- Auszubildende erkennen eigene Gefühle und Ängste im Umgang mit psychisch erkrankten Menschen.
- Auszubildende reflektieren die Wertehaltung und Vorannahmen, die sie mitbringen.
- Auszubildende finden sich in die Einstellungen und Wertehaltung psychiatrischer Pflege ein.
- Auszubildende formulieren Lernziele und übernehmen Verantwortung für den eigenen Lernprozess.
- Auszubildende erkennen ihre Entwicklung über den Einsatzzeitraum.
- Auszubildende übertragen Gelerntes für zukünftige Einsätze.

Diese Lernaufgabe hat zwei Teile. Der erste Teil soll zu Beginn des Einsatzes stattfinden, der zweite zum Ende des Einsatzes. Die Erarbeitung dient vor allem der Offenlegung von Vorstellungen, Lernzielen und der Entwicklung der Auszubildenden. Die Aufgabe kann sehr gut in die Gespräche eingebunden werden und ist mit wenig Aufwand verbunden. Sie ist geeignet für jeden Ausbildungsstand und sollte bei erstem Kontakt im psychiatrischen Arbeitsfeld innerhalb der Ausbildung stattfinden.

Bedingungen der Lernaufgabe

Zeitpunkt	Zu jedem Zeitpunkt innerhalb der Ausbildung möglich
Einsatzsetting	In allen psychiatrischen Settings möglich
Anforderungsniveau	Niedrig
Aufgabenschwerpunkt	Reflexion
Voraussetzung	keine
Unterstützungsbedarfe	keine
Rahmenbedingungen	Möglichkeit, sich für die Bearbeitung der Aufgabe zurückzuziehen

Diese Aufgabe ist besonders gut geeignet für den Pflichteinsatz psychiatrische Versorgung, wenn die Auszubildenden ihre bisherige Ausbildung in somatischen Settings absolviert haben.

Einordnung der Kompetenzen in den Rahmenausbildungsplan

IV Das eigene Handeln auf der Grundlage von Gesetzen, Verordnungen und ethischen Leitlinien reflektieren und begründen

IV.2 Versorgungskontexte und Systemzusammenhänge im Pflegehandeln berücksichtigen und dabei ökonomische und ökologische Prinzipien beachten

Auszubildende kommen in der Psychiatrie mit unterschiedlichen Gesetzen in Kontakt. Besonders hervorzuheben ist an dieser Stelle das Psychisch-Kranken-Gesetz (PsychKG), das die Grundlage zu freiheitsentziehenden Maßnahmen regelt. Dieses Gesetz wird in psychiatrischen Versorgungssettings sehr ernst genommen. Auszubildende machen innerhalb der ersten zwei Lehrjahre einige Erfahrungen mit freiheitsentziehenden Maßnahmen, die ohne für sie offensichtliche Grundlage veranlasst werden. Mithilfe dieser Aufgabe können die Auszubildenden ein Verständnis für Gesetzesgrundlagen entwickeln und den Umgang mit Grenzsituationen zu reflektieren beginnen. Dies kann ein Aspekt sein, den sie in ihre spätere Berufstätigkeit überführen möchten.

V Das eigene Handeln auf der Grundlage von wissenschaftlichen Erkenntnissen und berufsethischen Werthaltungen und Einstellungen reflektieren und begründen

V.1 Pflegehandeln an aktuellen wissenschaftlichen Erkenntnissen, insbesondere an pflegewissenschaftlichen Forschungsergebnissen, Theorien und Modellen ausrichten

Im Rahmen des Pflichteinsatzes psychiatrische Versorgung lernen die Auszubildenden unterschiedliche Modelle und Theorien der psychiatrisch-pflegerischen Versorgung kennen. Durch die Reflexion dieser Modelle und der Überlegung, was auch für ihre zukünftige Arbeit anwendbar und sinnvoll ist, beginnen sie, Aspekte zu übertragen und anzupassen. Hier ist Transferleistung durch die Auszubildenden gefordert.

V.2 Verantwortung für die Entwicklung (lebenslanges Lernen) der eigenen Persönlichkeit sowie das berufliche Selbstverständnis übernehmen

Durch diese Lernaufgabe beginnen Auszubildende, sich selbst und ihre Einstellung zur Psychiatrie zu reflektieren. Sie rufen sich erlebte Situationen und Vorannahmen ins Bewusstsein, wodurch sie anfangen können, diese zu bearbeiten. Zudem beginnen sie, auf sich und ihre Emotionen zu schauen und zu lernen, sich als Person in Situationen zu reflektieren. Somit nehmen sie ihre persönliche Rolle in der Versorgung von Menschen mit seelischen Verletzungen wahr.

Im zweiten Schritt formulieren die Auszubildenden die Erwartungen, die sie an den Einsatz haben. Hierüber offenbaren sie auch Ängste oder geben Hinweise zu bisherigen Erfahrungen. So können Sie beispielweise sagen, dass sie sich wünschen, als Auszubildende wahrgenommen zu werden. Was auf mögliche Ablehnungen durch Teams oder Ausnutzung als Hilfskraft in vorherigen Einsätzen hinweisen kann. Zudem nennen die Auszubildenden konkrete Lernwünsche, die in Anleitungen eingebaut werden können.

Orientierung am Pflegeprozess

Diese Lernaufgabe ist nicht konkret im Pflegeprozess zu verorten, der handlungsorientiert gestaltet ist. Dennoch ist Reflexionsfähigkeit eine Grundlagenkompetenz, um sich selbst und Aspekte des eigenen Handelns betrachten zu können, daher ist (Selbst-)Reflexion eine Kernkompetenz der professionellen Pflege. An dieser Grundlage professioneller Pflege setzt diese Lernaufgabe an.

ABBILDUNG 32 **Verortung der Arbeits- und Lernaufgabe 22, Reflexion des Pflichteinsatzes psychiatrische Versorgung, im Pflegeprozess nach Fiechter und Meyer**

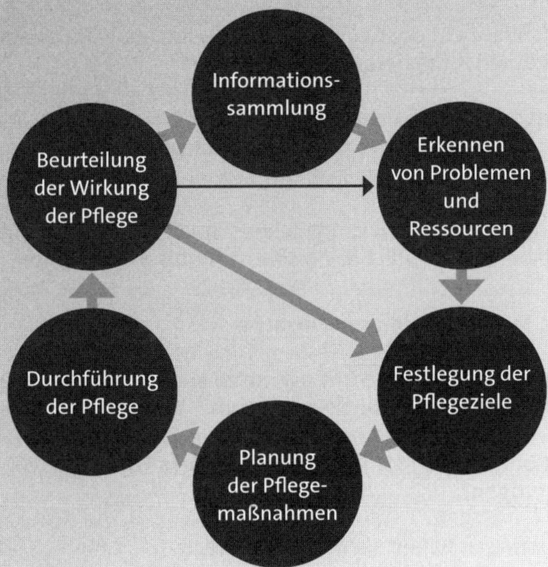

Arbeits- und Lernaufgabe 22

Reflexion des Pflichteinsatzes psychiatrische Versorgung

Thema des Arbeits- und Lernangebotes	Aufgabenschwerpunkt	
Reflexion des Pflichteinsatzes in der psychiatrischen Versorgung	Reflexionsaufgabe	
Bearbeitungszeitpunkt	**Bearbeitungszeit**	**RAP**
Ab dem ersten Einsatz möglich, Pflichteinsatz psychiatrische Versorgung, Vertiefungseinsatz	Ca. 1 Stunde	S. 77 ff.

Erläuterung

In psychiatrischen Settings liegt der Behandlungsfokus auf der seelischen Gesundheit. Menschen mit psychischen Erkrankungen sollen befähigt werden, ihr eigenes Leben möglichst selbstständig und zur eigenen Zufriedenheit gestalten zu können. Aufgabe professioneller Pflege ist es in diesem Zusammenhang, die Betroffenen zu unterstützen und dazu zu motivieren. Innerhalb des Psychiatrieeinsatzes rückt somit ein Aufgabenfeld in den Vordergrund, das in somatischen Behandlungssettings meist eher beiläufig gefördert wird. Daher ermöglicht der Psychiatrieeinsatz, den Fokus auf ein neues Handlungsfeld zu richten und viele neue Aspekte zu lernen.

Zu fördernde Kompetenzen

IV	Das eigene Handeln auf der Grundlage von Gesetzen, Verordnungen und ethischen Leitlinien reflektieren und begründen
V.1	Pflegehandeln an aktuellen wissenschaftlichen Erkenntnissen, insbesondere an pflegewissenschaftlichen Forschungsergebnissen, Theorien und Modellen ausrichten
V.2	Verantwortung für die Entwicklung (lebenslanges Lernen) der eigenen Persönlichkeit sowie das berufliche Selbstverständnis übernehmen

Aufgabenstellung Teil 1 zu Beginn des Einsatzes

1. Haben Sie bereits Erfahrungen mit psychisch erkrankten Menschen oder in psychiatrischen Versorgungssettings gemacht? Wie sahen diese aus?
2. Welche Emotionen haben Sie jetzt zu Beginn Ihres Einsatzes? Gibt es Ängste oder Befürchtungen?
3. Welche Erwartungen haben Sie an diesen Einsatz?
4. Was möchten Sie lernen?

Aufgabenstellung Teil 2 zum Ende des Einsatzes

1. Haben sich Ihre Emotionen jetzt zum Ende Ihres Einsatzes verändert?
2. Wurden Ihre Erwartungen, die Sie zu Beginn des Einsatzes hatten, erfüllt? Was ist so, wie erwartet? Was weicht ab?
3. Konnten Sie Ihre Lernziele erreichen? Gibt es weitere Aspekte, die Sie gelernt haben?
4. Gab es Situationen, in denen Sie sich unsicher gefühlt haben? Konnten Sie diese lösen? Wenn ja, wie?
5. Welche Aspekte aus den Erfahrungen des Psychiatrieeinsatzes möchten Sie in Ihre zukünftige Arbeit überführen?

Downloadmaterialien

- Arbeits- und Lernaufgabe 22: Reflexion des Pflichteinsatzes psychiatrische Versorgung
- Reflexionsbogen
- Skala zur Selbsteinschätzung

Quellen

Ahrens, R. (2023): Achtsamkeit und Akzeptanz. In: Sauter, D.; Abderhalden, C.; Needham, I. & Wolff, S. (Hg.): Lehrbuch Psychiatrische Pflege, S. 473–488. Bern: Hogrefe.

Anderl-Doliwa, B. (2018): Exploration von Kompetenzprofilen psychiatrisch Pflegender. Ein Blick in aufsuchende Settings. Psychiatrische Pflege 3 (6): 35–40.

BAFzA – Bundesamt für Familie und zivilgesellschaftliche Aufgaben (Hg.) (2019): Arbeitshilfe für die praktische Pflegeausbildung. https://www.pflegeausbildung.net/fileadmin/de.altenpflegeausbildung/content.de/Publikationen/Broschuere_Arbeitshilfe_Pflegeeinrichtungen.pdf (25.11.2023).

Barker, P. & Buchanan-Barker, P. (2020): Das Gezeiten-Modell. Der Kompass für eine recovery-orientierte, psychiatrische Pflege. Bern: Hogrefe.

Brökling, J. (2018): Ein Win-Win-Konzept? Bezugspflege in der Akutpsychiatrie. Psychiatrische Pflege 4(3): 37–40.

Burba, S. (2021): Ein Leitfaden für die Entwicklung von Arbeits- und Lernaufgaben und ihre Verwendung in der Praxisanleitung. Ergebnis der Neksa-Arbeitsgruppe. Materialien - Fachgebiet Bildungswissenschaften und Berufspädagogik in Gesundheitsberufen - BTU Cottbus-Senftenberg (b-tu.de)

Deisenhammer, E.A. (2015): Suizide während und nach stationärer Behandlung in: Spectrum Psychiatrie 2(2015) o. S. https://www.medmedia.at/spectrum-psychiatrie/suizide-waehrend-und-nach-stationaerer-behandlung/ (26.03.2024).

Deutsches Kinderhilfswerk (1989): Die UN-Konvention über die Rechte des Kindes. Artikel 31 [Beteiligung an Freizeit, kulturellem und künstlerischem Leben, staatliche Förderung]. https://www.dkhw.de/schwerpunkte/kinderrechte/die-un-kinderrechtskonvention/un-kinderrechtskonvention-im-wortlaut/#c2716 (25.11.2023).

Deutscher Kinderschutzbund Bundesverband e.V. (Hg.) (2011): Stärkung der psychischen Gesundheit von Kindern und Jugendlichen im Rahmen des Elternbildungsprogramms Starke Eltern – Starke Kinder. https://www.bundesgesundheitsministerium.de/fileadmin/Dateien/5_Publikationen/Praevention/Sonstiges/Projektbericht_Handbuch_Staerkung_der_psychischen_Gesundheit_von_Kindern_und_Jugendlichen_im_Rahmen_des_Elternbildungsprogramms_Starke_Eltern_-_Starke_Kinder.pdf (25.11.2023).

DFPP – Deutsche Fachgesellschaft Psychiatrische Pflege (2016): Freiheitsentziehenden Maßnahmen in der Akutpsychiatrie. Eine Praxisempfehlung zum Umgang mit freiheitsentziehenden Maßnahmen in der akutpsychiatrischen stationären Versorgung. https://dfpp.de/presse-empfehlungen/praxisempfehlungen/fem/ (23.11.2023).

DGKJP – Deutsche Gesellschaft für Kinder- und Jugendpsychiatrie, Psychosomatik und Psychotherapie (2016): Störungen des Sozialverhaltens: Empfehlungen zur Versorgung und Behandlung. https://register.awmf.org/assets/guidelines/028-020l_S3_Stoerungen_des_Sozialverhaltens_2018-09_1.pdf (25.11.2023).

DGPPN – Deutsche Gesellschaft für Psychiatrie und Psychotherapie, Psychosomatik und Nervenheilkunde (2023): Basisdaten Psychische Erkrankungen. https://www.dgppn.de/_Resources/Persistent/6c85d23473cbf71340bd7bff788ad55851cf3982/20231108_Factsheet_Kennzahlen.pdf (28.12.2023).

DGPPN – Deutsche Gesellschaft für Psychiatrie und Psychotherapie, Psychosomatik und Nervenheilkunde e. V. (Hg.) (2023): S3-Leitlinie »Verhinderung von Zwang: Prävention und Therapie aggressiven Verhaltens bei Erwachsenen«: https://register.awmf.org/de/leitlinien/detail/038-022 (23.11.2023)

DGSM – Deutsche Gesellschaft für Schlafforschung und Schlafmedizin: (2016): S-3 Leitlinie »Nicht erholsamer Schlaf/Schlafstörungen«. https://register.awmf.org/assets/guidelines/063-001l_S3_SBAS_2023-01_verlaengert_und_Hinweis_Teil-Aktualisierung.pdf (14.03.2023).

Doenges, M.; Moorhouse, M. & Geissler-Murr, A. (2024): Pflegediagnosen und Pflegemaßnahmen. Göttingen: Hogrefe.

Enning, F. & Biermann, M. (2023): Persönlichkeitsstörungen, Impulskontrollstörung und dissoziative Störungen in: PSYCH up2date 17(04): 297–314.

Fachkommission nach § 53 Pflegeberufegesetz (2020): Rahmenpläne der Fachkommission nach § 53 PflBG. https://www.bibb.de/dienst/publikationen/de/16560 (22.11.2023).

Fachkommission nach § 53 Pflegeberufegesetz (2023): Rahmenpläne der Fachkommission nach § 53 PflBG – Rahmenausbildungspläne für die praktische Ausbildung 1. Aktualisierung https://www.bibb.de/dokumente/pdf/AB26_Rahmenausbildungsplaene_aktualisiert_11-2023.pdf (18.12.2023).

Faltermeier, T. & Lessing, N. (2021): Coping. In: Wirtz (Hg.) (2017): Dorsch. Lexikon der Psychologie. Bern: Hogrefe. https://dorsch.hogrefe.com/stichwort/coping (23.11.2023).

Fiechter, V. & Meyer, M. (1981): Pflegeplanung. Eine Anleitung für die Praxis. Basel: Recom.

Füeßl, H. & Middeke, M. (2022): Anamnese und klinische Untersuchung. Stuttgart: Thieme.

Gasteiger-Klicpera, B. & Klicpera, C. (1997): Die Bedeutung der sozialen Stellung in der Gruppe der Gleichaltrigen für die Entwicklung der Kinder. In: Zeitschrift für Kinder- und Jugendpsychiatrie (25): 234–246.

Grebe, C.; Schürmann, M. & Latteck, Ä.-D. (2021): Die Health Professionals Competence Scales (HePCoS) zur Kompetenzerfassung in den Gesundheitsfachberufen. Technical Report. Bielefeld, Fachhochschule Bielefeld, Institut für Bildungs- und Versorgungsforschung im Gesundheitsbereich (InBVG).

Hahn, S. & Wolff, S. (2023): Bedeutung der Kommunikation. In: Sauter, D.; Abderhalden, C.; Needham, I. & Wolff, S. (Hg.): Lehrbuch Psychiatrische Pflege, S. 363–375. Bern: Hogrefe.

Hahn, S. & Wolff, S. (2023): Konzepte und Theorien mit dem Schwerpunkt Beziehung. In: Sauter, D.; Abderhalden, C.; Needham, I. & Wolff, S. (Hg.): Lehrbuch Psychiatrische Pflege, S. 347–363. Bern: Hogrefe.

Harlos, C. (2023): Pflegende im Zwiespalt. Reaktionen Pflegender auf moralische Belastungssituationen. Psychiatrische Pflege (8)5: 1–3.

Hemkendreis, B., Nienhaber, A. (2015): Zwangsmaßnahmen in der psychiatrischen Versorgung. Eine Betrachtung aus pflegerischer Sicht. Kerbe 33(2): 41–43.

Hengesbach, S.; Hinkelbein, J.; Genzwürker, H.; Neuhaus, C.; Kollrack, Y. & Knauß, A. (2019) (Hg.): Checkliste Medical Skills. Stuttgart: Thieme.

Jürgensen, A. & Dauer, B. (2021): Handreichung für die Pflegeausbildung am Lernort Praxis. Bonn: Bundesinstitut für Berufsbildung (BIBB). https://www.bibb.de/dienst/publikationen/de/17175 (23.11.2023).

Karg, S.; Rathmann, K. & Dadaczynski, K. (2021): Psychische Gesundheit von Kindern und Jugendlichen mit und ohne Behinderung und krankheitsbedingter Einschränkung: Ergebnisse der repräsentativen Kinder- und Jugendgesundheitsstudie (KiGGS Welle 2). In: Das Gesundheitswesen 83(07): 490–497.

Kauffmann, L.; Heinemann, S.; Himmel, W.; Hußmann, O.; Schlott, T. & Weiß, V. (2018): Nicht-medikamentöse Maßnahmen bei Ein- und Durchschlafproblemen von älteren Patienten im Krankenhaus. Qualitative Interviews mit Pflegenden. Pflege 31(6): 289–343.

Kessler H. (2021): Die psychobiologischen Modelle. In: Kessler H. (Hg.): Kurzlehrbuch Medizinische Psychologie und Soziologie. 4., überarbeitete Auflage. Stuttgart: Thieme. S. 30 – 41.

Klein, Z.; Peters, M.; Gonzáles, D.G. & Dauer, B. (2021): Empfehlungen für Praxisanleitende im Rahmen der Pflegeausbildung nach dem Pflegeberufegesetz (PflBG) – Fachworkshop-Empfehlungen zur Umsetzung in der Praxis. Bonn.

Knuf, A. & Hammer, M. (2013): Die Entdeckung der Achtsamkeit in der Arbeit mit psychisch erkrankten Menschen. Köln: Psychiatrie Verlag.

Kozel, B. (2014): Professionelle Pflege bei Suizidalität. Köln: Psychiatrie Verlag.

Laux, G. (2015): Schlafstörungen. In: Möller, H.; Laux, G.; Deister, A.; Schulte-Körne, G.; Braun-Scharm, H (Hg.): Psychosomatik und Psychotherapie. 6., aktualisierte Auflage. Stuttgart: Thieme.

Laux, G. (2021): Selbstkontrolle und Selbstmanagement. In: Falkai, P.; Laux, G.; Deister, A.; Möller, H. (Hg.): Psychosomatik und Psychotherapie. 7., vollständig überarbeitete Auflage. Stuttgart: Thieme.

Linehan, M.; Korslund, K.; Harned et al. (2015): Dialectical Behavior Therapy for High Suicide Risk in Individuals With Borderline Personality Disorder – A Randomized Clinical Trial and Component Analysis. In: JAMA Psychiatry 72(5): 475–482. https://jamanetwork.com/journals/jamapsychiatry/fullarticle/2205835 (24.11.2023).

Mahler, L.; Wullschleger, A. & Oster, A. (2022): Nachbesprechung von Zwangsmaßnahmen. Ein Praxisleitfaden. Köln: Psychiatrie Verlag.

Metzner, M. (2019): Die Vermittlung von Achtsamkeit – Schritt für Schritt. PSYCH up2date 13(01): 1–19.

Müller, K. & Koeppe, A. (2003): Modellversuch zur Entwicklung und Erprobung eines Praxis-Curriculums für die integrierte Berufsausbildung von Krankenpflege, Kinderkrankenpflege und Altenpflege. Pflege & Gesellschaft (8)3: 101 – 104.

Müller, K. (2009): Implementierung eines Lernaufgabenkonzeptes in die betriebliche Pflegeausbildung. Dissertation. Universität Bremen.

Needham, I. & Abderhalden, C. (2002): Bezugspflege in der stationären psychiatrischen Pflege. Psych Pflege heute, 8(4): 189–193.

Payk, T. & Brüne, M. (2021): Anamneseerhebung. In: Payk, T. & Brüne, M. (Hg.): Checkliste Psychiatrie und Psychotherapie. S. 22–26 Stuttgart: Thieme.

Pfennig, R. (2016:) Pflegetherapeutische Gruppen. In: Psychiatrische Pflege Heute 22(02): 66–74.

Richter, D.; Schwarze, T. & Hahn, S. (2014): Was ist gute Psychiatrische Pflege? Ergebnisse eines Forschungsprojekts. Psychiatrische Pflege Heute 20(03): 125–131.

Riemann, D.; Frase, L.; Mayer, G.; Heidbreder, A.; Herkenrath, S.; Randerath, W.; Rodenbeck, A.; Hajak, G.; Wetter, T.; Weber, F.; Brandt, M.; Ritter, P. & Cohrs, S. (2021): Schlaf-Wach-Störungen – Insomnie. In: Bauer, M.; Meyer-Lindenberg, A.; Kiefer, F.; Philipsen, A. (Hg.): Referenz Psychische Störungen, S. 846–851. Stuttgart: Thieme.

Rother, K. (2023): Die Angst überwinden. Interventionen im akutpsychiatrischen Setting. Psychiatrische Pflege 8(3): 5–35.

Sahm, D.; von dem Berge, U.; Mayer, M.; Sauter, D. & Rixe, J. (2021): Primary Nursing /Bezugspflege. Positionspapier der DFPP. https://dfpp.de/primary-nursing-bezugspflege-in-der-psychiatrischen-pflege/ (24.11.2023).

Sauter, D.; Abderhalden, C.; Needham, I. & Wolff, S. (Hg.) (2023): Lehrbuch Psychiatrische Pflege. Bern: Hogrefe.

Sauter, D. & Benz, J. (2023) Essstörungen. In: Sauter, D.; Abderhalden, C.; Needham, I. & Wolff, S. (Hg.): Lehrbuch Psychiatrische Pflege, S. 818 – 831. Bern: Hogrefe.

Scheydt, S.; Holzke, M. & Sauter, D. (2019): Aufgaben und Tätigkeiten der Pflege in der stationären Allgemeinpsychiatrie – Ergebnisse einer Delphi-Studie. Psychiatrische Praxis 46 (06): 324–329.

Smith, G. (2018): Psychiatrische Pflege auf einen Blick. Psychische Gesundheit erhalten und fördern. Bern: Hogrefe.

Thiesen, B. (2022): Arbeitsbuch Spiel: Für die Praxis in Kindergarten, Hort, Grundschule, Heim und Kindergruppe. Köln: Westermann. https://c.wgr.de/d/9d0b78a0e630e40d13f8a8ac19ad8b82609e260854009acead0f8a9cd0b413e4.pdf/978-3-427-10603-6_09.pdf (14.03.2024).

Vogel, M. (2022): Praxislernort PSYCHIATRIE in der generalistischen Pflegeausbildung. Handreichung für Verantwortliche: Leitungen, Praxisanleitende und qualifizierte Fachkräfte. Koordinierungsstelle Netzwerk Pflegeausbildung Schleswig-Holstein. https://www.koordinierungsstelle-pflegeausbildung-sh.de/infothek/pflegeausbildung-am-praxislernort-psychiatrie/ (23.11.2023).

Walter, G.; Oud, N. & Nau, J. (2023): Aggression und Gewalt. In: Sauter, D.; Abderhalden, C.; Needham, I. & Wolff, S. (Hg.): Lehrbuch Psychiatrische Pflege, S. 682 – 726 Bern: Hogrefe.

Weber, H.; Dröge, D.; Heun, S.; Holtel, M.; Pilz, S.; Stapenhorst, K.; Tatzel, C. & Scharnojahn, I. (2019): Arbeitshilfe bessere Kommunikation 4: Kommunikation bei der Visite.

WHO (o.J.): Health and Wellbeeing. https://www.who.int/data/gho/data/major-themes/health-and-well-being#:~:text=Mental%20health%20is%20an%20integral,protect%20and%20restore%20mental%20health. (23.11.2023).